W0074787

Dr. med. Klaus Tiedemann & Andy Sixtus

Gesund, aktiv und fit

Dr. med. Klaus Tiedemann & Andy Sixtus

GESUND, AKTIV UND FIT

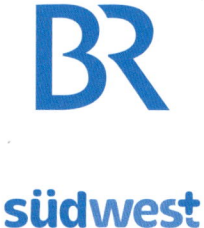

BR

südwest

Inhalt

Einleitung

Im Sommer 2003 erreichte mich ein Anruf des
Bayerischen Fernsehens, ob ich gewillt wäre, als
Gesundheitsexperte für die Magazinsendung
»*Wir in Bayern*« vor die Kamera zu treten.
Neugierig, vielleicht auch naiv, wie ich war, habe ich
spontan zugesagt. Dabei hatte ich nicht die ge-
ringste diesbezügliche Erfahrung. Mir gelingt es ja
noch nicht einmal, für ein Familienfoto normal
zu schauen!

Ich habe einen Freund, der früher einmal für das Fernsehen gearbeitet hat,
um Rat gefragt. »Es ist ganz einfach, meinte er. »Sieh einfach die Moderatorin als deine Patientin, der du einen medizinischen Sachverhalt erklärst, und
ignoriere einfach die Kameras.«

Das klang einleuchtend und auch nicht so schwierig, also bin ich zum Casting
gefahren. Ich stand mit der damaligen Moderatorin Karin Schubert an einem
Stehtisch und ein netter Regisseur klärte mich auf: »Wir machen eine Live-
sendung, bei der Zuschauer anrufen und Fragen stellen können. Wenn die
Frage kommt, schauen Sie in die Kamera 2, zur Antwort drehen Sie sich zu
Kamera 3.« Da waren vier riesige Kameras auf mich gerichtet, in die ich abwechselnd blicken sollte! Wie soll ich die denn ignorieren? Kleine Schweiß-
tropfen erschienen auf meiner Stirn. Aber was sollte es? Mehr als blamieren
konnte ich mich nicht.

In der festen Überzeugung, dass dieser Ausflug in die Fernsehwelt so richtig in die Hose gehen würde, habe ich mich so benommen und geredet wie
sonst auch.

Ich hatte dieses Erlebnis schon abgehakt, als nach circa sechs Wochen der
Anruf vom Bayerischen Fernsehen kam, dass sie mich engagieren wollten.

Wir schreiben jetzt das Jahr 2023 und ich bin immer noch dabei.
In dieser Zeit haben wir unzählige Themen aus dem medizinischen Bereich
aufgegriffen. Mal locker-flockig wie »Fit in den Frühling«, mal knallhart wie
»Brustkrebs« oder »Alkoholsucht«. In dieser Zeit ist mir das Team richtig ans
Herz gewachsen. Wir treffen uns wie eine Familie im »*Wir in Bayern*-Wohn-
zimmer« zum Reden, um zu erzählen und zu leckerem Essen.

Wozu jetzt dieses Buch?

In unserer Sendung versuchen wir immer, den Zuschauerinnen und Zuschauern medizinische Themen verständlich zu erklären und Wege aufzuzeigen, wie sich gesundheitliche Probleme vermeiden und notfalls behandeln lassen. Einen besonderen Stellenwert hat dabei immer die Hilfe zur Selbsthilfe.

Immer mehr Leute verlassen sich leider bei Gesundheitsstörungen auf das Internet. Eine Krankenkasse hatte einmal eine Werbung geschaltet. Dabei war eine junge Frau mit frustriertem Gesichtsausdruck zu sehen, den Laptop auf dem Schoß. Darüber stand: »Ausschlag gegoogelt. Testament gemacht.« Im Internet schreiben nur die Personen, die Schreckliches erlebt haben. Zudem fühlt sich jeder zum Medizinexperten berufen, der einmal einen Ausschlag oder einen hartnäckigen Husten hatte, und hält sich für qualifiziert, andere zu beraten.

Genau diesem Trend wollen wir entgegensteuern, ohne Panikmache (das Hobby der Deutschen: »Oh, da kannte ich auch mal einen, der hatte etwas Ähnliches, der war dann kurz darauf tot!«) aufklären, informieren und fachlich kompetent beraten.

Trotz der langen Laufzeit dieser Sendung können wir natürlich nicht alle Themen behandeln und selbst wenn ein bedeutsames Thema besprochen worden ist, kann es Jahre zurückliegen und die Erinnerung daran ist verblasst.

Hier soll dieses Buch als kleines Nachschlagewerk fungieren, in dem auch Themen behandelt werden, die wegen ihrer Komplexität nicht im Fernsehen besprochen werden konnten.

Ich möchte eindringlich darauf hinweisen, dass dieses Buch den Arztbesuch nicht ersetzen kann, dieses Buch kann nicht in Ihren Hals schauen, es kann Ihnen auch kein Blut abnehmen. Es kann Sie aber informieren und aufklären.

Ich bin fest davon überzeugt: Wenn man verstanden hat, wie etwas funktioniert, kann man eher damit umgehen, man weiß besser, was zu tun ist. Daher habe ich viel Wert darauf gelegt, medizinische Zusammenhänge, Krankheiten und Organfunktionen zu erklären. Zum besseren Verständnis habe ich sehr viele Mechanismen zum Teil stark vereinfacht und Vergleiche mit Bekanntem hergestellt. Wenn auch Kollegen bei der einen oder anderen Passage die Augenbrauen hochziehen mögen, dies ist kein Lehrbuch für Medizinstudenten. Was mir ebenfalls noch ganz wichtig ist, ist zu erwähnen, dass alles Wissen alleine in der Theorie nichts bringt. Erst die Verbindung von medizinischen Erkenntnissen mit der Praxis hilft. Deswegen soll dieses Buch Ihnen nicht nur Einblicke in das Wieso und Warum unseres Körpers geben, sondern auch erste physiotherapeutische Übungen, damit Sie sich bei dem einen oder anderen Leiden direkt selber helfen können.

Ich freue mich, dass Sie dieses Buch gekauft haben, denn Sie sind jemand, der für seine eigene Gesundheit die Verantwortung übernimmt. Genau Sie wollen wir ansprechen, Ihnen wollen wir helfen, denn:

- Vieles lässt sich, wenn man die Gefahren für die Gesundheit kennt, vermeiden.
- Vieles lässt sich auch ohne Medikamente behandeln.
- Wenn man weiß, wie etwas funktioniert, kann man besser damit umgehen.

Ihr
Klaus Tiedemann

Die Physiotherapie begleitet die ärztliche Heilkunde schon seit der Antike und hat sich neben und mit ihr entwickelt.

Bis zur Wende sprach man in Westdeutschland nur von »Krankengymnastik«, erst mit der Wiedervereinigung wurden der Begriff der Physiotherapie auch gesetzlich etabliert, in der DDR und international war er bereits vorher in Gebrauch. Das war auch richtig so, schließlich gibt die »Krankengymnastik« nur einen Teil des Berufsbildes wieder. Es geht für unsere Patientinnen und Patienten insgesamt nie nur um die Wiederherstellung, sondern auch um Erhalt und Förderung der Gesundheit, also sehr häufig um Vorbeugung und nicht allein um Heilung.

Die physiotherapeutischen Techniken beinhalten physikalische Reize wie Wärme, Kälte, Druck und elektrische Energie, im Vordergrund steht aber immer noch die klassische manuelle Therapie mit dem Ziel, möglichst die Selbstheilungskräfte bei den Patienten und Patientinnen zu (re-)aktivieren, zu erhalten und zu fördern. Hier kommt die Erfahrung des Therapeuten und der Therapeutin besonders zum Tragen.

Die beste Therapie ist immer die Hilfe zur Selbsthilfe und der beste Therapeut sind Patient und Patientin selbst, wenn sie ihrem Körper und ihrem Geist Gutes tun, auch in kleinen Einheiten. Mit diesem Anspruch sind die in diesem Buch vorgestellten Übungen ausgewählt und zusammengestellt. Sie tun Gutes für Leib und Seele.

In diesem Sinne wünsche ich Ihnen gutes Gelingen, Kraft und Gesundheit.

Ihre
Andy Sixtus

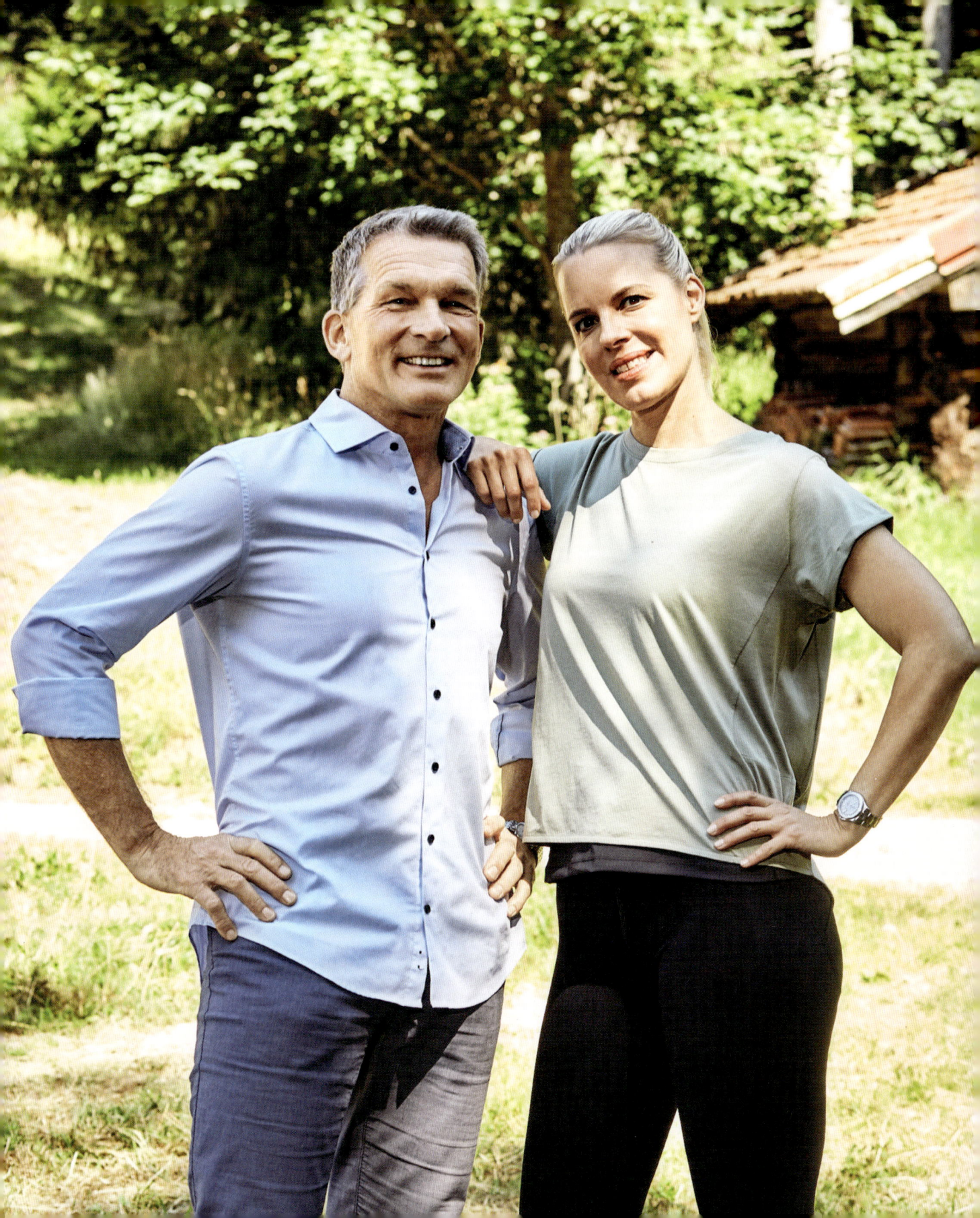

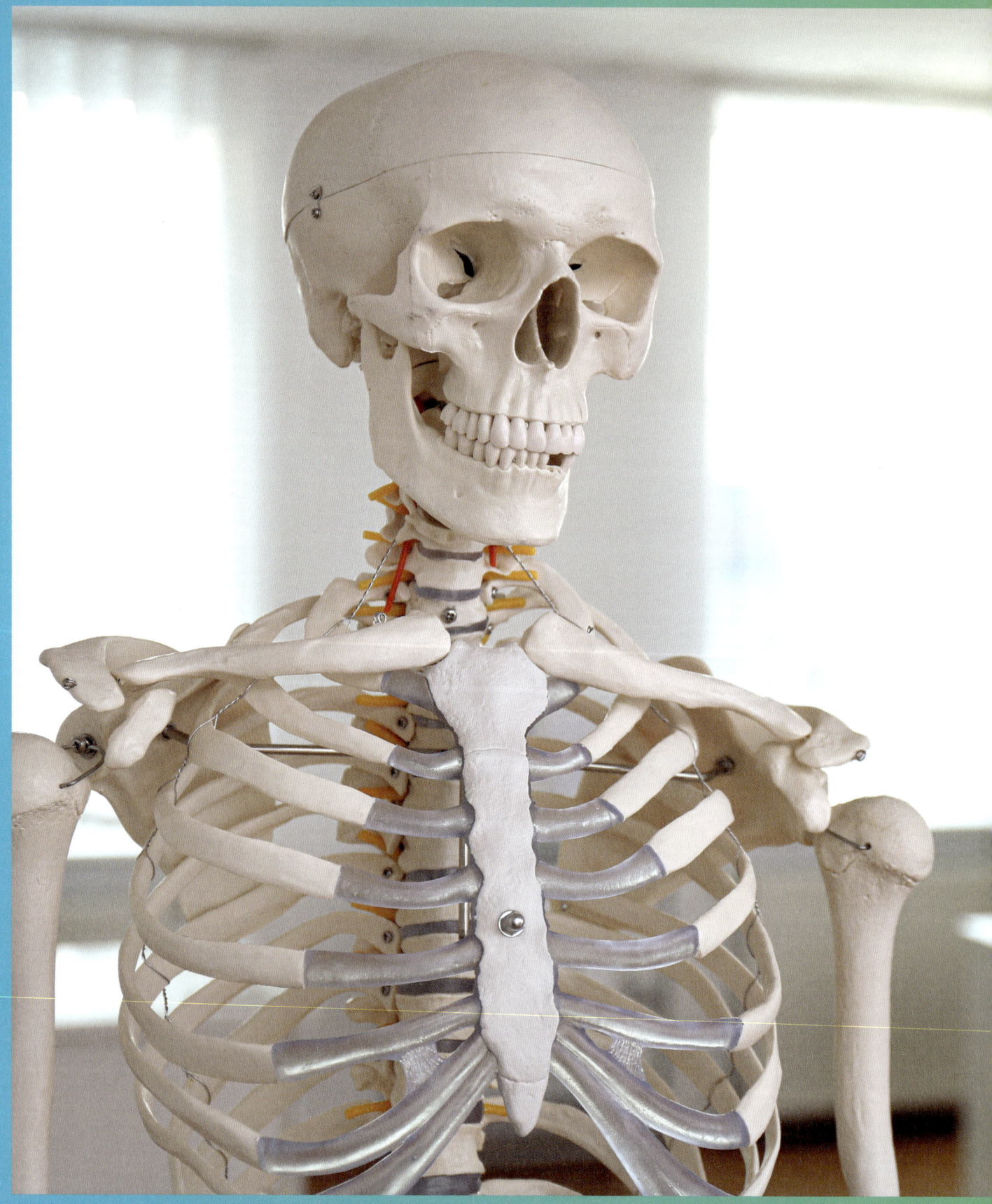

Kapitel 1

ORTHOPÄDIE

85 Prozent aller Deutschen haben wenigstens
einmal in ihrem Leben Rückenschmerzen,
26 Prozent aller Krankschreibungen werden
durch orthopädische Probleme bedingt und
Rückenschmerzen sind die häufigste
Ursache für eine vorzeitige Berentung. Wobei
die Schmerzen nicht mit dem Erhalt des
Rentenbescheides aufhören.

Halswirbelsäule

Nackenschmerzen

Wer hat ihn nicht schon einmal gehabt, diesen Schmerz, der sich von den beiden Schultern über den Nacken bis in den Hinterkopf ausbreitet? Vor allem, wenn wir am Schreibtisch sitzen und eigentlich konzentriert arbeiten sollten. Und der beherrschende Wunsch der nach einer Tablette Ibuprofen oder Aspirin und völliger Ruhe auf der Couch ist.

Der Spannungskopfschmerz.

Wie kommt es dazu und was gibt es an Gegenmitteln?

Sehen wir uns doch einmal die Anatomie etwas genauer an.

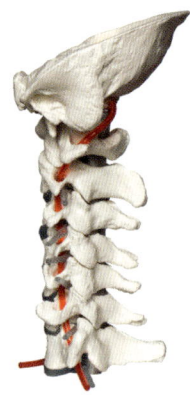

Die Halswirbelsäule besteht aus sieben Halswirbeln, dazwischen die weichen Bandscheiben (im Bild dunkelgrau), eine Konstruktion, die biegsam wie eine Gliederkette ist. Und obenauf thront der Kopf, im Mittel vier bis fünf Kilogramm schwer. In Höhe der Bandscheiben treten paarweise die Nervenwurzeln (im Bild hellgrau) aus.

Nach hinten ragen die Dornfortsätze. Wenn man den Kopf im Verhältnis zur tragenden Halswirbelsäule betrachtet, fällt auf, dass die Halswirbelsäule nicht genau im Schwerpunkt ansetzt.

Bauen Sie einmal einen Turm aus sieben Bauklötzen, schieben als Ersatz für die Bandscheiben Schaumgummi dazwischen, platzieren Sie obenauf eine Bowlingkugel und behaupten Sie dann steif und fest, diese Konstruktion wäre stabil.

Das hält nicht, das ist völlig instabil, sagen Sie zu Recht. Soll es ja auch gar nicht, ich will meinen Kopf ja hin- und herdrehen, in den Nacken legen und auf meine Füße blicken können.

Was dem Ganzen Stabilität verleiht, sind die Muskeln im Nacken und am Hals. So, wie Stahlseile einen Funkmasten stabilisieren. Damit diese Muskeln einen besseren Hebelarm haben, hat die Natur an den Wirbeln die Querfortsätze (seitlich) und die Dornfortsätze (hinten) entwickelt. Der Dornfortsatz des siebten Halswirbels ist besonders lang, damit die von hier nach oben ziehenden Muskeln sich leichter tun, den Kopf gerade zu halten.

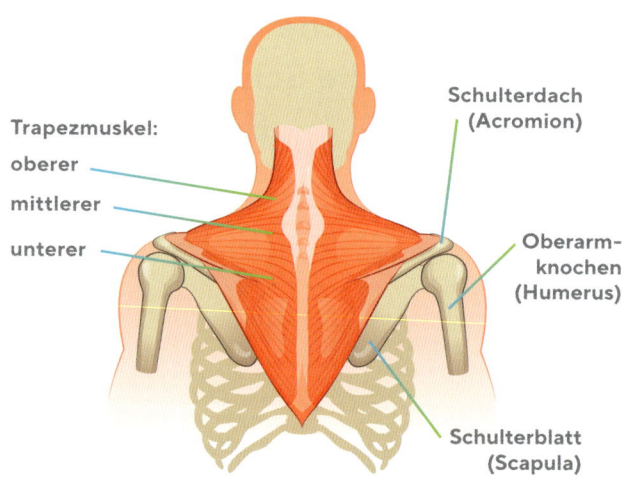

Trapezmuskel:
oberer
mittlerer
unterer

Schulterdach (Acromion)

Oberarmknochen (Humerus)

Schulterblatt (Scapula)

Wenn man sich, wie im Bild dargestellt, die Verläufe der Nackenmuskeln ansieht, erkennt man ein ziemlich komplexes System. Die Nervenwurzeln, die aus dem Spinalkanal (Wirbelkanal) austreten, müssen da irgendwo durch. Die Nerven aus der unteren Halswirbelsäule versorgen Schultern, Arme und Hände, die aus der oberen Halswirbelsäule den Nacken und den Kopf.

Wenn diese Muskeln zu schwach sind, um den Kopf zu halten, dann werden sie verspannen und die Nerven einklemmen, die zwischen den Wirbeln austreten. Und das schmerzt verständlicherweise.

Die Belastung der Halswirbelsäule vervierfacht sich, wenn man im 45-Grad-Winkel nach unten blickt, beispielsweise auf ein Buch, ein Handy oder – wie ich gerade – auf die Computertastatur. Ich kann nicht blind schreiben. 20 Kilogramm Belastung statt nur fünf, verglichen mit dem Blick geradeaus!

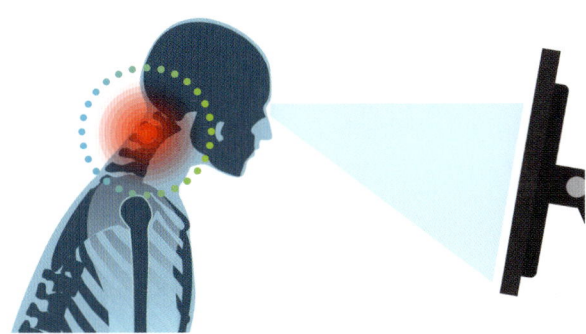

Dazu kommt die vornübergebeugte Haltung, die den Nackenmuskeln die Arbeit noch schwerer macht. Muskeln, die nicht bewegt werden, verhärten, schwellen an und klemmen Nerven ein.

Es gibt aber auch noch andere Ursachen außer der widernatürlichen Haltung am Schreibtisch und dem unzureichenden Trainingszustand der Muskulatur.

Wenn man den nächsten Ärger erwartet, den schlecht gelaunten Chef oder einen schlecht gelaunten Partner/eine schlecht gelaunte Partnerin,

zieht man unwillkürlich in Erwartung des psychischen »Nackenschlages« die Schultern hoch. Was in der steinzeitlichen Auseinandersetzung von Vorteil gewesen sein mag, um den wichtigen Nacken zu schützen, führt heute zu Verspannungen und Kopfschmerzen. Ich nenne die Nackenmuskeln den »Ärgermuskel«. Wenn Ihnen jemand mit hochgezogenen Schultern gegenübersitzt, wissen Sie, dass dieser Mensch weder psychisch noch körperlich locker ist.

Was kann man gegen diese Nackenschmerzen, diesen Spannungskopfschmerz tun?

Der Spannungskopfschmerz ist im Übrigen eine der häufigsten Kopfschmerzformen.

Basis einer jeden Behandlung von Nackenschmerzen sind Wärme und Bewegung. Wärme lockert die Muskeln, damit sie die Nerven nicht mehr so einklemmen, Bewegung macht das Gleiche, trainiert auch gleichzeitig die Muskeln. Versuchen Sie, die Körperhaltungen möglichst abwechslungsreich zu gestalten. Ideal ist ein ständiger Wechsel von Sitzen, Gehen, Stehen.

Dehnübungen, um die Muskelspannung zu reduzieren, lassen sich auch schnell im Büro durchführen.

Führen Sie diese Übungen mindestens 30 Sekunden für jede Seite durch.

Wärmepflaster, sofern die Haut nicht zu empfindlich reagiert, oder warme Kirschkernkissen helfen auch.

Trainieren Sie die Nackenmuskeln auf. Sehr gut, sehr billig und jederzeit durchführbar ist Nordic Walking. Tragen sie bitte die Stöcke nicht mit angezogenen Schultern durch den Wald. Lassen Sie sich schulen. Es gibt gute und weniger gute Sportarten für die Nackenmuskulatur. Einseitige Sportarten wie Tennis, Handball, Bowling sind weniger zu empfehlen. Sehr gut sind Sportarten, die die Körperhälften gleichmäßig belasten und ein Ausdauertraining darstellen: Jogging, Nordic Walking, Crosstrainer, Rudern, Schwimmen (Kraul- und Rückenschwimmen, Brustschwimmen weniger, weil hier der Nacken oft überstreckt wird, um den Kopf über Wasser zu halten). Wie auch immer, der Sport muss Spaß machen und jeder Sport ist tausendmal besser als keiner.

Natürlich kann man eine Tablette, einen Entzündungshemmer wie Diclofenac oder Ibuprofen einnehmen, der die eingeklemmten und angeschwollenen Nerven zum Abschwellen bringt (denken Sie an den eingeklemmten Daumen in der Autotür; der schmerzt nicht nur, der schwillt auch an, und der Nerv in Ihrem Nacken verhält sich nicht anders. Allerdings hat der Daumen Platz zum Schwellen, die Nerven nicht). Notfalls abends einen Muskelentspanner dazu einnehmen, der die verspannten Muskeln lockert. Medikamente stellen eine gute Notfallbehandlung dar, sind aber keinesfalls als Dauerlösung zu sehen. Die Wirkung der Medikamente geht an der Ursache vorbei!

Es geht aber anders: Trainieren Sie Ihre Muskeln auf! In dem Moment, wo die Muskeln kräftig genug sind, um den Kopf zu halten, verspannen sie auch nicht mehr, und selbst wenn sich eine Verspannung anbahnt, kann man mit gezielten Übungen dagegen angehen. Physiotherapie sehe ich als gute Trainerstunden. Der Krankengymnast zeigt Ihnen die Übungen, die Sie regelmäßig zu Hause durchführen können. Aber ob Physiotherapeut oder Arzt, beide sind nur Wegweiser, die Ihnen den richtigen Weg aus dem Schmerz zeigen können. Gehen müssen Sie diesen Weg schon selbst.

Denken Sie daran: Auch psychische Anspannung führt zu körperlicher Verspannung. Versuchen Sie in diesen Fällen, ursachenbezogen zu handeln. Autogenes Training, Yoga, Entspannungsübungen, Stressbewältigungsprogramme – es gibt unzählige Angebote in diesem Bereich. Es geht um Ihre Gesundheit und um Ihre Lebensqualität. Ohne Schmerzen ist das Leben definitiv schöner.

Die Halswirbelsäule hat drei wichtige Aufgaben: Sie trägt den Kopf und ist als statisches Organ von großer Bedeutung, sie fungiert als Schutz- und Leitungsorgan für das Rückenmark und als Bewegungsorgan, da alle Bewegungen des Kopfes von der Halswirbelsäule ausgehend geführt werden.

Für die physiotherapeutische Behandlung der Halswirbelsäule stehen je nach Untersuchung und Diagnose verschiedene Ziele der Übungen im Vordergrund:

- Instabilität: Training und Kräftigung der stabilisierenden Muskulatur durch spezifische Übungen

- Blockaden: Lösen der Blockaden durch manualtherapeutische Techniken, Erweiterung des Bewegungsausmaßes

- Verspannungen: Kombination aus Detonisierung (Entspannung), Mobilisierung und Kräftigung

- Fehlhaltungen korrigieren

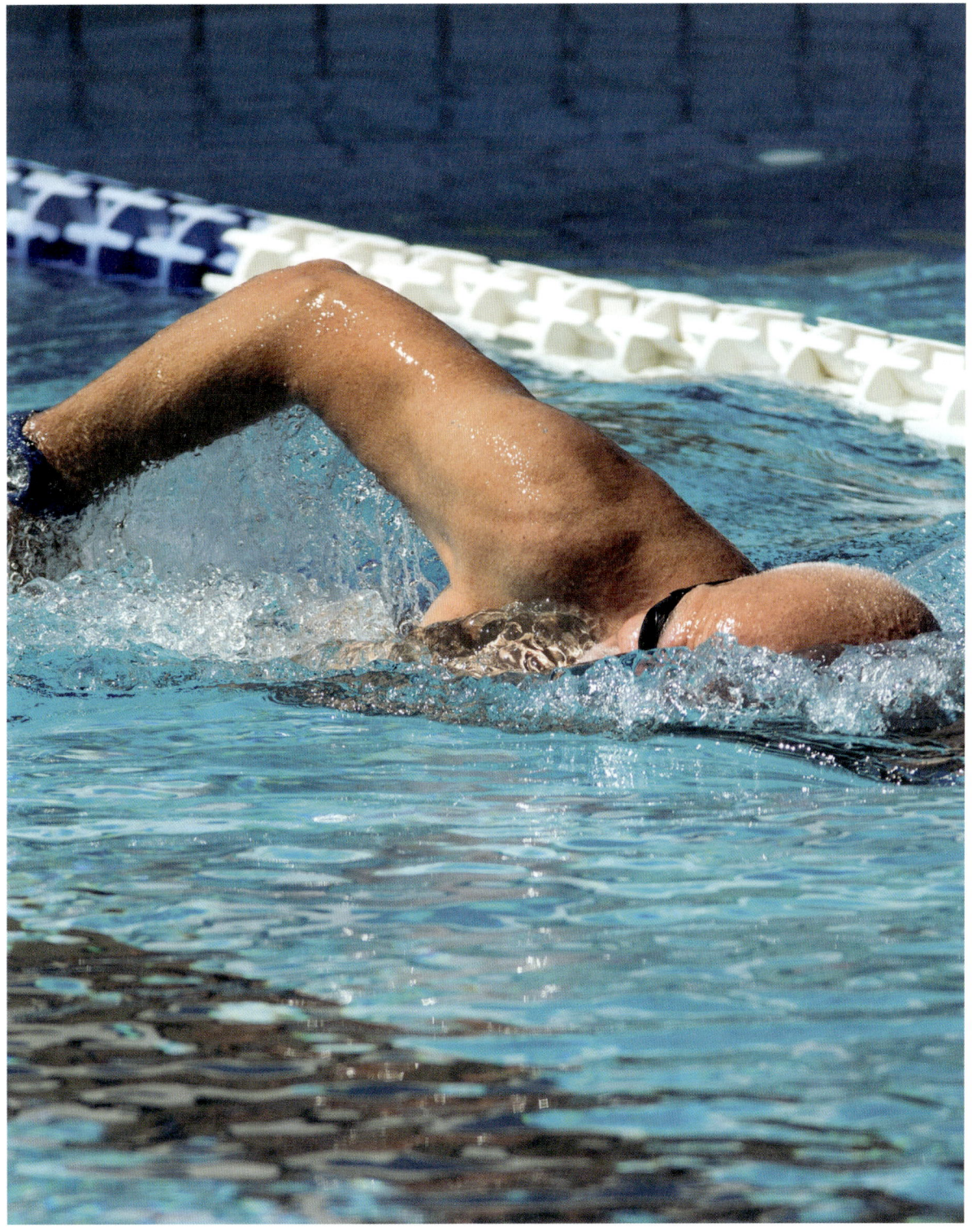

Armstrecken mit Ausfallschritt, asymmetrisch

Ziel:
Stärkung der Schulter- und Rückenmuskulatur, Verbesserung und Kontrolle der Hals- und Lendenwirbelsäule

Ausgangsposition:
Kommen Sie in einen Ausfallschritt, platzieren Sie die Füße parallel, das vordere Kniegelenk leicht gebeugt, und strecken Sie das hintere Bein. Neigen Sie den Oberkörper leicht nach vorn und strecken Sie einen Arm nach oben Richtung Decke, den anderen Arm halten Sie gestreckt nach unten. Zur Steigerung nutzen Sie eventuell Kurzhanteln.

Ausführung:
Bewegen Sie beide Arme mit oder ohne Kurzhanteln abwechselnd nach oben bis über den Kopf und anschließend in die Ausgangsstellung zurück. Der Oberkörper soll dabei stabil bleiben, indem Sie Bauch und Gesäß während der gesamten Bewegung anspannen.

Führen Sie zwei Durchgänge à 10 bis 15 Wiederholungen aus.

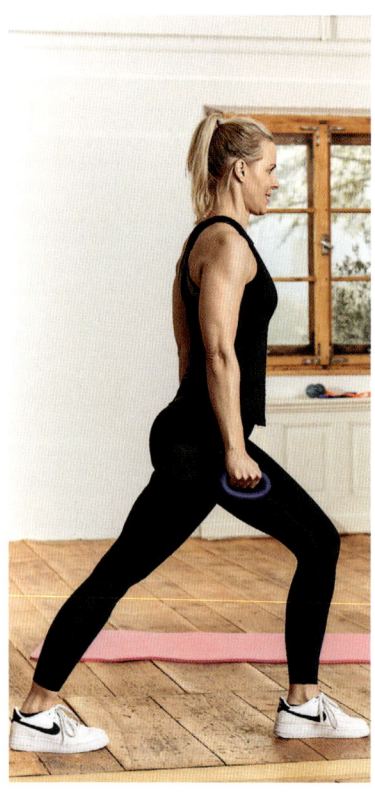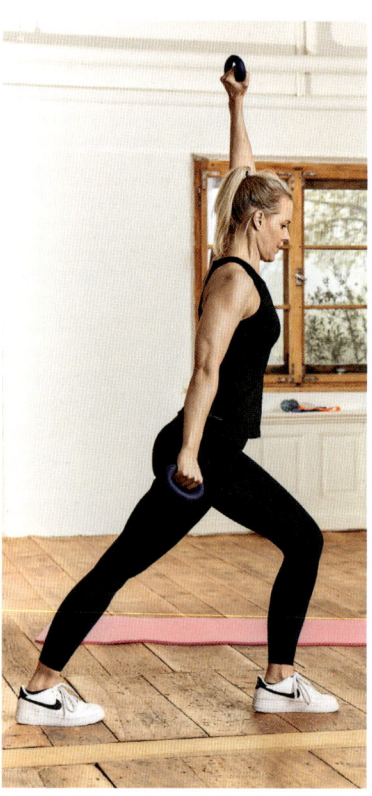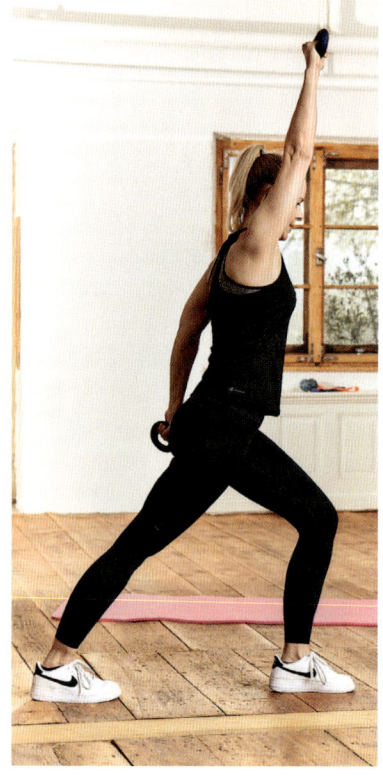

Armheben in Rückenlage

Ziel:
Mobilisation des Schultergürtels, Stärkung der Bauch- und Rumpfmuskulatur, Kontrolle der Hals- und Lendenwirbelsäule

Ausgangsposition:
Legen Sie sich auf den Rücken und stellen Sie die Beine auf. Drücken Sie die Lendenwirbelsäule gegen den Boden (kein Hohlkreuz), ziehen Sie das Kinn leicht zur Brust (Doppelkinnstellung) und strecken Sie beide Arme auf Brusthöhe nach oben.

Ausführung:
Bewegen Sie die Arme nach hinten Richtung Boden. Legen Sie sie nicht ab und halten Sie dabei die Hals- und Lendenwirbelsäule stabil.

Führen Sie zwei Durchgänge à 10 bis 15 Wiederholungen aus.

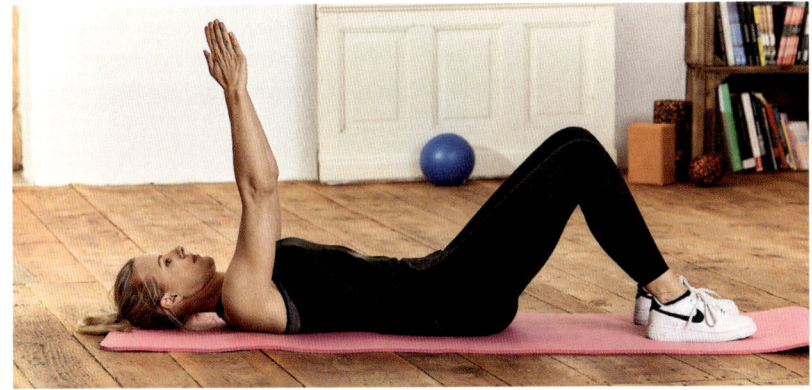

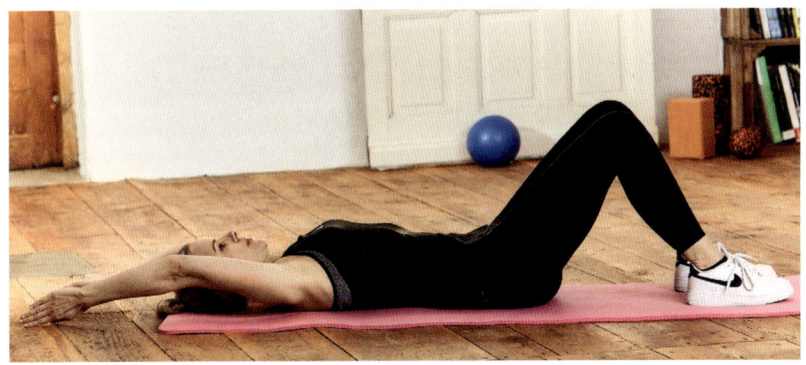

Die Schulter

Schulterschmerzen

Die Schulter ist eine komplizierte Konstruktion. Anders wäre das hervorragende Bewegungsausmaß auch gar nicht zu erreichen. Allerdings geht der Gewinn in der Beweglichkeit zwangsläufig mit einem Fehlen knöcherner Stabilisierung einher.

Genau betrachtet, ist die Schulter gar nicht instabil, sie erhält ihre Gelenkführung fast ausschließlich durch Muskeln. Muskeln wollen trainiert werden, und das vergessen wir in unserer »Bürostuhlwelt« gerne. Eine unzureichende muskuläre Stabilität in der Schulter führt zu Fehlbelastungen und Fehlbelastungen bedeuten häufig Schmerzen. Wer will das schon? Und wie meldet sich die Schulter, wenn sie Probleme hat?

- **Sind Sie** schon einmal nachts wegen Schulterschmerzen aufgewacht, wenn Sie auf der Seite gelegen sind?

- **Schießt Ihnen** des Öfteren ein Schmerz in die Schulter, wenn Sie einen Mantel anziehen und gerade in den zweiten Ärmel schlüpfen wollen?
- **Können Sie** problemlos den Sicherheitsgurt im Auto beim Anschnallen nach vorn ziehen?
- **Können Sie** die Kaffeekanne ohne Weiteres aus dem obersten Fach im Hängeschrank in der Küche holen?
- **Können Sie** nachts auf dem Bauch liegen, mit den Händen unter dem Kopf?

Wenn Sie die ersten beiden Fragen bejaht und die letzten drei Fragen mit Nein beantwortet haben, dann sind Sie hier richtig.

Die Gelenkpfanne der Schulter ist sehr flach, der Oberarmkopf sehr groß. Hier ist keine Stabilisierung zu erwarten. Das soll aber auch gar nicht sein, die Schulter soll ja eine hervorragende Beweglichkeit besitzen.

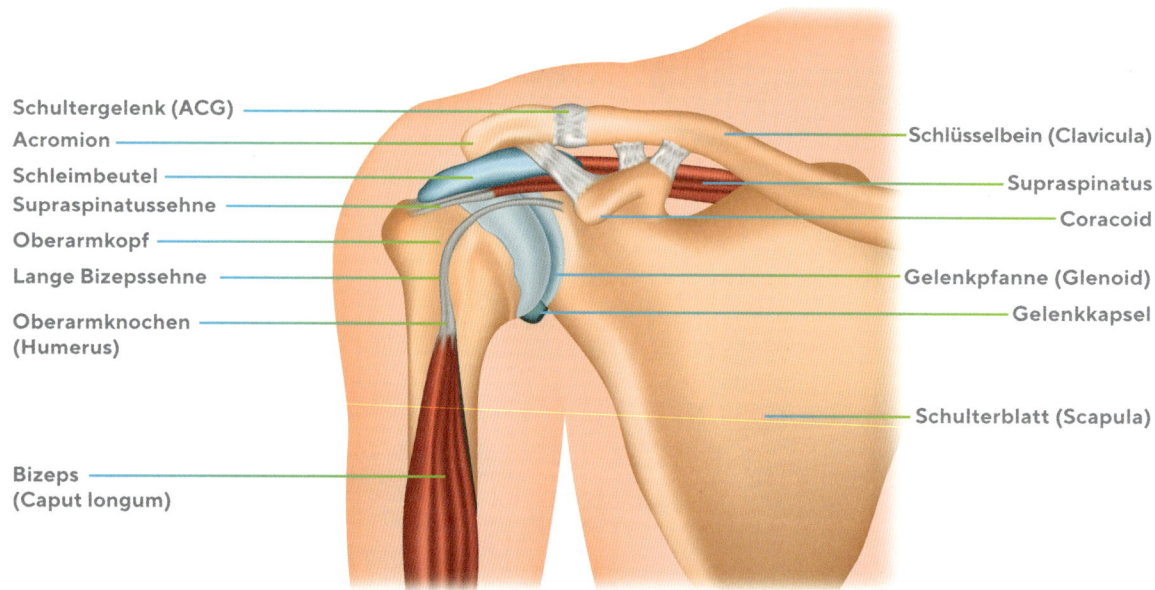

Schultergelenk (ACG)
Acromion
Schleimbeutel
Supraspinatussehne
Oberarmkopf
Lange Bizepssehne
Oberarmknochen (Humerus)
Bizeps (Caput longum)

Schlüsselbein (Clavicula)
Supraspinatus
Coracoid
Gelenkpfanne (Glenoid)
Gelenkkapsel
Schulterblatt (Scapula)

Auch die Gelenkkapsel, die an anderen Gelenken mit für die Stabilität sorgt, ist sehr locker, sie hängt unterhalb des Schultergelenkes schlaff herunter. Angespannt ist sie nur, wenn man den Arm senkrecht nach oben reckt.

Das, was die Schulter führt, sind die Rotatoren, vier kleine Muskeln, die den Oberarmkopf haubenförmig umfassen. Die Zentrierung des Oberarmkopfes in der Pfanne übernimmt die lange Bizepssehne.

Eine Dysbalance dieser vier Muskeln führt zu einer Verschiebung der Hauptbelastung aus der Gelenkpfannenmitte an den Rand. Dieser Rand ist knorpelig und nicht besonders stabil.

Der Schultermuskel, der mit Abstand am meisten Probleme bereitet, ist der *Musculus supraspinatus*. Dieser Muskel mit seiner Sehne liegt unter dem Schulterdach (Akromion) und über dem Oberarmkopf. Wenn man den Arm seitlich anhebt, ist unter dem Schulterdach ausreichend Platz, bis der Arm die Horizontale erreicht, dann wird es eng. Bei weiterer Überkopfbewegung beginnt das Schulterblatt sich auf dem Brustkorb mitzudrehen, um die Supraspinatussehne vor Einklemmung zu schützen.

Ist die muskuläre Führung schlecht, reicht es schon, sich mit beiden Armen aufzustützen, um den Supraspinatus einzuklemmen – wie beim Gehen mit Krücken. Alles, was eingeklemmt wird, schmerzt und schwillt an. Alles, was angeschwollen ist, hat weniger Platz und klemmt sich noch leichter ein. Ein Teufelskreis beginnt. Eine chronische Schwellung fängt im Laufe der Zeit an zu vernarben und dann zu verkalken. Kleine Kalkdepots kann der Körper manchmal noch selbst auflösen. Mit einem größeren (über 1 Zentimeter) Kalkdepot unter dem Schulterdach (»Kalkschulter«) wird es langsam schwierig, um eine Operation herumzukommen.

Vor der Operation gibt es glücklicherweise noch andere Behandlungsoptionen. Ganz am Anfang steht, wie schon zu erahnen war, das Training der Schultergürtelmuskulatur. Ganz wesentlich ist, wenn die Schulter bereits schmerzt, dass man nicht bei der Bewegung bis in den Schmerz hinein-

geht, sondern nur bis kurz davor. Jedes Mal, wenn es schmerzt, klemmt sich der Supraspinatus erneut ein und schwillt wieder an. So wird sich die Schulter nie beruhigen. Trotzdem ist es wichtig, die Beweglichkeit zu erhalten. Gerade im höheren Lebensalter steift die Schulter innerhalb von zwei Wochen ein, wenn ich sie nicht so weit wie möglich bewege. Daher ist das alte Dreiecktuch, in dem der Arm wie in einer Schlinge liegt, eher schädlich als nützlich.

Salben sind nett, aber wirkungslos, die Eindringtiefe von Salbenwirkstoffen liegt bei maximal 1 Zentimeter, viel zu wenig, um an die erforderlichen Stellen zu kommen. Tabletten mit entzündungshemmenden Wirkstoffen (unter anderem Diclofenac, Ibuprofen, Naproxen, Etoricoxib) sind effektiver, man muss sie jedoch über Wochen oder Monate hinweg nehmen. Eine Schulter, die sechs, neun oder zwölf Monate schmerzt, ist nicht ungewöhnlich. Die homöopathischen oder phytotherapeutischen Alternativen sind risikoärmer, haben aber eine geringere Erfolgschance.

Stoßwellentherapie ist möglich, jedoch keine Kassenleistung.

Kortisonspritzen in das Gelenk zu injizieren ist effektiv, die Möglichkeit einer Gelenkinfektion ist gering, aber nicht auszuschließen.

Wenn alle Stricke reißen, kann man eine Gelenkspiegelung durchführen. Dabei wird ein in der Regel entzündeter Schleimbeutel entfernt, um Platz unter dem Schulterdach zu schaffen. Manchmal ist es erforderlich, vom Schulterdach von unten 3 bis 4 Millimeter Knochen abzuschleifen. Ein Kalkdepot kann mit Instrumenten zerbröselt oder komplett entfernt werden.

Das Schultergelenk aus physiotherapeutischer Sicht

Auch aus physiotherapeutischer Sicht ist das Schultergelenk in seiner Komplexität eine große Herausforderung. Es besteht aus drei Gelenken, die von vielen Muskeln und Sehnen gehalten, geführt und stabilisiert werden. Die aus miteinander konvergierenden Sehnenanteilen bestehende Rotatorenmanschette besteht wie bereits beschrieben aus vier Muskeln. Diese ziehen vom Schulterblatt zum Oberarmknochen (Humerus) und heißen:

- *Musculus subscapularis* (Unterschulterblattmuskel),

- *Musculus teres minor* (kleiner runder Muskel),

- *Musculus supraspinatus* (Obergrätenmuskel),

- *Musculus infraspinatus* (Untergrätenmuskel).

Durch die schwache knöcherne Führung bietet das Schultergelenk zwar eine große Beweglichkeit, aber nur wenig Stabilität. Daher ist die Gelenkstabilisierung (großer Oberarmkopf, kleine Gelenkpfanne) eine der wichtigsten Funktionen der Rotatorenmanschette. Sie soll vor Verletzungen, zum Beispiel vor dem Ausrenken, sogenannten Luxationen, schützen. Weitere Funktionen sind die Außen- und Innenrotation und die Abduktion, also das seitliche Heben des Arms.

Beschwerden an der Schulter haben meist verschiedene Ursachen, auch wenn der Schmerz oft der gleiche ist. Viele Patienten klagen über Schmerzen, Bewegungseinschränkungen und andere Probleme im Schultergelenk, die sich über den gesamten Schultergürtel in den Arm und bis in die Halswirbelsäule ziehen können. Ursache des Leidens kann dabei eine traumatische Form, zum Beispiel ein Unfall, oder eine degenerative Form wie Abnützung, Schonhaltung oder eine muskuläre Dysbalance sein.

Folgende physiotherapeutische Maßnahmen versprechen Erfolg:
- Der Aufbau der zu schwachen Muskulatur durch gezieltes Training

- Korrektur des schlecht arbeitenden Schulterblattes durch spezielle therapeutische Übungen (Lösen und Aktivieren der Muskeln)

- Dehnung und Entspannung der überbeanspruchten Muskulatur (sogenannte detonisierende Maßnahmen)

- Spezielle Bewegungsübungen mit Rollen oder Bällen (sogenannte Faszientechniken), um das Gewebe zu lockern und die Gleitfähigkeit der Strukturen zu verbessern

- Passive Maßnahmen wie Wärme- beziehungsweise Kältetherapie oder Elektrotherapie

Das bereits genannte Beispiel des Supraspinatussyndroms kann in der Diagnose des Arztes auch als Impingement, Imgingement-Syndrom, Engpasssyndrom oder subakromiales Schmerzsyndrom bezeichnet sein.

Ursache ist meist eine verspannte Muskulatur, ein schlecht arbeitendes Schulterblatt, Hochstand des Oberarmkopfes, zu viel Stress, zu wenig Bewegung und zu langes und häufiges Sitzen. Dadurch entsteht unter dem Schulterdach eine Engstelle. Die Reizung der Sehne stammt von Kalkablagerungen am Schulterdach, diese führen zu einer Minderdurchblutung der Sehne, zum weiteren Anschwellen der Sehne und zu Irritationen und Entzündungen des Schleimbeutels.

Der Schmerz tritt typischerweise im Gelenk und bei Druck am oberen Teil des Oberarms auf. Bedingt durch die engen Raumverhältnisse und dem Hochstand des Humeruskopfes sind die Schmerzen am stärksten bei der seitlichen Armhebung (Abduktion) innerhalb des Bereichs von 60 bis 120 Grad, das wird auch auch »Painful Arc« genannt. Man begegnet diesem Problem therapeutisch mit konsequentem Training, Muskelaufbau, Dehnungen und dem Erlernen physiologischer Bewegungsmuster. Folgende Übungen haben sich bewährt:

Lösen der Muskulatur zwischen den Schulterblättern

Ziel:
Die Faszienrollmassage mit einem Tennisball oder einer Faszienkugel kann die Verspannungen im Schulterbereich auflockern und lösen.

Ausgangsposition:
Legen Sie sich auf den Rücken, direkt auf den Boden oder auf eine Matte, und legen Sie den Faszien- oder Tennisball so unter sich, dass er zwischen Ihrem Schulterblatt und der Wirbelsäule liegt.

Ausführung:
Bewegen Sie Ihren Oberkörper mit leichtem Druck auf den Ball so, dass Sie mit langsamen, intensiven und spiralförmigen Bewegungen die empfindlichen und überspannten Stellen massieren. Arbeiten Sie sich vorsichtig, aber immer tiefer ins Gewebe.

Wenn Sie auf einen schmerzempfindlichen Punkt oder einen Punkt, von dem ausstrahlende Schmerzen ausgehen, treffen, sind Sie genau richtig. Verweilen Sie dort mit adäquatem Druck, bis der Schmerz nachlässt.

Beginnen Sie mit leichtem Druck und steigern Sie ihn schrittweise.

Führen Sie die Übung circa 5 bis 10 Minuten aus.

Steigerung:
Verschränken Sie Ihre Arme vor der Brust, um gezielteren Druck ausüben zu können.

Variation:
Stellen Sie sich an eine Wand und platzieren Sie den Ball zwischen sich und der Wand. Rollen Sie in dieser Position die Schulter aus.

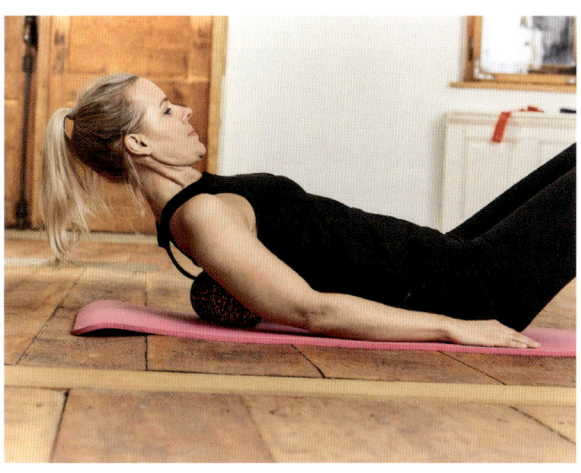
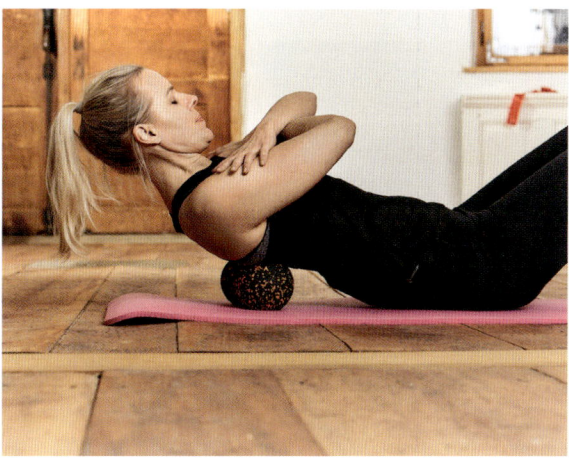

Schulterrotation im Liegen

Ziel:
Dehnung der Schulterrückseite, Verbesserung der Durchblutung und der Nährstoffversorgung im Schultergelenk

Ausgangsposition:
Legen Sie sich auf den Rücken und spreizen Sie den rechten Arm um 45 Grad ab, die Fingerspitzen zeigen zur Decke. Legen Sie ein Kissen unter den Ellbogen.

Ausführung:
Drehen Sie Ihren Arm auf dem Kissen nach hinten und wieder nach vorn in Richtung Boden.

Halten Sie die Schulter stabil, keine Bewegung im Ellbogengelenk.

Führen Sie zwei bis drei Durchgänge à 10 bis 15 Wiederholungen aus.

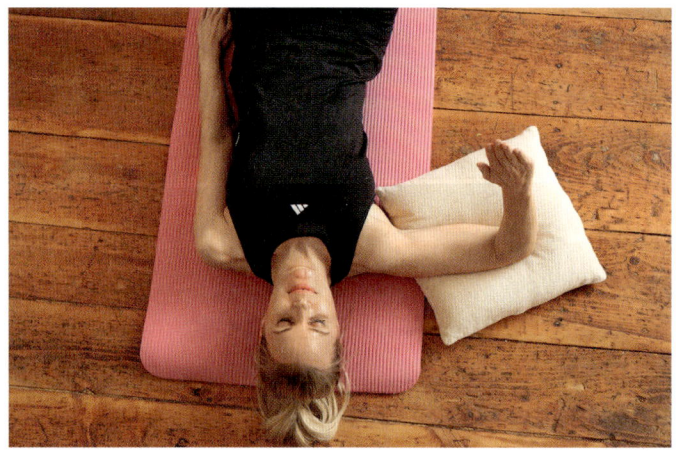

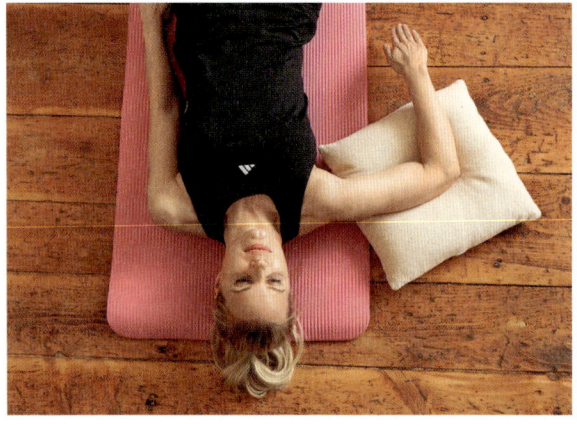

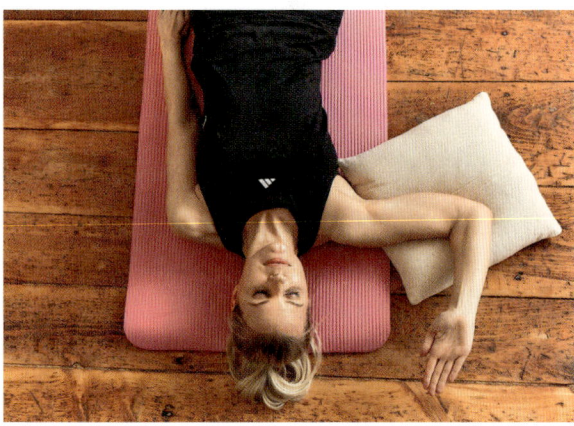

Schulteraußenrotation am Seilzug oder mit Gummiband

Ziel:
Vergrößerung des subakromialen Raums, Kräftigung der Schulteraußenrotatoren, Stabilisation des Schulterblattes

Ausgangsposition:
Befestigen Sie einen Seilzug oder ein Gummiband auf Ellbogenhöhe an einer geeigneten stabilen Stelle. Stellen Sie sich mit hüftbreit platzierten Füßen auf, winkeln Sie den Ellbogen der betroffenen Seite um 90 Grad vor dem Rumpf an. Der Oberarm liegt seitlich am Rumpf an.

Ausführung:
Bewegen Sie den Unterarm langsam und kontinuierlich (nicht ruckartig oder gar mit Schwung) nach außen, weg von der Befestigung. Bitte achten Sie darauf, dass sich Ihr Oberarm nicht vom Rumpf löst. Ihr Schulterblatt bleibt stabil und bewegt sich nicht mit. Ihre Schulter kippt nicht nach vorn.

Führen Sie zwei bis drei Durchgänge à 10 bis 15 Wiederholungen aus.

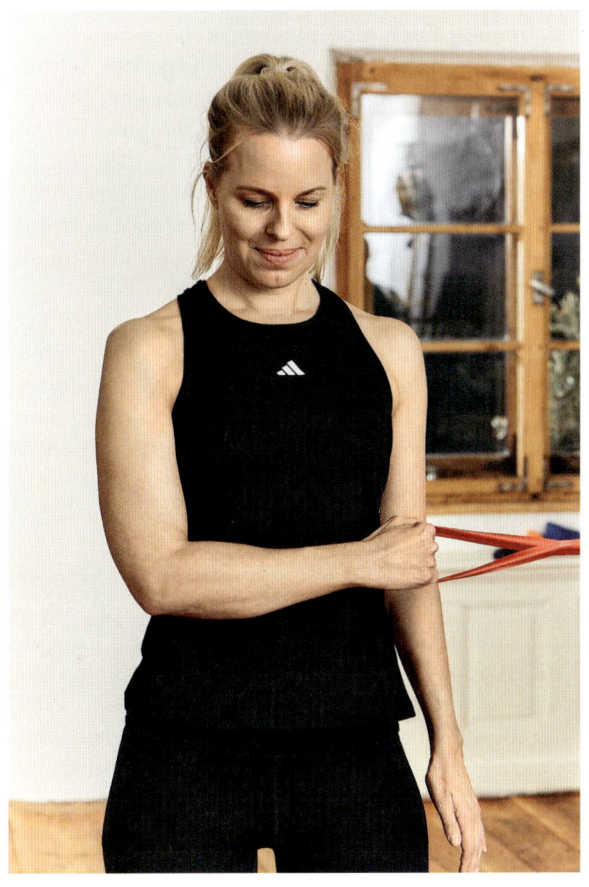
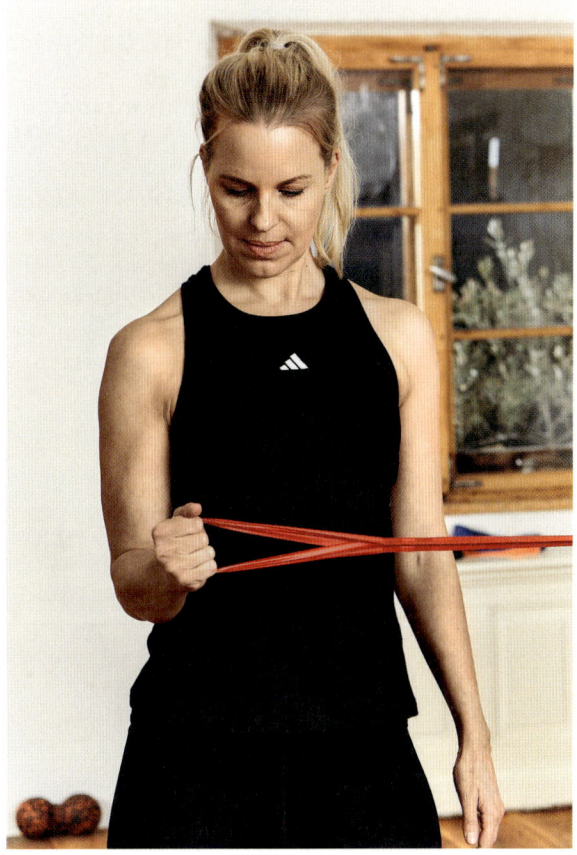

Der Tennis- oder Golferarm

(Epicondylitis humeri radialis und ulnaris)

Um es gleich vorwegzunehmen: Mit den modernen Tennisschlägern ist man relativ gut vor dem Tennisarm geschützt. Der Tennisarm sollte eher »Mausarm« oder »Heckenscherenarm« genannt werden. Nachdem wesentlich mehr Leute die Computermaus hin und her schieben beziehungsweise die Heckenschere benutzen, als den Tennisschläger zu schwingen, ist der Tennisarm doch weitverbreitet. Und auch der Golferarm. Den kriegen auch Speerwerfer ganz gerne. Die sind aber eher selten. Freunden beim Umzug helfen und Kartons tragen ist ebenfalls eine gute Gelegenheit, sich so ein lästiges Leiden zuzuziehen.

Wie kommt es zu so einem Tennis- oder Golferarm?

Und wie kann ich mich davor schützen oder ihn auch wieder loswerden?

Ein klein wenig Anatomie: Am Unterarm befinden sich streckseitig, also oben, Muskeln. Sie strecken das Handgelenk oder halten es gegen ein Gewicht in der Hand, das die Hand nach unten ziehen will, gerade. Diese Muskeln gehen in Sehnen über, die am Ellbogen an einem Knochenhöcker ansetzen.

Von dem Komplex aus Muskeln, Sehnen und Sehnenansatz ist der Sehnenansatz das berühmte schwächste Glied in der Kette. Wenn ich diese Muskeln überlaste, kommt es zu einer Sehnenansatzreizung am Ellbogen, dem Tennisarm. Ein Tennislehrer achtet penibel auf die Handhaltung seiner Schüler, um ebendas zu verhindern. Jede monotone, nicht einmal anstrengende Handgelenkstreckung reicht völlig aus, einen Tennisarm zu entwickeln. Mit dem Schraubenzieher arbeiten, die Heckenschere längere Zeit halten, viele Marmeladengläser aufschrauben, Weinflaschen entkorken, Putzlappen auswringen, die Einfahrt vor dem Haus kehren, all das genügt. Auch eine einmalige ruckartige Belastung kann ausreichen, um den Ansatz der Sehnen am Ellbogen zu überlasten. Es genügt ebenso, sich den Ellbogen an einer Kante anzuschlagen.

Der Golferarm ist exakt das Gleiche, nur am Unterarm beugeseitig. Wenn man einen Karton trägt, spannt man die Unterarmmuskeln beugeseitig an, damit die Last nicht aus den Händen rutscht.

Jede ungewohnte Tätigkeit kann dieses Problem verursachen. Lassen Sie einen durchtrainierten Zehnkämpfer 10 Kilogramm Kartoffeln schälen, und er wird einen Golferarm haben. Ein Koch ist diese Belastung gewöhnt und hat keinerlei Probleme damit.

Während der Belastung merkt man meist noch nichts, aber einige Tage später schmerzt jede Bewegung im Handgelenk. Leider ist die große Krux am Tennis- oder Golferarm die Tatsache, dass eine einmalige Überlastung die Schmerzen auslösen kann, aber die alltäglichen Belastungen, die normalerweise kein Problem darstellen, die Heilung verhindern.

Ein Tennisarm, der neun oder zwölf Monate oder auch noch länger schmerzt, ist nichts Ungewöhnliches!

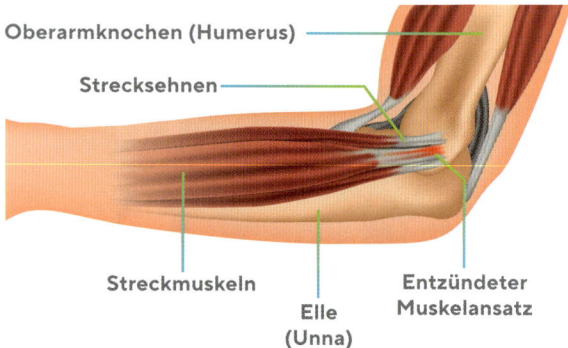

Oberarmknochen (Humerus)

Strecksehnen

Streckmuskeln

Elle
(Unna)

Entzündeter
Muskelansatz

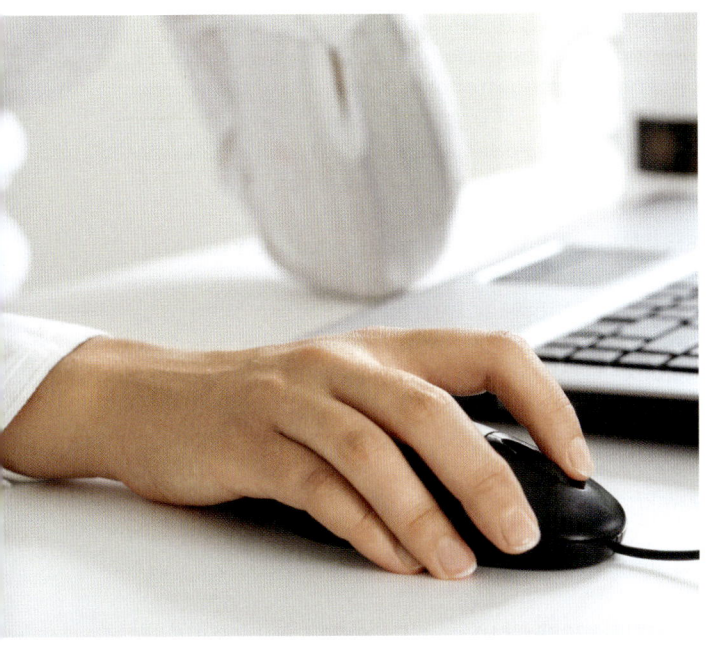

Was kann man also tun, damit es gar nicht erst so weit kommt?

Ein Muskel, der mit 50 Prozent seiner Maximalkraft angespannt ist, hat einen so hohen Innendruck, dass kein Blut mehr fließt. Bereits ab 20 Prozent Belastung ist die Blutversorgung beeinträchtigt. Damit kommen weder Energie noch Sauerstoff ausreichend an die Muskelzelle (und die Sehnenfasern), noch werden Schlackenstoffe abtransportiert. Naheliegend, dass das Ärger gibt.

Wenn man eine ungewohnte Tätigkeit ausführt, sollte man darauf achten, dass der Muskel und die dazugehörigen Sehnen Erholungspausen haben. Die Heckenschere also immer wieder einmal weglegen und die Arme ausschütteln. Oder die Hand von der Maus nehmen.

Man sollte auch darauf achten, dass die Arbeitshaltung optimal und die Bewegungen möglichst abwechslungsreich sind, sofern sich das irgendwie realisieren lässt. Wenn der Muskel spürbar verhärtet ist, hilft das sogenannte Entmüdungsdehnen sehr gut.

Strecken Sie einen Arm im Ellbogen und winkeln Sie das Handgelenk nach unten an, sodass die Handinnenfläche zu Ihnen zeigt. Greifen Sie diese Hand mit der anderen Hand am Handrücken und drücken Sie diesen vorsichtig, aber maximal für mindestens 30 Sekunden zu sich, sodass eine Dehnung in der nach oben zeigenden Armaußenseite zu spüren ist. Für die Handgelenksbeuger geht es in die entgegengesetzte Richtung. Durch dieses Entmüdungsdehnen nimmt man die Kraft aus den Muskeln, den Zug aus den Sehnen und verbessert so den Blutfluss.

Wenn es trotzdem zum Tennis- oder Golferarm gekommen ist, haben Sie dieses Kapitel vielleicht zu spät gelesen. Was können Sie jetzt tun, damit der Schmerz nachlässt?

1. Schonung. Der Schmerz ist die Alarmanlage unseres Körpers. Schmerzmittel nehmen und weitermachen? Das ist vergleichbar damit, das Kabel zur Warnlampe durchzuzwicken und dann zu glauben, alles wäre in Ordnung. Gelinde ausgedrückt: Das wäre dumm.

Schonung ist aber nicht gleichbedeutend mit einer Gipsschiene. In Ruhe sind nur 30 Prozent der Kapillaren, der kleinsten Blutgefäße, offen. Den Rest brauchen wir nicht. Bei lockerer Bewegung verbessert sich die Durchblutung erheblich. Und wie, wenn nicht über die Blutgefäße und Lymphbahnen, sollten die Reparaturzellen des Körpers dahin kommen, wo sie gebraucht werden?

2. Spange und Salbe. Es gibt Unterarmspangen und Ellbogenbandagen, die den Ansatzwinkel der gereizten Sehnen verändern und sie somit entlasten. Und sie erinnern das Gehirn ständig an die notwendige Schonung. Salben mit entzündungshemmenden Wirkstoffen, von Arnika über Weidenrindenextrakt bis zu Diclofenac, haben eine Eindringtiefe von circa 1 Zentimeter. Genug also, um den Tennis- oder Golferarm zu erreichen.

3. Kalte Auflagen? Kälte verringert die Schwellung und damit den Druck und den Schmerz im Gewebe, führt aber dazu, dass die Adern sich zusammenziehen. Ich bin kein Fan der Kältekompressen. Warum? Siehe Punkt 1.

4. Tabletten? Diclofenac, Ibuprofen und so weiter kann man einnehmen. Die Medikamente helfen auch. Aber ich brauche die Wirkung nur direkt am Ellbogen, habe mit der Einnahme den Wirkstoff aber überall im Körper. Das bedarf einer sorgfältigen Nutzen-Risiko-Abwägung.

5. Kortisonspritzen in den Sehnenansatz. Diese Therapie ist unter den Medizinern umstritten, aber durchaus hilfreich.

6. Stoßwellenbehandlung. Kann helfen und hat keine gefährlichen Nebenwirkungen. Die Therapie kostet aber und muss selbst bezahlt werden. Die Kosten belaufen sich je nach Anbieter auf etwa 100 bis 200 Euro.

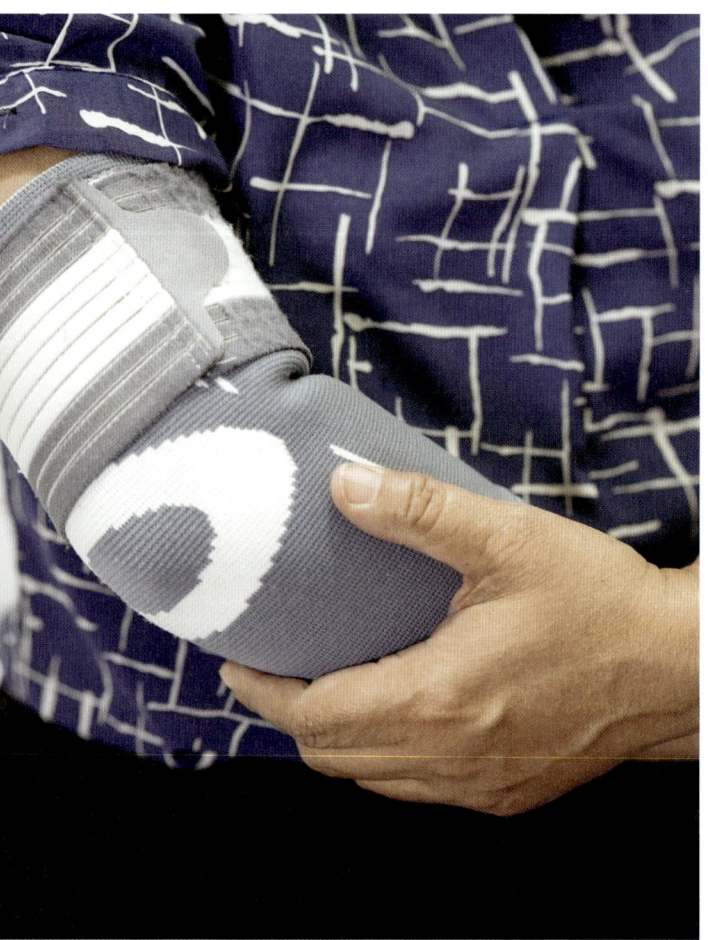

7. Operation. Bei der Operation des Tennisarmes werden die schmerzleitenden Fasern in der Knochenhaut durchgetrennt. Die Entzündung läuft aber weiter und brennt irgendwann aus. Das wäre dann die Ultima Ratio oder für die Nicht-Lateiner: die letzte aller Maßnahmen, die man ergreifen sollte.

Das Ellbogengelenk aus physiotherapeutischer Sicht

Das Ellbogengelenk wird in der Fachsprache auch *Articulatio cubiti* genannt, besteht aus drei Teilgelenken mit einer gemeinsamen Kapsel: dem Humeroulnargelenk – es verbindet den Oberarm *(Humerus)* mit der Elle *(Ulna)* –, dem Humeroradialgelenk – das ist die Verbindung zwischen Oberarmknochen und Speiche *(Radius)* – und dem oberen Gelenk zwischen Elle und Speiche, dem oberen Radioulnargelenk.

Das Ellbogengelenk besitzt einen großen Bewegungsumfang und ermöglicht die Beugung (Flexion) und Streckung (Extension) des Unterarms gegen den Oberarm. Zusätzlich kann durch die Drehung im Ellbogengelenk die Hand nach außen gedreht werden (Supination, die Handfläche zeigt nach oben) oder nach innen gedreht werden (Pronation, die Handfläche zeigt nach unten).

Das Bewegungsausmaß beträgt für die Streckung des Arms bis zu 10 Grad und eine Beugung bis zu 150 Grad. Eine Überstreckung wird durch den hinteren überstehenden Anteil der Elle, dem Olecranon, verhindert.

Die Einwärts- oder Auswärtsdrehung (Supination und Pronation) beträgt jeweils zwischen 85 und 90 Grad.

Bei der *Epicondylitis radialis humeri* (Tennisellbogen) ist meist aufgrund von Überbelastung der Ansatz der Unterarmmuskeln am Oberarmknochen entzündet und schmerzhaft. In nur 5 bis 10 Prozent der Fälle sind es wirklich Tennis- oder Golfspieler, die betroffen sind. Auslöser der Entstehung eines Tennis- oder Golferarms sind die sich wiederholenden Belastungen der Unterarmstrecker beziehungsweise der gleichen Handbewegungen, zum

Beispiel Belastungen mit Faustschluss und Drehbewegungen wie beim Glühbirne-Reindrehen oder bei Arbeiten mit Schraubenzieher. Deshalb sind Handwerker, Sportler und Personen am Computer gleichermaßen betroffen.

Bei den meisten Patienten verschwinden die Beschwerden innerhalb eines Jahres wieder, wichtig ist es jedoch, konsequent und regelmäßig zu üben. Dabei hat sich eine Kombination aus Dehn- und Kräftigungsübungen bewährt. Sehr erfolgreich bei Tennis- und Golferellbogen ist die exzentrische Trainingstherapie. Bei dieser Behandlungsmethode wird die Streckmuskulatur (beim Tennisellbogen) oder die Beugemuskulatur (beim Golferarm) durch Herabsetzen der Spannung gedehnt und gestärkt.

Was bedeutet das? Eine kurze Erklärung am Beispiel des Armbeugemuskels (Bizeps) ist hilfreich. Die Aufgabe des Bizeps im Ellbogengelenk ist es, den Unterarm zu beugen (Flexion) und auswärts zu drehen (Supination). Hierbei ist die Beugung des Unterarms gegen den Oberarm die konzentrische Bewegung, der Muskel zieht sich zusammen. Bei der Streckung des Arms im Ellbogengelenk muss der Bizeps in der Spannung nachlassen – er dehnt sich. Das nennt man eine exzentrische Bewegung.

Ein weiterer Grund für Überbelastung und Schmerzen im Ellbogengelenk kann ein im Vergleich zum Bizeps (Ellbogenbeuger) zu schwacher Trizeps (Ellbogenstrecker) sein. Dann müssen die Unterarmstrecker die Belastung kompensieren und die Strukturen am Sehnenansatz beginnen zu schmerzen. Deshalb ist es wichtig, dass Sie sich beim Arzt oder Physiotherapeuten untersuchen lassen, um die auf Sie abgestimmte Behandlung und Ihren individuellen Trainingsplan zu bekommen. Ihr Therapeut untersucht nicht nur die lokalen Gelenkstrukturen (Knochen, Gelenkkapsel, Muskeln, Sehnen), die lokalen neuralen Strukturen (Nerven), sondern auch die entfernten Strukturen (Halswirbelsäule, Schulter, Brustwirbelsäule, Austrittsstellen der Nerven im Brustraum [thorakal] und Rippen).

Je nach Befund ist es für den Erfolg der Behandlung sehr wichtig, die entfernter liegenden betroffenen Strukturen individuell mitzubehandeln und zu trainieren.

Die Physiotherapie bietet hier ein gutes Spektrum von Behandlungsmöglichkeiten: Manuelle Therapie zur Herabsetzung der Spannung überbelasteter Muskulatur, Elektrotherapie zur Durchblutungsverbesserung, Entzündungshemmung und Schmerzminderung, Faszientechniken und Weichteilbehandlungen der umliegenden Strukturen und natürlich das Kräftigen und Dehnen der Muskulatur. Passende Übungen hierzu finden Sie auf der folgenden Doppelseite.

Exzentrisches Training der Unterarmstreckmuskulatur

Ziel:
Dehnung und Stärkung der Streckmuskulatur

Ausgangsposition:
Setzen Sie sich, seitlich zum Tisch gewandt, auf einen Hocker, legen Sie den linken Unterarm auf den Tisch. Lassen Sie dabei die linke Hand über die Tischkante hängen und nehmen Sie eine nicht zu schwere Hantel in die linke Hand.

Ausführung:
Lassen Sie die rechte Hand mit der Hantel über die Tischkante hängen, der Handrücken zeigt nach oben.

Heben Sie nun langsam die Hantel an. Helfen Sie ggf. mit der freien Hand nach.

Senken Sie jetzt die Hand mit der Hantel langsam nach unten. Durch das Abbremsen und langsame Senken dehnt und kräftigt sich die Muskulatur.

Führen Sie zwei Durchgänge à 15 Wiederholungen aus.

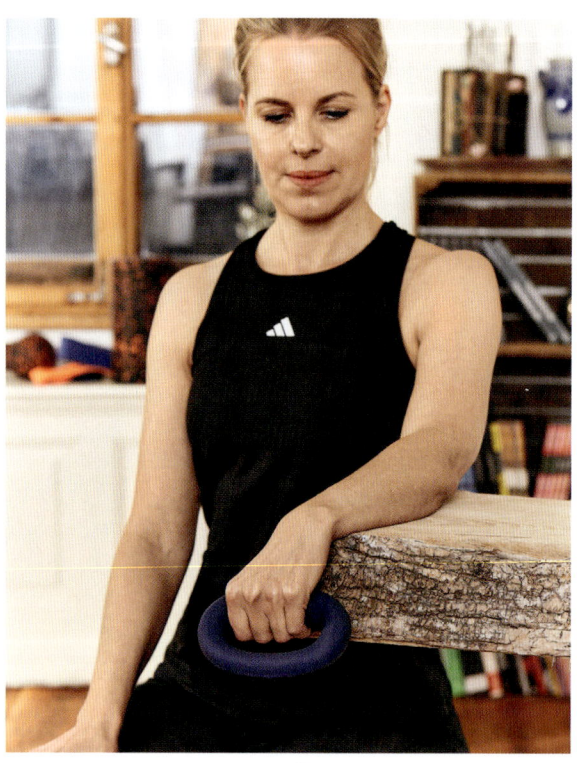 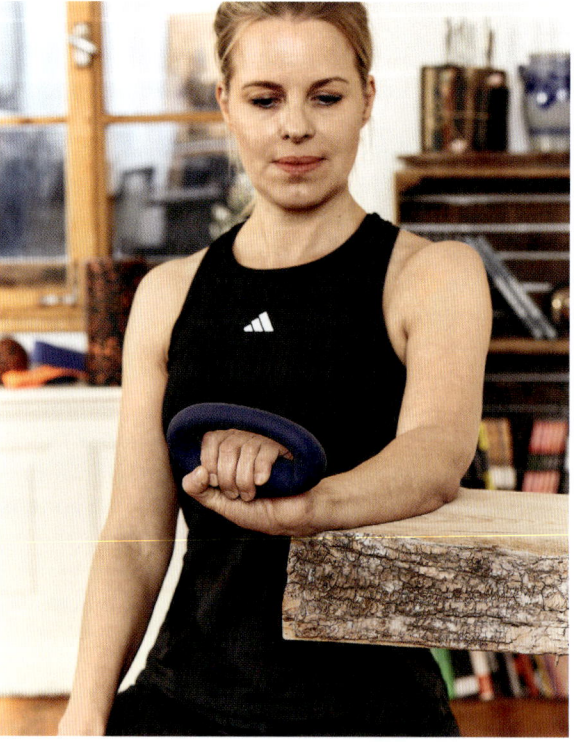

Dehnen der Unterarmstrecker

Ziel:
Flexibilität der Unterarmstrecker

Ausgangsposition:
Führen Sie die Übung im Stand oder aufrechten Sitz aus. Strecken Sie den betroffenen Arm, beugen Sie das Handgelenk so, dass die Handinnenfläche zum Körper zeigt.

Ausführung:
Umfassen Sie die Finger mit der anderen Hand und ziehen Sie sie langsam Richtung Körper. Sie sollten ein leichtes Dehngefühl an der Streckmuskulatur des Unterarms spüren, also an der Oberseite des Unterarms. Drehen Sie zur Steigerung der Intensität den betroffenen Arm nach außen.

Halten Sie die Dehnung mindestens 30 Sekunden lang und führen Sie sie mehrmals täglich aus.

Tennisarm:

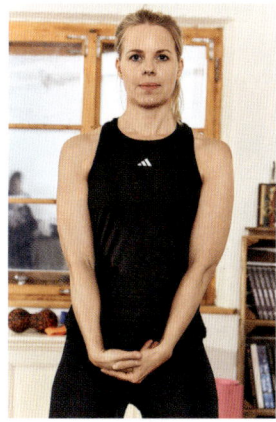 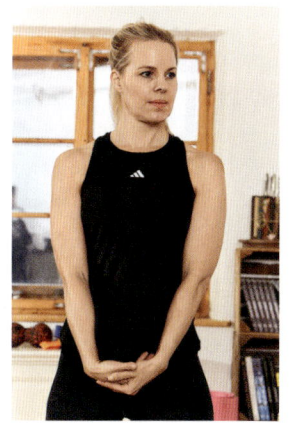 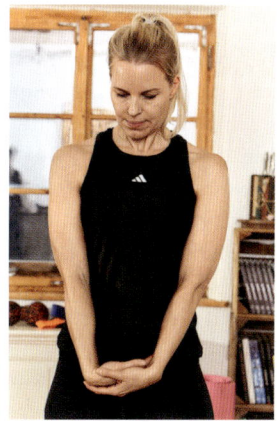

Golferarm *(Dehnung der Unterarmbeuger)*:

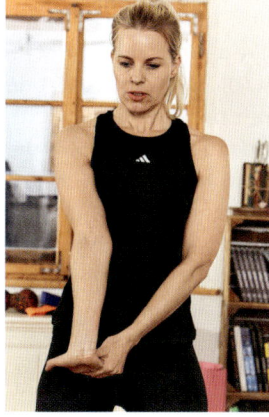 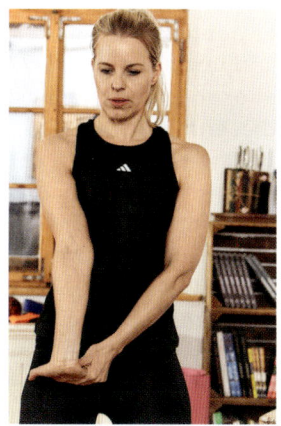 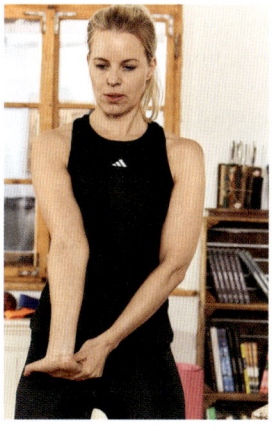 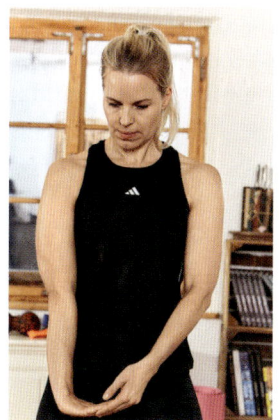

Die Lendenwirbelsäule

Der Hexenschuss oder die Geschichte von der Lumboischialgie

Eigentlich war alles ganz normal, wie jeden Morgen. Ich stand am Waschbecken, noch etwas verschlafen, und habe mir die Zähne geputzt. Zum Ausspülen des Mundes habe ich mich gebückt, um an den Wasserhahn zu kommen. Dabei ist die Zahnpastatube zu Boden gefallen. Mit einer eleganten Drehbewegung des Körpers wollte ich nach der Tube angeln. Da traf mich unvermittelt, wie ein glühendes Messer, der Schmerz im unteren Rücken. Mit einem Aufschrei ging ich zu Boden. Ich war schlagartig hellwach. Aber ich konnte mich nicht mehr bewegen. Gefühlt verging eine Ewigkeit, bis meine kläglichen Hilferufe von meiner Frau gehört wurden. Sie schleppte mich zum Bett. Jede auch noch so kleine Bewegung tat unerträglich weh. Da lag ich nun, bewegungsunfähig, unrasiert, mit Zahnpastaresten im Gesicht.

Im Verlauf eines Jahres erleiden sieben von zehn Menschen in Deutschland mindestes einmal eine Rückenschmerzepisode. Grund genug, sich mit dieser Problematik näher zu beschäftigen.

Rückenschmerzen sind die häufigste Ursache für Arbeitsunfähigkeit und vorzeitige Berentung. Ist die Wirbelsäule also eine schlechte Konstruktion? Mitnichten. Die Natur ist resolut. Was sich nicht bewährt, stirbt aus. Menschen, Hunde, Katzen, Vögel, Fische, sie alle sind Wirbeltiere. Der Mensch hat sieben Halswirbel, genauso wie die Waldspitzmaus oder die Giraffe. So schlecht kann also die Konstruktion Wirbelsäule gar nicht sein.

Gehen wir vielleicht falsch damit um? Genau so ist es.

Dieses Kapitel beschäftigt sich mit der Lendenwirbelsäule, da dort am häufigsten Beschwerden auftreten.

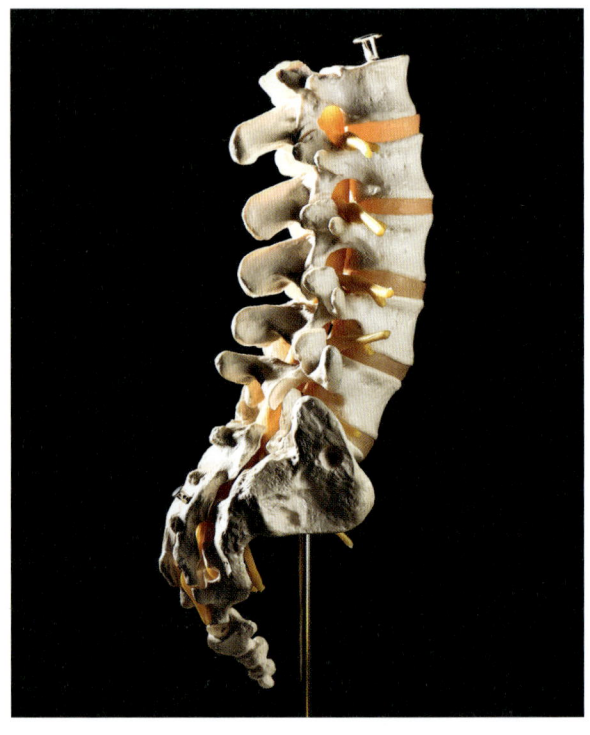

Die Lendenwirbelsäule besteht aus fünf Wirbeln, dazwischen liegen als elastische Verbindung die Bandscheiben. Richtung Rücken liegen die Facettengelenke, mit denen sich ein Wirbel auf dem anderen aufstützt. Gelenkig wie eine Gliederkette, aber eben auch genauso instabil. Die Wirbelkörper, dieser blockartige Teil, tragen das Körpergewicht, dahinter, auf Höhe der Bandscheiben, liegen die Nervenaustrittsöffnungen, durch die die Nervenwurzeln des Ischias den Rückenmarkskanal (Spinalkanal) verlassen. Die sogenannten Wirbelbögen umschließen den Spinalkanal, durch den die Nerven vom Gehirn bis zu den Zehen laufen. Damit sich die rückenstabilisierenden Muskeln etwas leichter tun, hat die Natur an den Wirbeln seitlich die Quer- und hinten die Dornfortsätze angebracht.

Was passiert bei der Lumboischialgie oder landläufig dem »Hexenschuss«?

Ein Facettengelenk wird überlastet oder eine oder mehrere der Nervenwurzeln werden eingeklemmt. In circa 4 Prozent der Fälle liegt ein Bandscheibenvorfall zugrunde, in 3 Prozent eine Einengung des Spinalkanals, in 2 Prozent ein verrutschter Wirbel (Spondylolisthesis), in 1 bis 4 Prozent ein Wirbelbruch (vor allem bei Osteoporose). Gut und gerne 85 Prozent der Ursachen sind radiologisch nicht nachweisbar. Das ärgert die Radiologen, zeigt aber auch, dass eine kernspintomografische Untersuchung meist unnötig ist, weil sie keine greifbaren Ergebnisse liefert. Zudem ist eine Kernspintomografie lediglich eine diagnostische Maßnahme und keine Therapie.

Der radikuläre Schmerz, wenn also eine Nervenwurzel (Radix) eingeklemmt wird, entsteht folgendermaßen: Eine oder mehrere Nervenwurzeln werden eingeklemmt. Das löst nicht nur den Schmerz aus. Die Nervenwurzel verhält sich nicht anders als der eingeklemmte Finger, sie schwillt an. Nun muss sie durch die Nervenaustrittsöffnung (Neuroforamen) den Spinalkanal verlassen, und in diesem Kanal ist wenig Platz. Das heißt, sie wird noch stärker eingeklemmt. Der Schmerz wird dadurch noch stärker. Was machen die Muskeln bei Schmerzen? Sie verspannen, pressen die Strukturen der Lendenwirbelsäule zusammen, verstärken damit das Platzproblem und der Teufelskreis beginnt.

In etwa 80 Prozent sind Rückenschmerzen muskulär bedingt. Jeder von uns hat es schon einmal erlebt: Man sitzt stundenlang mit gekrümmtem Rücken auf einer Bierbank. Wenn man aufsteht, geht man die ersten Schritte so gekrümmt wie der eigene Großvater. Wenn die Muskeln durch die Bewegung etwas lockerer geworden sind, wird es leichter.

Früher hat man Patienten mit Hexenschuss und Rückenschmerzen Bettruhe verordnet, heute weiß man, dass die Ruhe genau das Verkehrte ist. Was am besten hilft? Dazu später.

Ganz dürfen wir die Bandscheiben, die Facettengelenke, das Wirbelgleiten und die Spinalkanalstenosen nicht unberücksichtigt lassen.

Die Bandscheiben bestehen aus einem faserartigen Ring, der einen Gelkern in der Mitte umhüllt.

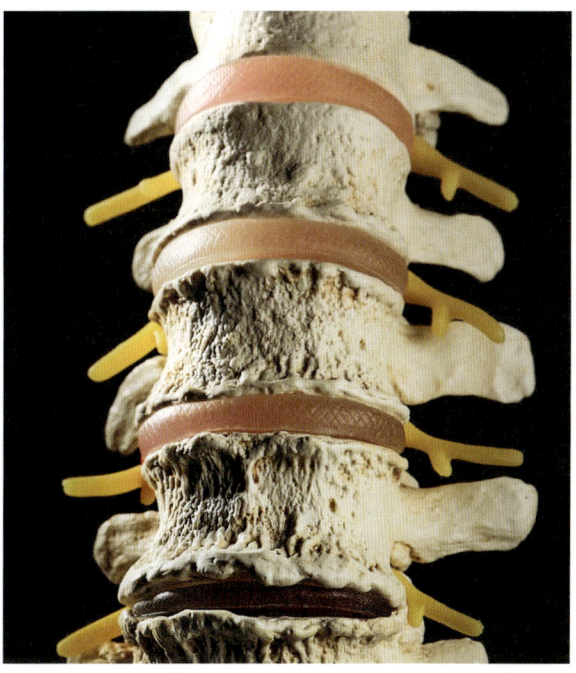

Der Sinn dahinter ist folgender: Die Bandscheiben können mit Zug besser umgehen als mit Druck. Also wird der Druck des Körpergewichts bei aufrechter Haltung auf den Gelkern in Zugkräfte in dem Faserring umgewandelt. Die gesunde Bandscheibe schließt sauber mit dem Rand der angrenzenden Wirbelkörper ab. Wenn die Belastung aber zu hoch ist, wird der Faserring überdehnt und die Bandscheibe hängt über den Rand der Wirbelkörper hinaus. Wenn der Faserring reißt, quillt der Gelkern hervor. Jetzt können die Nervenwurzeln leicht eingeklemmt werden. Ein zusätzliches Problem bei der vorgefallenen Bandscheibe ist Folgendes: Die Bandscheibe wird dadurch dünner, die Wirbel rutschen näher zusammen, der Platz für die Nerven wird noch weniger und der Druck auf die Facettengelenke erhöht sich. Die Facettengelenke liegen direkt hinter den Nervenaustrittsöffnungen. Bei Überlastung schwellen ihre Gelenkkapseln an und klemmen die Nerven zusätzlich ein. Wenn dieses Problem über Jahre besteht, kommt es zu einem Gelenkverschleiß mit Kalkanlagerungen, wie bei jedem abgenutzten Gelenk unseres Körpers.

Diese Kalkzacken ummauern die Ischiasnervenwurzeln, wie im Bild unten beim dritten Nerv von oben gut zu erkennen ist.

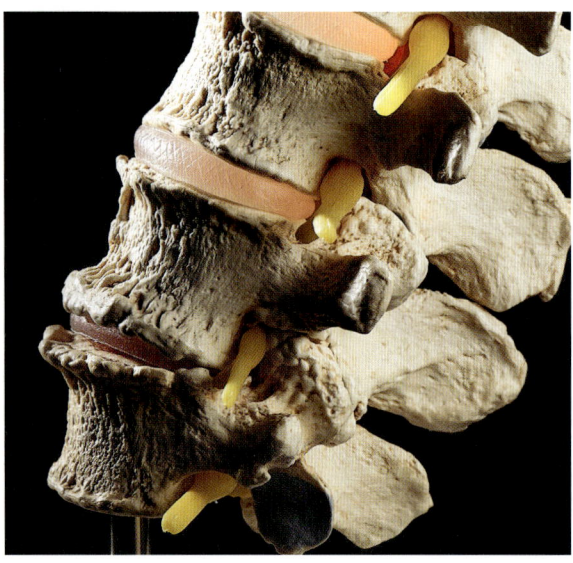

1. Das Wirbelgleiten. Die gesamte Wirbelsäule ruht auf dem Kreuzbein, einer nach vorn abschüssigen Fläche. Wenn die Muskeln die Wirbel nicht in Position halten können, gleiten sie nach vorn und klemmen Nerven ein.

2. Der Spinalkanal. Die Nerven, die die Befehle vom Gehirn zu den Beinen und von den Beinen die Informationen zurück zum Gehirn transportieren, liegen als Rückenmark im Spinalkanal. Paarweise treten die Nerven auf dem Weg zu ihren Versorgungsgebieten durch die Neuroforamen aus, von der Schädelbasis bis zum Kreuzbein. Dieser Spinalkanal kann eingeengt sein. Durch Bandscheibenvorfälle, die nach hinten ragen, oder durch die bereits erwähnten Kalkanlagerungen.

Es gibt also eine ganze Reihe von Störfaktoren an der Wirbelsäule, die Schmerzen bereiten können.

Aber nicht nur Schmerzen. Gefühlsstörungen gehören auch dazu. Wem sind die Arme nicht schon einmal nachts eingeschlafen, wenn man länger in der Bauchlage war, mit den Armen über den Kopf gestreckt? Was fälschlicherweise als Durchblutungsstörung gesehen wird, ist eine Einklemmung der Nerven, die aus der unteren Halswirbelsäule austreten und die Arme versorgen. Wenn dieses Ameisenlaufen oder diese Pelzigkeit schnell wieder vergeht, ist es unproblematisch. Bleibt sie oder breitet sie sich sogar über ein größer werdendes Hautareal aus, sollte ein Arzt aufgesucht werden.

Ein echtes Alarmzeichen ist, wenn eine teilweise oder komplette Lähmung auftritt. In diesen Fällen ist es nicht der Schmerz, der die Funktion verhindert, die Muskeln erscheinen schwach oder funktionieren gar nicht mehr.

Mit einem einfachen Test kann man zu Hause die zwei am häufigsten betroffenen Nervenwurzeln des Ischiasnerven, bei L5 und S1, prüfen: dem Zehen-Hacken-Gang. Kann ich den Fuß auf beiden Seiten problemlos anheben, sodass ich auf den Fersen stehe, ist die (Nerven-)Wurzel L5 in Ordnung, wenn ich auf den Zehenspitzen stehen kann, die (Nerven-)Wurzel S1. Wenn das nicht mehr klappt, weil die Muskeln zu wenig Kraft aufbringen, ist der Gang zum Arzt angesagt.

Egal, welches Problem die Lendenwirbelsäule hat, es werden immer Nerven eingeklemmt, und diese schwellen auf. Eine zugrunde liegende oder reflektorische Muskelverspannung ist in den meisten Fällen mit dabei.

Was kann man vorbeugend tun?

»S« und »S« ist schlechter als »L« und »L«. Das heißt: Stehen und Sitzen ist schlechter als Laufen und Liegen.

Wenn ich die Belastung der unteren Wirbelsäule im Stehen gleich 100 Prozent setze, ist sie im Liegen 25 Prozent, im Sitzen aber 140 Prozent. Wir sitzen die meiste Zeit, tun der Wirbelsäule also das Schlimmstmögliche an. Mittlerweile gibt es in Büros immer mehr höhenverstellbare Schreibtische, sodass man zumindest zeitweise die Wirbel etwas entlasten kann. Wirklich gut ist das Stehen aber auch nicht. Es gibt schon Laufbänder mit integriertem Computertisch, ich habe aber Zweifel, ob sich das durchsetzen kann. Medizinisch wäre es allerdings das Beste.

Rein konstruktiv geht es der Wirbelsäule am besten in der horizontalen Lage, so, wie es alle Tiere machen. Insofern ist der Kreuzschmerz der Preis für den aufrechten Gang. Hunderttausende von Jahren sind unsere Vorfahren im Schnitt 12 bis 15 Kilometer täglich durch die Savanne gewandert, sie waren ständig in Bewegung. Es gilt als sicher, dass sie nicht acht Stunden vor dem Computer saßen.

Laufen, wobei Spazierengehen reicht, ist das Beste: 1000 Meter sind etwa 1200 Schritte (bei einem größeren Mann, bei einer kleineren Person wären es vielleicht eher 1259 Schritte). Wenn das linke Bein belastet ist, sinkt das Becken rechts ab. Das verhindern die Rückenmuskeln. Beim rechten Bein genauso. 1 Kilometer gehen, das sind zehn bis zwölf Minuten und 1200 kleine Trainingseinheiten für die rückenstabilisierende Muskulatur.

Wenn man eine Last gebückt hebt, verdreifacht sich die Wirbelsäulenbelastung. Ein Beispiel aus der Sportmedizin: Wenn ein Sportler eine 50-Kilogramm-Hantel technisch sauber hebt, mit geradem Rücken, die Last nahe am Schwerpunkt, beträgt die Belastung der unteren Wirbelsäule 250 Kilogramm. Hebt er das gleiche Gewicht gebückt, lasten 750 Kilogramm auf der unteren Wirbelsäule. Ein Träger mit vollen Mineralwasserflaschen aus Glas wiegt etwa 18 Kilogramm.

Was kann man im akuten Fall tun?

Wärme und Bewegung. Wärme in Form von Kirschkernkissen, ABC-Pflaster oder in der Badewanne mit »heißem« Wasser lockert die verspannte Muskulatur, Bewegung ebenso.

Ibuprofen und Diclofenac (frei verkäuflich) sind keine Schmerzmittel. Es sind Entzündungshemmer, das heißt, sie lassen den eingeklemmten und aufgequollenen Nerv abschwellen. Damit braucht er weniger Platz und folglich lassen die Schmerzen nach. Viele Patienten machen aber den Fehler und sparen: Sie nehmen zum Beispiel nur zweimal am Tag Ibuprofen 400. Die Wirkdauer dieser zwei Tabletten beträgt acht Stunden. Die verbleibenden 16 Stunden kann der Nerv in aller Ruhe wieder anschwellen. Am besten hilft: hoch dosiert anfangen, schnell runterdosieren.

Massagen sind sehr beliebt. Die Krankenkassen übernehmen die Kosten dafür nur ungern, und das zu Recht. Ein guter Masseur oder eine gute Masseurin knetet die verspannten Muskeln weich, der Patient setzt sich, möglicherweise übergewichtig und untrainiert, wieder an den Schreibtisch, und das Ganze geht wieder von vorn los.

Die Lendenwirbelsäule aus physiotherapeutischer Sicht

Er kommt meist unerwartet und plötzlich – der Hexenschuss. Der heftig einschießende Schmerz im Bereich der Lendenwirbelsäule nach einer ruckartigen oder schnellen Bewegung. Woher kommt eigentlich der Begriff »Hexenschuss«? Im Mittelalter glaubten die Menschen bei diesem stechenden und plötzlich einschießenden Schmerz im unteren Rücken, dass sie von einer Hexe mit einem Pfeil beschossen wurden.

Der akute Rückenschmerz kann mehrere Ursachen haben. Daher sollten Sie unbedingt bei Ihrem Arzt oder Therapeuten die Ursache Ihrer Schmerzen abklären lassen.

Wichtig ist es, den Bandscheibenvorfall, das Wirbelgleiten oder die akute Einengung des Wirbelkanals auszuschließen. Bei diesen Diagnosen ist es ratsam, sich in therapeutische Hände zu begeben und gezielte Übungen und Behandlungen zu erhalten.

Ich möchte mich auf den Hexenschuss, in der Fachsprache auch Lumbago, Lumbalsyndrom oder Lumboischialgie genannt, konzentrieren. Auch hier ist ein therapeutisch gestütztes, langfristiges und kontrolliertes Übungsprogramm mit einer physiotherapeutischen Behandlung (Manuelle Therapie, Krankengymnastik, Faszienbehandlung) zu empfehlen.

Der Hexenschuss ist eine akute Funktionsstörung im unteren Bereich des Rückens, der Lendenwirbelsäule. Besonders gefährdet sind Personen mit Bewegungsmangel, viel sitzender Tätigkeit, Übergewicht und mit einer schlecht trainierten Rückenbeziehungsweise Rumpfmuskulatur. Sind in diesen Fällen die Muskeln, Bänder und Faszien im Lendenwirbelbereich und im Bereich der Bauch- und Hüftmuskulatur bereits strapaziert oder gar überstrapaziert, genügt schon eine falsche Bewegung, ein ruckartiges Heben von Gegenständen oder eine ungewohnte Drehbewegung, und die Muskeln verhärten sich noch mehr. Dieser muskuläre Hartspann führt zeitweise zu Nervenreizungen, die dann Schmerzen im unteren Rücken verursachen. Ab und zu strahlen die Schmerzen ins Gesäß aus, seltener auch in die Beine. Durch die starke Verspannung und die Muskelverhärtung kann die Lendenwirbelsäule völlig blockieren. Diese Bewegungssperre zwingt den Patienten in eine Zwangshaltung, was bedeutet, dass sich der Patient nur schwer und nur unter starken Schmerzen aufrichten kann. Bei einem klassischen Hexenschuss vergeht der Schmerz und die Bewegungssperre löst sich binnen weniger Tage.

Was ist der Auslöser für den Hexenschuss und wie bekomme ich ihn (samt Schmerz und Bewegungseinschränkung) in der akuten Phase wieder weg? Wie kann ich langfristig fit und gesund bleiben und was kann ich prophylaktisch tun, damit der Hexenschuss erst gar nicht (wieder) auftritt?

Dahinter können folgende Ursachen stecken:
a) Funktionelle Ursachen:
- Muskelverspannungen
- Blockaden in einem Wirbel oder im Kreuz-Darmbein-Gelenk
- Verkürzte Muskulatur (Beispiel: durch zu langes Sitzen der *Musculus iliopsoas*, der Hüftbeuger), schwache Bauch- und Rückenmuskulatur (*Musculi multifidi*, das sind die kleinen Zwischenwirbelmuskeln, die die Wirbelsäule stabilisieren)
- Eingeklemmter Nerv

b) Strukturelle Ursachen
- Verschleiß von Bandscheiben
- Bandscheibenvorwölbung
- Bandscheibenvorfall (nur in 3 bis 5 Prozent der Fälle)
- Entzündung von Wirbelgelenken
- Kalkzacken an Wirbelgelenken

Sofortmaßnahmen zur Linderung der Schmerzen und der Bewegungssperre:
- Stufenlagerung zur Entspannung der Rückenmuskulatur und Entlastung der Wirbelsäule.

- Legen Sie sich auf den Rücken auf einen festen Untergrund und lagern Sie die Beine im rechten Winkel (90 Grad) auf einem Hocker oder Stuhl. Bleiben Sie mindestens 15 Minuten in dieser Haltung, aber achten Sie darauf, dass der Untergrund nicht kalt ist. Zur Unterstützung können Sie sich eine Wärmflasche unter den Rücken und auf den Bauch legen.

- Beachten Sie bitte, dass diese Stufenlagerung nur als absolute Sofortmaßnahme gilt, um in den ersten Stunden die plötzliche Muskelverhärtung zu lindern. Grundsätzlich möchten wir ja der Beugehaltung in der Hüfte entgegenwirken. Soll heißen, dass wir die durch zu vieles Sitzen verkürzte Hüftbeugermuskulatur, Faszien und Muskeln der Körpervorderseite aufdehnen möchten.

- Alternative: Rückenlage, Beine aufgestellt, Kinn zum Kehlkopf ziehen (»Doppelkinnstellung«, Nacken lang machen), den Hinterkopf leicht gegen den Untergrund drücken, die Lendenwirbelsäule fest gegen die Unterlage drücken, sodass der ganze Rücken flach aufliegt. Aus dieser stabilen Position versuchen Sie, die Beine langsam und sukzessive zu strecken – der *Musculus iliopsoas* beziehungsweise Hüftbeuger wird dabei wieder auf Länge gebracht. Bitte die Beine nur so weit strecken, bis Sie ein leichtes Ziehen im unteren Rücken spüren. Halten Sie die Position 20 Sekunden lang, atmen Sie dabei tief ein und aus, wiederholen Sie die Übung zwei- bis dreimal am Tag.

- Wärme: sorgt für eine bessere Durchblutung und Entspannung der Rückenmuskulatur.

- Bewegung: Keine Angst vor Bewegung. Was Sie bei einem Hexenschuss nicht machen sollten, ist, sich zu viel und zu lange zu schonen. Dies führt zu weiteren Verspannungen und Schmerzen. Versuchen Sie, sich möglichst viel zu bewegen, damit die Muskeln durchblutet und gelockert werden.

Langfristige Maßnahmen:
- Dehnung der vorderen (Oberschenkelvorderseite, Hüftbeuger, Bauchmuskulatur) und hinteren (Wadenmuskulatur, Oberschenkelrückseite, Gesäßmuskulatur) Muskelkette
- Kräftigung der Rückenmuskulatur, der Gesäßmuskulatur und der hüftstabilisierenden Muskeln
- Faszienrollmassagen
- Mobilisierende Übungen der Hüfte
- Regelmäßige Bewegung und ein aktiver Alltag
- Gesunde Ernährung, gegebenenfalls Gewichtsreduktion

Die folgenden Übungen sind in drei Kategorien aufgeteilt:
- Faszienrollmassagen zum Lösen von Verklebungen und zur Verbesserung der Regeneration

- Dehnübungen

- Kräftigungsübungen – diese am besten erst nach den Rollmassagen/nach den Dehnübungen/nach der Mobilisation ausführen, wenn sich die verspannte Muskulatur entspannt und sich der Zustand der Faszien erkennbar und spürbar verbessert hat

Rollmassage der Gesäßmuskulatur

Ziel:
Herabsetzen der Muskelspannung im Gesäß, Durchblutungs- und Ernährungsverbesserung im Gesäß

Ausgangsposition:
Setzen Sie sich seitlich mit einer Gesäßhälfte auf die Faszienrolle, stützen Sie sich mit einem Arm ab und stellen Sie den Fuß des »oberen« Beins vor dem anderen gestreckten Bein ab.

Ausführung:
Schieben Sie sich von den Oberschenkeln bis zum Gesäß über die Rolle.

Verweilen Sie auf den Schmerzpunkten. Bleiben Sie dort für circa 15 Sekunden.

Atmen Sie ruhig und gleichmäßig weiter.

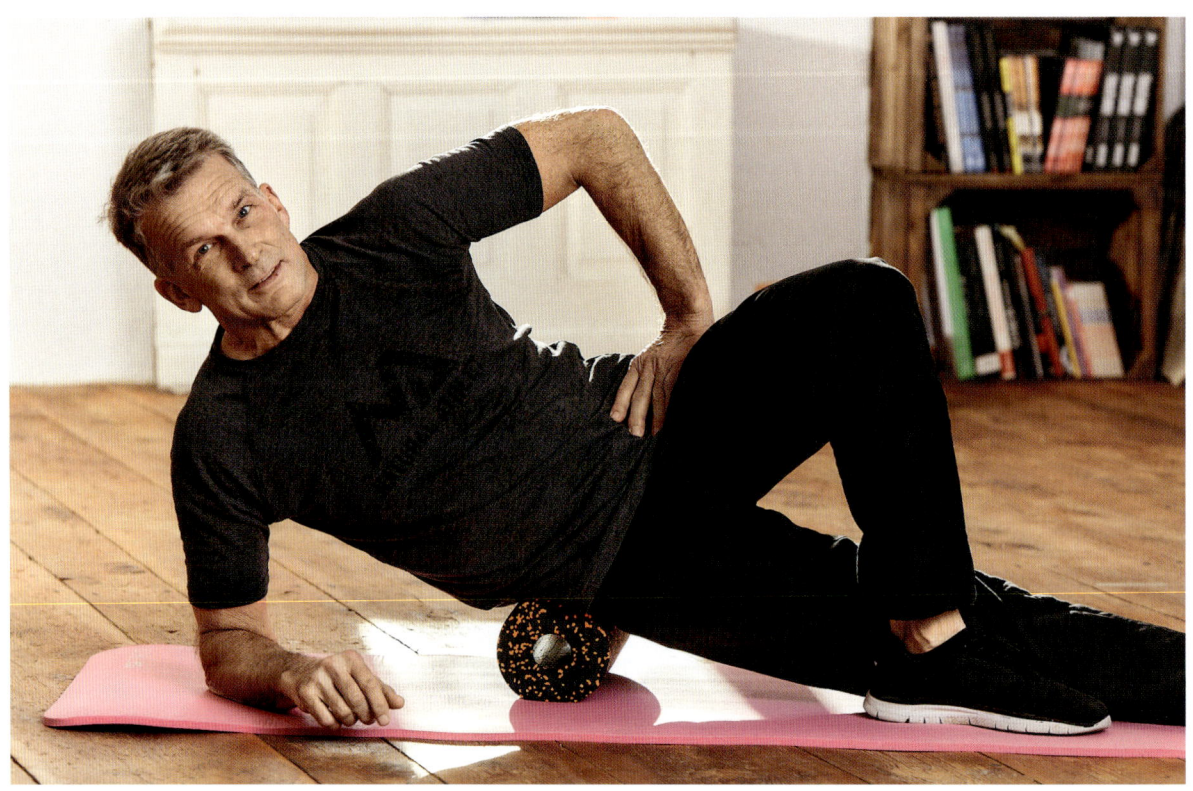

Rollmassage für den Oberschenkelstrecker (Musculus quadriceps)

Ziel:
Herabsetzen der Muskelspannung im Gesäß, Durchblutungs- und Ernährungsverbesserung im Gesäß

Ausführung:
Schieben Sie sich vom Knie in Richtung Hüfte über die Rolle.

Ausgangsposition:
Legen Sie sich mit der Oberschenkelvorderseite einbeinig oder beidbeinig auf die Rolle. Beginnen Sie in Höhe des Kniegelenks.

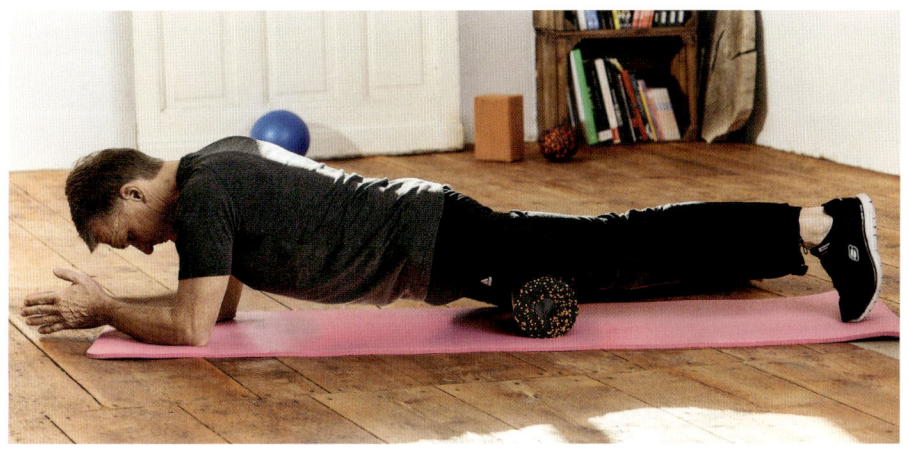

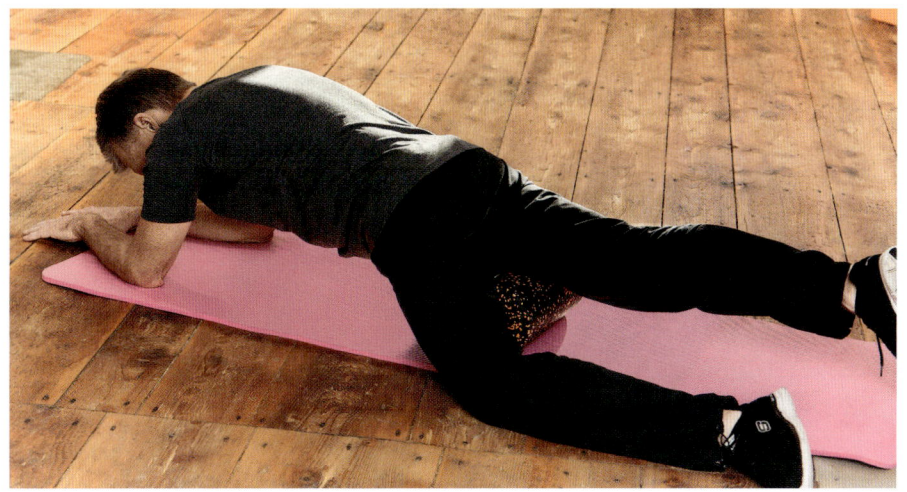

Dehnung des *Hüftbeugers (Musculus iliopsoas)*

Ziel:
Dehnung des Hüftbeugers, Mobilisation der Hüfte, verbesserte Flexibilität des Hüftbeugers

Ausgangsposition:
Kommen Sie in den Einbeinkniestand, stützen Sie die Hände seitlich an den Hüften ab und halten Sie den Oberkörper aufrecht.

Ausführung:
Schieben Sie das Becken langsam und kontrolliert nach vorn, halten Sie dabei die Wirbelsäule aufrecht. Wenn Sie eine leichte Dehnung verspüren, halten Sie die Position mindestens 60 Sekunden, spannen Sie dabei das Gesäß an.

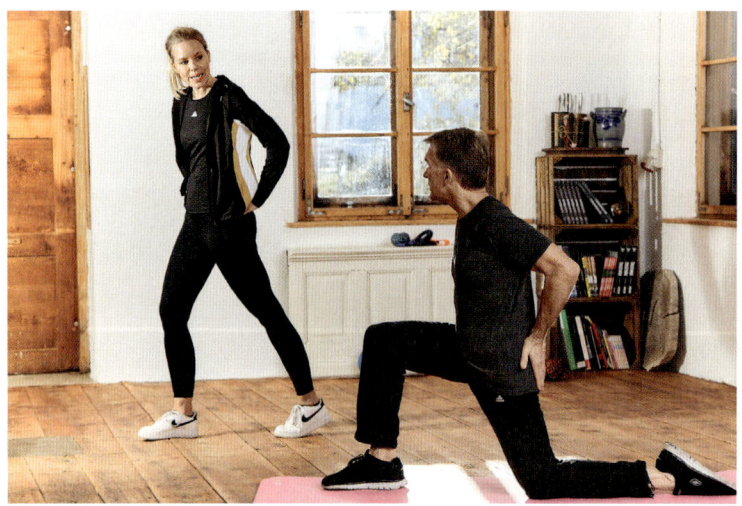

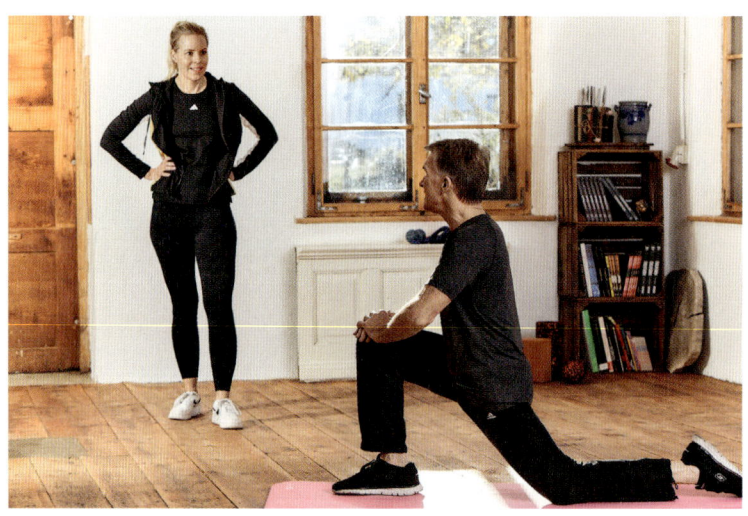

Dehnung des Gesäßmuskels

Ziel:
Verbesserung der Hüftbeweglichkeit, verbesserte Flexibilität des Gesäßmuskels

Ausgangsposition:
Legen Sie sich auf den Rücken, stellen Sie ein (das rechte) Bein auf, schlagen Sie das andere (linke) Bein angewinkelt über das aufgestellte Bein.

Ausführung:
Drücken Sie die Knie langsam und kontrolliert von sich weg. Wenn Sie eine leichte Dehnung verspüren, halten Sie die Position mindestens 20-30 Sekunden, spannen Sie dabei das Gesäß an.

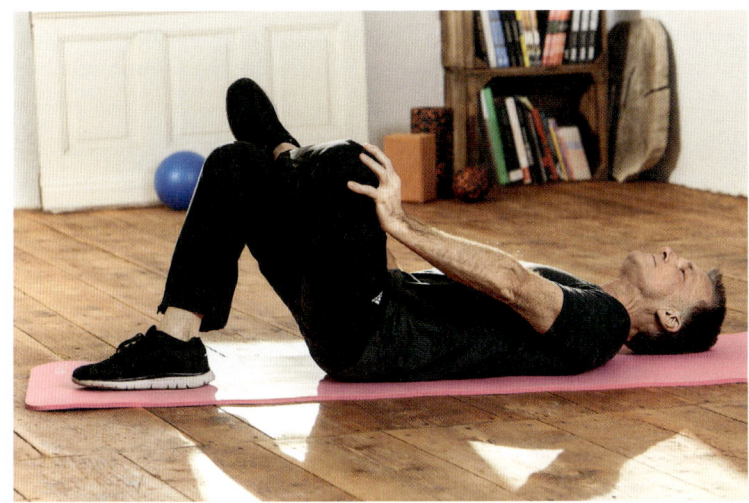

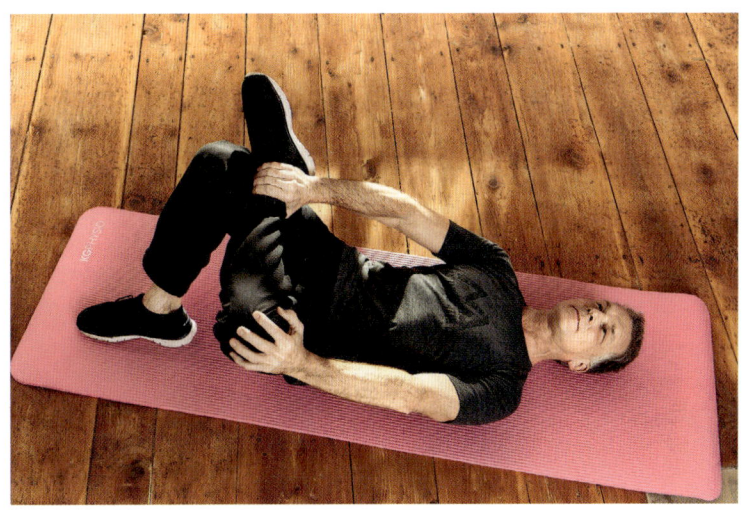

Kräftigung des Gesäßmuskels mit der Brücke

Ziel:
Stärkung von Gesäß- und Oberschenkelmuskulatur (hauptsächlich der Rückseite), Mobilisation der Hüfte

Ausgangsposition:
Legen Sie sich auf den Rücken, stellen Sie die Beine hüftbreit auf der Ferse auf und legen Sie die Arme seitlich neben dem Körper ab.

Ausführung:
Spannen Sie Ihre Bauch- und Gesäßmuskulatur an und heben Sie Ihr Becken in Richtung Decke. Ihre

Knie, Hüfte und Schultern sollten sich auf einer Linie befinden.

Halten Sie die Position kurz und senken Sie dann das Becken wieder ab, ohne den Boden zu berühren.

Führen Sie zwei Durchgänge à 15 Wiederholungen aus.

Variation:
Positionieren Sie ein Gummiband oberhalb der Knie um die Beine. Führen Sie die Übung wie beschrieben aus.

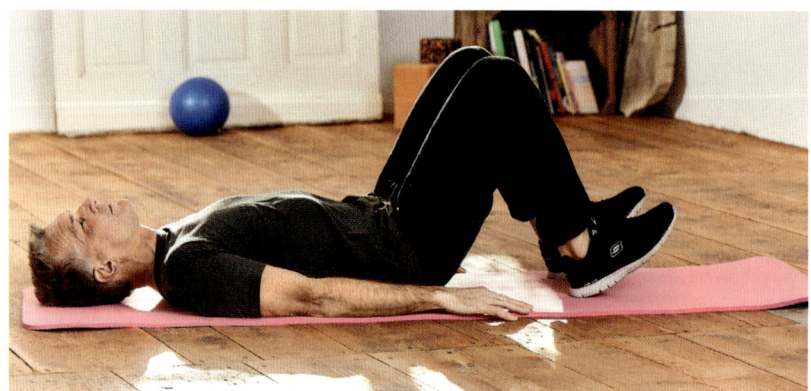

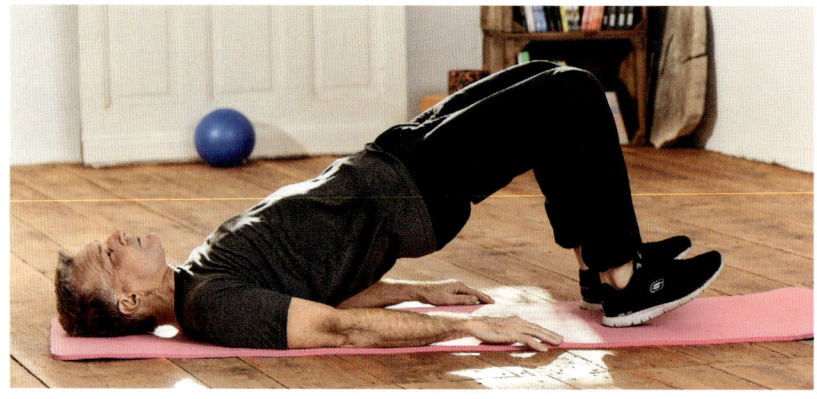

Kräftigung der Muskulatur durch den Vierfüßlerstand

Ziel:
Kräftigung der Bauch- beziehungsweise Rumpf-muskulatur, der Schultermuskulatur und der Gesäß-muskulatur

Ausgangsposition:
Kommen Sie in den Vierfüßlerstand, platzieren Sie Ihre Knie unter der Hüfte und die Hände unter der Schulter; der Kopf befindet sich in Verlängerung der Wirbelsäule. Ziehen Sie Ihre Schulterblätter nach hinten unten.

Ausführung:
Spannen Sie Ihre Bauchmuskulatur an, heben Sie gleichzeitig den linken Arm und das rechte Bein. Bleiben Sie in einer Linie, Gehen Sie nicht ins Hohl-kreuz, ziehen Sie Ihre Schulterblätter nach hinten unten. Halten Sie diese Position für etwa 5 Sekun-den und kommen Sie dann wieder in die Ausgangs-position zurück.

Wechseln Sie die Seite.

Führen Sie zwei Durchgänge à 10 Wiederholungen pro Seite aus.

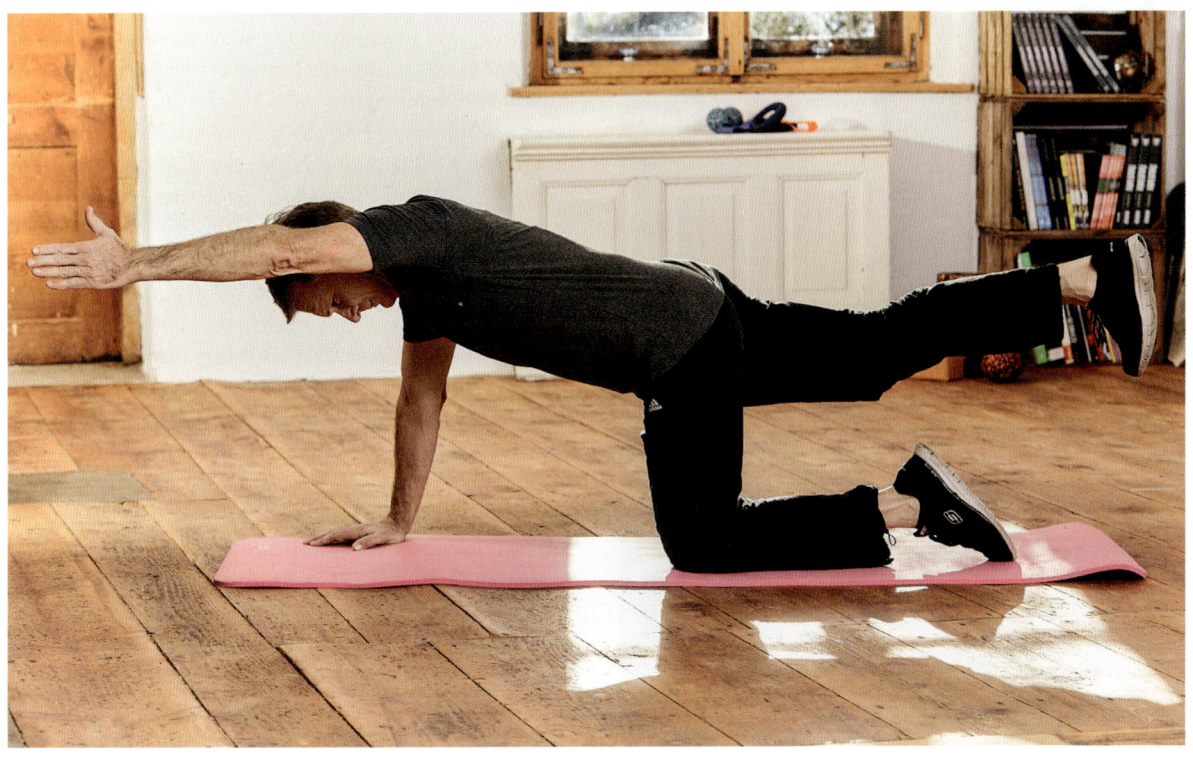

Das Knie

Wenn die Knie ständig schmerzen, sei es beim Treppensteigen oder bei einem längeren Spaziergang, leidet die Lebensqualität. Vor allem für diejenigen, die gerne körperlich aktiv sind. Bei Bergtouren, beim Wandern oder im eigenen Garten. Besonders unangenehm ist der plötzlich einschießende Schmerz im Knie bei einer Drehbewegung, beim Tennis oder beim Tanzen mit der Angebeteten.

So weit sollte es gar nicht kommen oder, wenn es schon passiert ist, sollte man wissen, wie man aus dem Tal der Schmerzen wieder herauskommt.

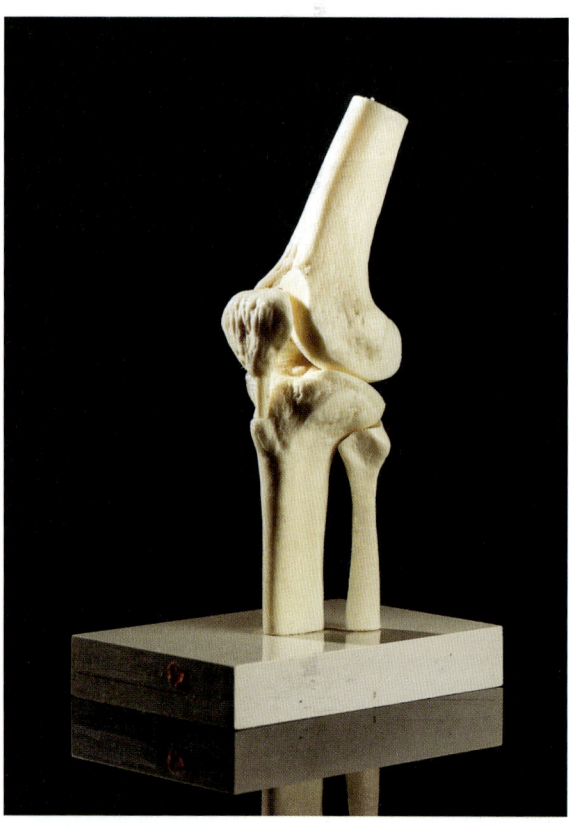

Die Anatomie des Kniegelenks

Das Knie besteht nicht aus einem, sondern aus zwei Gelenken, und wenn man es ein wenig weiter fasst, sogar aus drei Gelenken. Da wäre zum einen das Gelenk zwischen Oberschenkelknochen und dem Schienbein als Scharniergelenk, zum anderen das Gelenk zwischen Kniescheibe und Oberschenkelknochen als Gleitlager. Die dritte gelenkige Verbindung besteht zwischen Schienbeinkopf und Wadenbeinköpfchen seitlich. Allerdings ist dieses dritte Gelenk kaum beweglich und macht nur selten Probleme, insofern können wir es unberücksichtigt lassen. Ein Scharnier, kombiniert mit einem Gleitlager, stellt ein komplexes System dar, das eine ganze Reihe verschiedener Bauteile beinhaltet. Die Knochen, die Knorpelschichten, die Menisken, Bänder, Sehnen, Druckpolster, Muskeln und Schleimbeutel. Da so viele verschiedene Materialien zum Einsatz kommen, können Kniebeschwerden auch ganz verschiedenen Ausprägungen annehmen, je nachdem, wo das Problem liegt: akute stechende Schmerzen bei Einklemmungen zum Beispiel der Menisken oder des Hoffa'schen Fettkörpers; tief liegende dumpfe Schmerzen, auch in Ruhe, bei Problemen im Gleitlager der Kniescheibe; Schmerzen, die bei Belastung immer schlimmer werden, bei Arthrose; heiße und gerötete Knieanteile bei Schleimbeutelentzündungen oder ein Instabilitätsgefühl im Knie bei Bandschäden. Weil das Knie so komplex ist, hat man in der Chirurgie, speziell beim Gelenkersatz, lange gebraucht, um eine auch für den Patienten zufriedenstellende Technik zu entwickeln. Nach einer Studie der Technischen Universität München sind 90 bis 95 Prozent der Patienten mit ihrer künstlichen Hüfte zufrieden oder sehr zufrieden, beim Knie liegt die Quote bei 55 Prozent. Als Patient kann man aber die Zufriedenheit mit dem künstlichen Knie durch Übungen vor der OP deutlich erhöhen, dazu aber später.

Drei Knochen bilden das Kniegelenk: Der Oberschenkelknochen *(Femur)*, das Schienbein *(Tibia)* und die Kniescheibe *(Patella)*. Der im gelenkbildenden Teil fast halbkreisförmig gerundete Oberschenkelknochen dreht sich beim Beugen und Strecken auf dem flachen Schienbeinkopf wie ein Scharnier. Die Kniescheibe ist über die Kniescheibensehne am Schienbein fixiert, an ihrer Oberkante setzt der Oberschenkelstrecker an, aufgrund seiner Größe einer der stärksten Muskeln des Körpers. Er überträgt bei der Anspannung die Kraft über die Kniescheibe und die Sehne auf das Schienbein und streckt so das Knie. Die Kniescheibe gleitet dabei in einer v-förmigen Rinne über den abgerundeten Oberschenkelknochen. Alles, was aufeinander gleitet, ist von einer Knorpelschicht überzogen, vergleichbar mit der glatten Asphaltdecke einer neuen Straße. Eine kleine Menge Gelenkflüssigkeit schmiert das Gelenk, um ein reibungsarmes Funktionieren zu ermöglichen, so wie das Motorenöl im Automotor.

Jetzt ist der Oberschenkelknochen aber rund, das Schienbein glatt. Wenn das jetzt alles wäre, wäre die Auflagefläche sehr klein, der Anpressdruck sehr hoch und der Verschleiß ebenso. Daher hat die Natur den Innen- und Außenmeniskus erfunden, als Stoßdämpfer und Druckverteiler. Die Menisken sind zwei Knorpelstücke, geformt wie ein Orangen- oder Tangerinestück. In unserem Bild rechts ist das ganz gut aus verschiedenen Ansichten zu erkennen. Sie liegen zwischen den gelenkbildenden Knochen und vergrößern die Auflagefläche.

Das Innen- und das Außenband, die Kreuzbänder und die Gelenkkapsel, zusammen mit den Muskeln, stabilisieren das Kniegelenk.

Bänder, Knochen, Gelenkkapsel, Sehnen und Muskeln haben einen großen Vorteil: Sie sind durchblutet, das heißt sehr gut mit Nährstoffen versorgt. Die Knorpelschichten werden über Diffusion versorgt, nicht über Adern. Diffusion ist das Löschblattprinzip oder der Mechanismus, wie sich ein Stück Würfelzucker mit Kaffee vollsaugt. Die Diffusion stellt in jedem Fall eine sehr schlechte Versorgung dar. Daher sind Knorpelschäden gefürch-

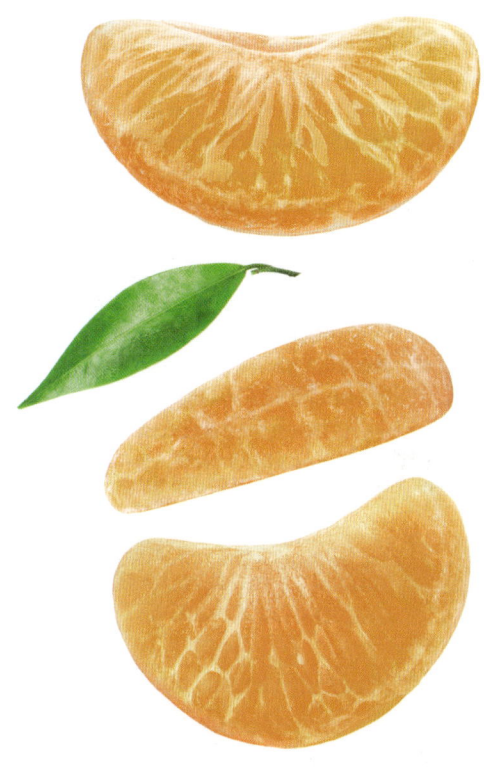

tet. Die Fachleute sind sich, was die Heilung von Knorpelschäden betrifft, uneinig. Einige sagen, der Knorpel braucht zum Heilen 1000 Tage, andere sagen, er heilt überhaupt nicht. Lassen Sie es nicht so weit kommen, dass er Schaden nimmt.

Was mögen unsere Knie denn so ganz und gar nicht, was lieben sie?

Kein mechanisches Gebilde, und dazu zählen alle Gelenke, mag eine chronische Überlastung. 20 Kilogramm zu viel auf den Rippen bedeutet bei jedem Schritt eine Stoßbelastung von 200 Kilogramm im Knie, in der Hüfte und in der Lendenwirbelsäule. 1000 Meter Gehen entspricht in etwa 1250 Schritten. 1250 mal 200 Kilogramm ergibt 250 Tonnen unnötiger Stoßbelastung. Da geht der Knorpel im Knie schnell kaputt. Ein verschlissener Knorpelbesatz auf den gelenkbildenden Knochen heißt Arthrose und ist gleichbedeutend mit Schmerzen.

Ich möchte das Röntgenbild unten kurz erklären: Es zeigt das rechte Knie von vorn, der schmale Knochen links unten im Bild ist das Wadenbein, unten in der Mitte das Schienbein, darüber der Oberschenkelknochen. Der helle Fleck im Oberschenkelknochen ist die Kniescheibe. Rechts im Bild ist also innen, links ist außen. Der dunkle Spalt links zwischen Schienbein und Oberschenkelknochen ist der Gelenkspalt. Seine Dicke wird durch den Knorpelbesatz auf den Knochen bedingt. Wenn Sie jetzt den Gelenkspalt am Knie innen betrachten: Es ist deutlich dünner als außen. Der Knorpel ist abgenutzt. In absehbarer Zeit wird der Knorpelbelag völlig verschlissen sein und dann reibt Knochen auf Knochen. Eine Kniegelenksarthrose entsteht.

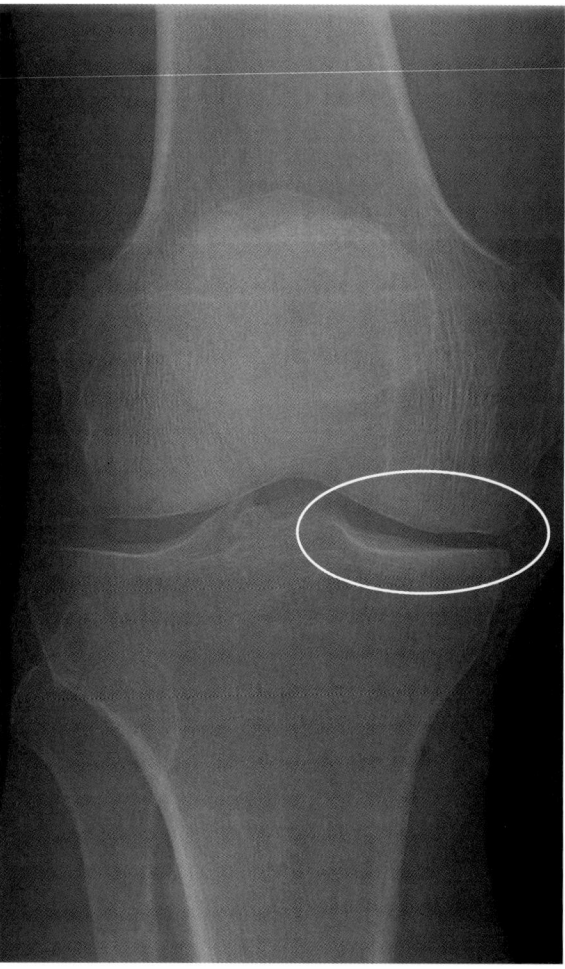

Das zweite Gelenk am Knie ist das Gleitlager zwischen Kniescheibe und Oberschenkelknochen. An der Oberkante der Kniescheibe setzt der Oberschenkelmuskel an. Wenn man aus dem Sitzen aufsteht, spannt der Muskel an und presst die Kniescheibe in ihr Gleitlager. Auch hier gilt: je höher das Gewicht, umso höher der Anpressdruck, umso höher der Verschleiß.

Die Menisken, meine Tangerinestückchen, vergrößern die Auflagefläche im Knie. Sie sind an zwei beziehungsweise drei Stellen angewachsen, damit sie dort bleiben, wo sie hingehören. Wenn man bei gebeugtem Knie eine Drehbewegung ausführt, wie der Fußballer im Zweikampf um den Ball oder der schlechte Tänzer beim Wiener Walzer, dann können die Menisken zwischen den Knochen eingeklemmt werden. Das gibt einen messerscharfen, plötzlichen Schmerz, meist innen am Knie. Geschieht das öfter, fransen die Menisken aus oder reißen ein. Wenn sich diese Fransen oder ein Lappenriss einklemmen, werden die Knieschmerzen zu einem treuen Begleiter.

Im Rahmen einer Kniegelenksspiegelung kann man diese Fransen abknabbern, dann klemmt nichts mehr, aber der Meniskus in seiner Funktion als Stoßdämpfer ist beschädigt, er wächst nicht mehr nach. Je mehr von einem Meniskus entfernt werden muss, umso schneller kommt die Arthrose.

Vorbeugung ist immer noch die beste Therapie. Stoßbelastungen und Übergewicht vermeiden. Drehbewegungen bei am Boden fixiertem Fuß ebenso. Was der Knorpel liebt, ist ein Durchbewegen gegen einen nachgiebigen Widerstand: Radfahren, Schwimmen (Kraul oder Rücken), Rudern, Crosstrainer, Spazierengehen auf weichen Wald- und Feldwegen. Das massiert ihn durch und verbessert die Nährstoffversorgung. Zudem trainieren diese Sportarten die gelenkstabilisierenden Muskeln. Luft- oder gelgedämpfte Sohlen in den Schuhen nehmen Stoßbelastungen die Spitze. Für etwa zehn Euro gibt es in Supermärkten, im Internet oder im Orthopädiegeschäft Einlegesohlen mit Memory Foam, ein viskoelastischer Schaum mit hoher Anpassungsfähigkeit.

Wenn die Knie aber bereits schmerzen, kann man diese mit einer Reihe von Mitteln dämpfen: Entzündungshemmende Homöopathika eignen sich genauso wie pflanzliche Mittel wie Arnika, Weidenrinde, Teufelskralle, Grünlippmuschelextrakt. Stärker wirken Diclofenac, Ibuprofen oder Paracetamol.

Man sollte sich aber darüber im Klaren sein, dass diese Entzündungshemmer im günstigsten Fall die Schmerzen nehmen, die Situation im Knie aber nicht im Geringsten verbessern.

Viele Menschen haben Gelenkschmerzen, daher ist der Markt voll mit Mitteln, die Heilung versprechen. Meist enthalten sie Chondroitin und Glucosamin, oftmals in Kombination mit Vitaminen. Schmerzpatienten geben gerne viel Geld aus, um die Beschwerden zu lindern, und das wissen viele Anbieter. Wissenschaftlich bewiesen ist die Wirkung dieser Produkte nicht.

Die Kortisonspritze ins Knie beim Orthopäden kann schmerzlindernd sein, die Wirkung ist aber zeitlich nur begrenzt.

Es gibt auch Spritzen ins Gelenk mit Hyaluronsäure. Hyaluronsäure ist eine körpereigene Substanz, die das Gelenk schmiert und den Knorpel ernährt. Von der Theorie her ein vielversprechender Ansatz, in der Praxis aber leider auch nicht immer wirksam. Auch die Schmerzbestrahlung beim Radiologen kann helfen.

Magnetfeldbehandlung verbessert die Regeneration der Gelenke und ist risikolos, aber eher eine begleitende Maßnahme.

Die Ultima Ratio, die letzte Behandlungsmöglichkeit, ist der Gelenkersatz, die Knieschlittenprothese. Dabei werden die zerstörten Knorpel und Knochenschichten abgefräst und durch eine Metallschale am Oberschenkelknochen sowie ein Gegenstück am Schienbeinkopf ersetzt. Ein Kunststofflager sorgt für eine reibungsarme Funktion. Die Verankerung im Knochen erfolgt durch Metallzapfen und Kunststoffzement.

Die Knieschlittenprothese ist die einzige Behandlung, die die Ursache beseitigt. Sie ist bereits kurz nach der Operation voll belastbar; wieder auf die Beine zu kommen, ist dennoch ein langer Prozess. Wer sich gut auf die OP vorbereitet, kommt viel schneller wieder zu einer guten Kniefunktion.

Das Knie aus physiotherapeutischer Sicht

Das Knie ist das größte Gelenk im menschlichen Körper und besteht aus drei Teilgelenken. Die beteiligten Gelenkstrukturen sind der Oberschenkelknochen *(Femur)*, der Unterschenkelknochen (*Tibia)*, die Kniescheibe *(Patella)*. Diese sind von einer gemeinsamen Gelenkkapsel umgeben. Für Stabilität im Gelenk sorgen Bänder und Muskeln.

Die wichtigsten Bandstrukturen im Knie sind:
- Die Kreuzbänder *(Ligamenta cruciata)*, sie befinden sich im Innern des Kniegelenks, stabilisieren das Knie bei Beugung und Streckung und verhindern eine Verschiebung zwischen Oberschenkelknochen und Unterschenkelknochen. Sie sorgen für Stabilität nach vorn und hinten.

- Das Außen- und Innenband werden in der Fachsprache auch Kollateralbänder oder Seitenbänder genannt. Beim gestreckten Knie sind sie angespannt und halten das Knie stabil. Sie sorgen für die seitliche Stabilität.

- Die Patellasehne *(Ligamentum patellae)* und die Sehne des Oberschenkelstreckers *(Musculus quadriceps femoris)* befinden sich auf der vorderen (ventralen) Seite, sie sind maßgeblich für die Stabilität verantwortlich und sind für die Führung der Kniescheibe in ihrer Gleitbahn zuständig.

Die Menisken stellen eine besondere Form des Bandapparates dar und sind hohen Druckbelastungen ausgesetzt. Wir unterscheiden zwischen Innen- und Außenmeniskus. Die Menisken liegen wie kleine Dämpfer zwischen Oberschenkel- und Unterschenkelknochen, da sie Unebenheiten der Gelenkflächen ausgleichen und die Gelenkfläche im Knie vergrößern. Der Innenmeniskus ist mit dem

Innenband verwachsen ist, deshalb sind bei Verletzungen meist beide Strukturen betroffen.

Zu einem funktionsfähigen Gelenk gehören verschiedene Strukturen, die spezielle Aufgaben übernehmen. Diese Aufgaben sind:

- Übernehmen der Körperlast (Knochen und Knorpel)
- Für Stabilität sorgen (Kapsel und Bänder)
- Kraftübertragung (Muskeln und Sehnen)

Das Kniegelenk ist ein sehr komplexes Gelenk und ist an vielen Bewegungen und Aktivitäten des täglichen Lebens beteiligt. Da das Kniegelenk sich nicht nur beugen und strecken, sondern auch nach innen und außen drehen kann, handelt es sich um ein Dreh-Scharnier-Gelenk.

Ein gesunder Bewegungsumfang im Knie entspricht circa 150 Grad Beugung, 0 Grad Streckung, 10 Grad Innen- und 30 Grad Außenrotation (bei einem im 90-Grad-Winkel gebeugten Knie). Zum Radfahren brauchen wir aber schon circa 100 bis 110 Grad Beugung und für das normale Gehen muss die vollständige Streckung möglich sein. Was bedeutet das für die Therapie nach Operationen und/oder nach Verletzungen im Knie? Was ist wichtig, um Knieverletzungen vorzubeugen? Was kann Verschleiß im Knie begünstigen und welche Formen und Ursachen gibt es für Knieschmerzen?

Der Schmerz im Knie kann viele Ursachen haben:
- Sportverletzungen
- Abnutzung und Verschleiß (Gonarthrose)
- Übergewicht
- Bewegungsmangel
- Reaktive Arthritis
- Gelenkrheuma/rheumatoide Arthritis
- Schleimbeutelentzündung
- Baker-Zyste in der Kniekehle
- Beinachsenfehlstellung

Daher ist es wichtig, dass Sie bei länger anhaltenden Schmerzen Ihren Arzt oder Therapeuten aufsuchen, um die genaue Ursache zu klären. Im besten Fall können Sie eine Operation vermeiden und haben die Möglichkeit einer konservativen Behandlung, einhergehend mit Ernährungsberatung, individuellem Trainingsplan und Gangschule.

Die Grundpfeiler der Therapie beim Knie sind das Erlernen oder Wiederherstellen der Stabilität (kniestabilisierende Übungen), die Verbesserung der Koordination (Gleichgewichtsübungen/Balanceübungen) und der Dehnung beziehungsweise Faszienbehandlung.

Nicht nur die klassischen physiotherapeutischen Maßnahmen wie Manuelle Therapie, Krankengymnastik, Lymphdrainage, Faszientechniken, Elektrotherapie und Wärme- oder Kälteanwendungen führen zum Erfolg, sondern auch das Training der Rumpfstabilität, die Kräftigung der umgebenen Gelenke (Sprunggelenk, Hüfte, Gesäß) und das gezielte Beinachsentraining.

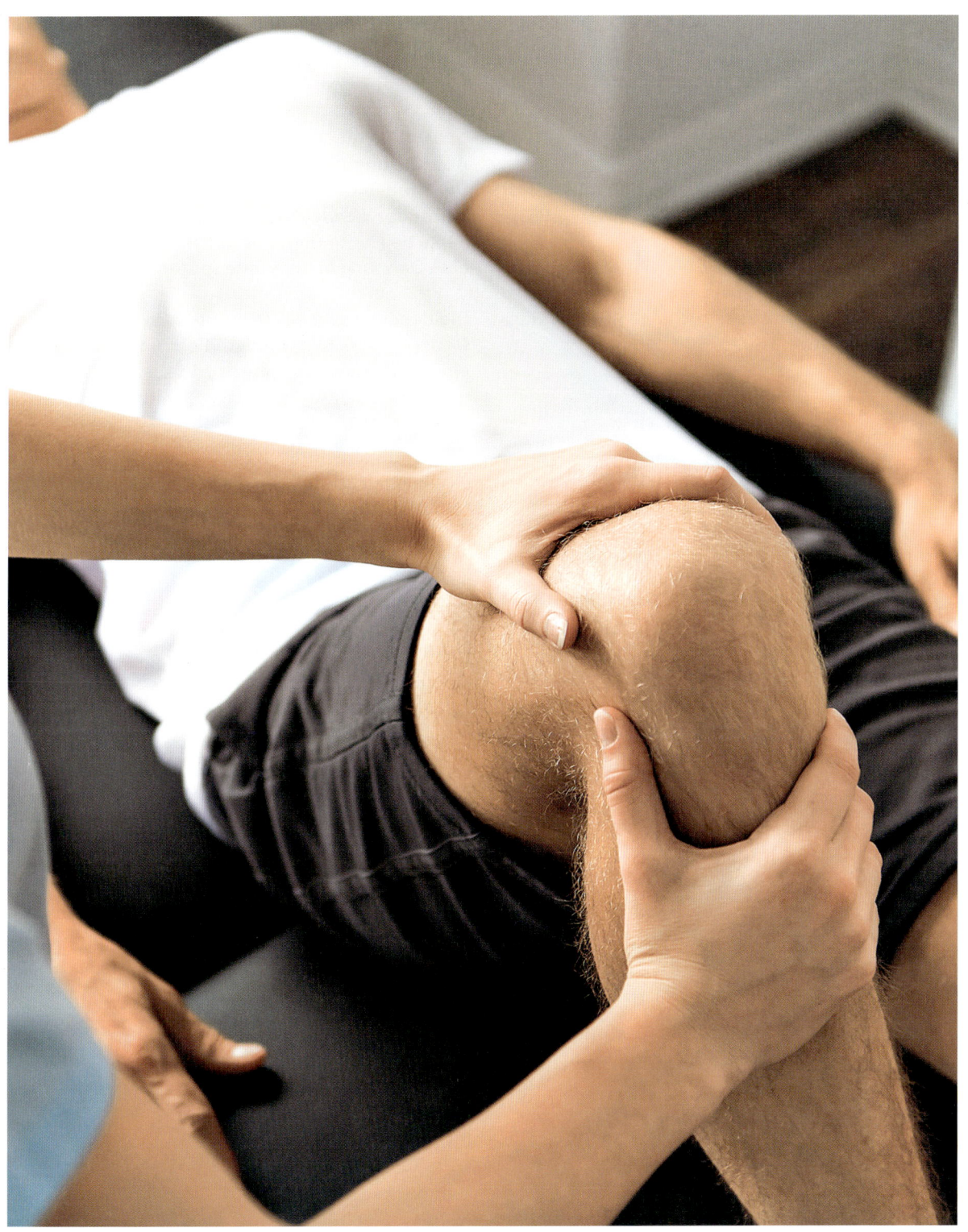

Dehnung der Wadenmuskulatur

Ziel:
Verbesserung der Flexibilität der Wadenmuskulatur

Ausgangsposition:
Kommen Sie in einen Ausfallschritt. Achten Sie darauf, dass die Füße parallel zueinander stehen und die Zehen nach vorne zeigen. Stützen Sie die Hände in der Hüfte ab.

Ausführung:
Beugen Sie das vordere Knie leicht. Der Oberkörper beugt sich leicht nach vorne. Drücken Sie die Ferse des hinteren Beins fest in den Boden, bis Sie eine Dehnung in der Wade spüren.

Bleiben Sie etwa 20 Sekunden pro Seite in dieser Dehnposition und wiederholen Sie den Vorgang ein- bis dreimal pro Seite.

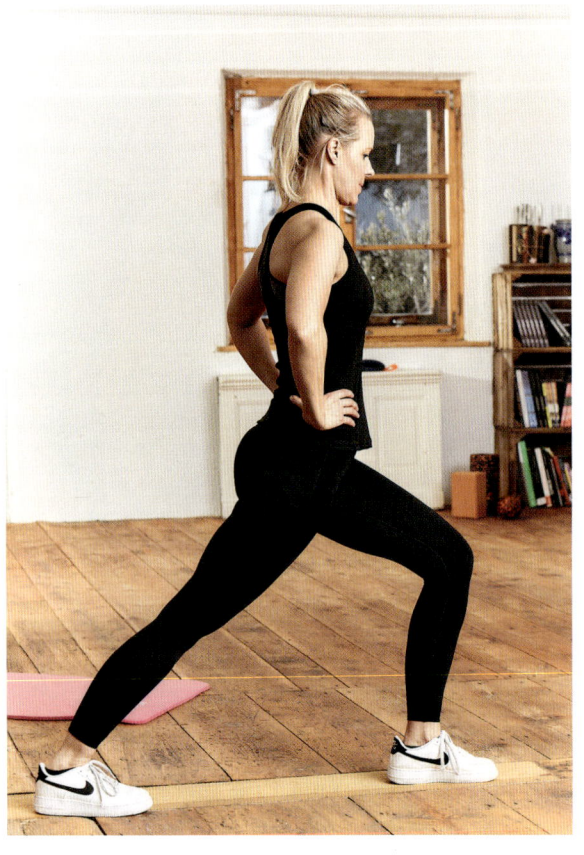
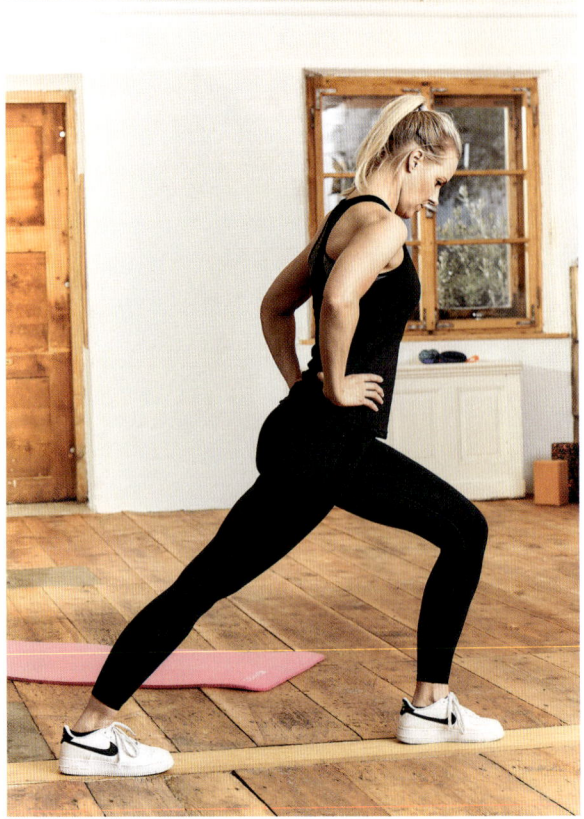

Dehnung der Oberschenkelvorderseite

Ziel:
Verbesserung der Flexibilität der Oberschenkelvorderseite

Ausgangsposition:
Legen Sie sich auf die Seite und legen Sie den Kopf auf dem Unterarm ab. Beugen Sie das untere Bein und legen Sie es vor dem Körper ab. Greifen Sie mit der Hand den Fuß des oben liegenden Beines

Ausführung:
Ziehen Sie die Ferse Richtung Gesäß, bis Sie eine Dehnung in der Oberschenkelvorderseite spüren. Halten Sie den unteren Rücken stabil, kippen Sie mit dem Oberkörper nicht nach vorn oder hinten.

Bleiben Sie auf jeder Seite jeweils 30 Sekunden in dieser Position und wiederholen Sie die Übung ein- bis dreimal.

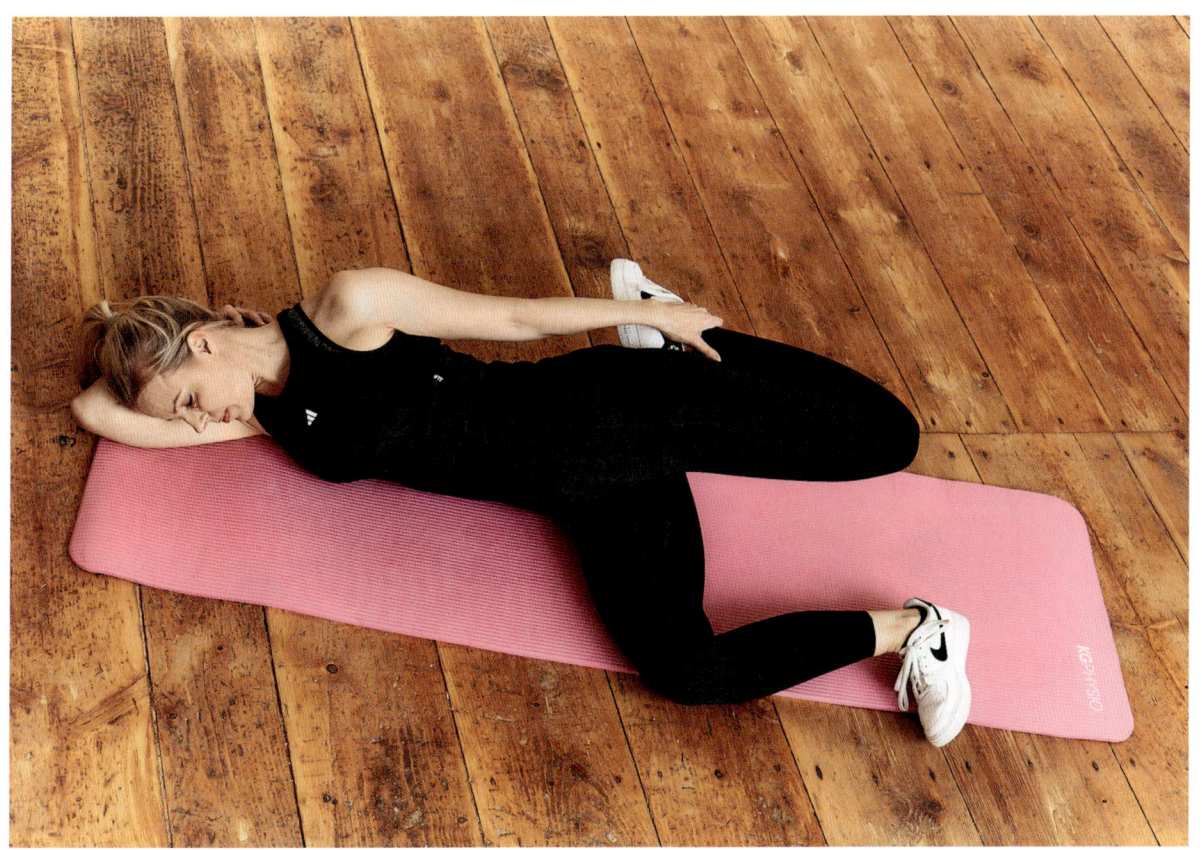

Kniebeuge

Ziel:

Beinachsentraining, Kräftigung der Oberschenkel, des Gesäßes und der unteren Rückenmuskulatur

Ausgangsposition:

Zur besseren Überprüfung der Übungsausführung stellen Sie sich am besten vor einen Spiegel. Platzieren Sie ein Band (Gummiband, Miniband) oberhalb der Knie und halten Sie es auf Spannung.

Ausführung:

Beugen Sie die Knie mit geradem Rücken bis maximal 90 Grad im Kniegelenk erreicht sind. Beugen Sie Ihre Hüfte und schieben Sie Ihr Gesäß nach hinten unten.

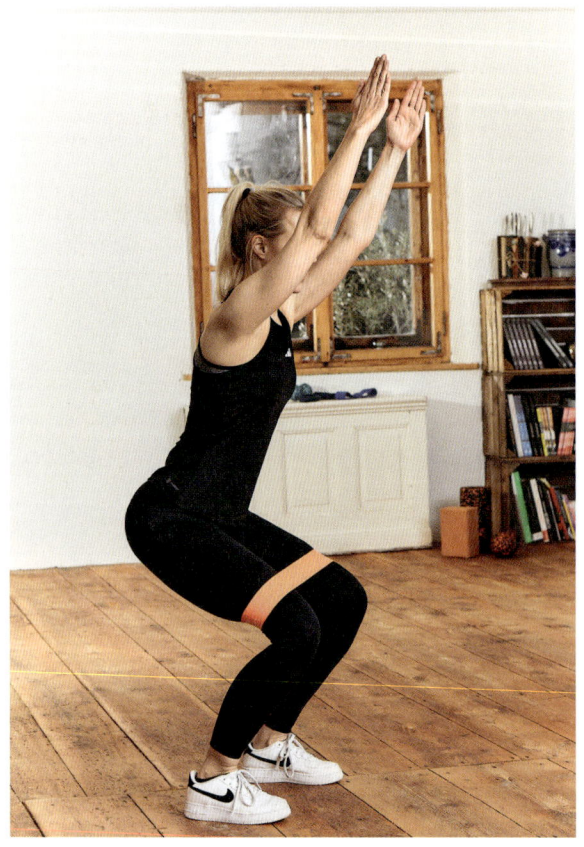
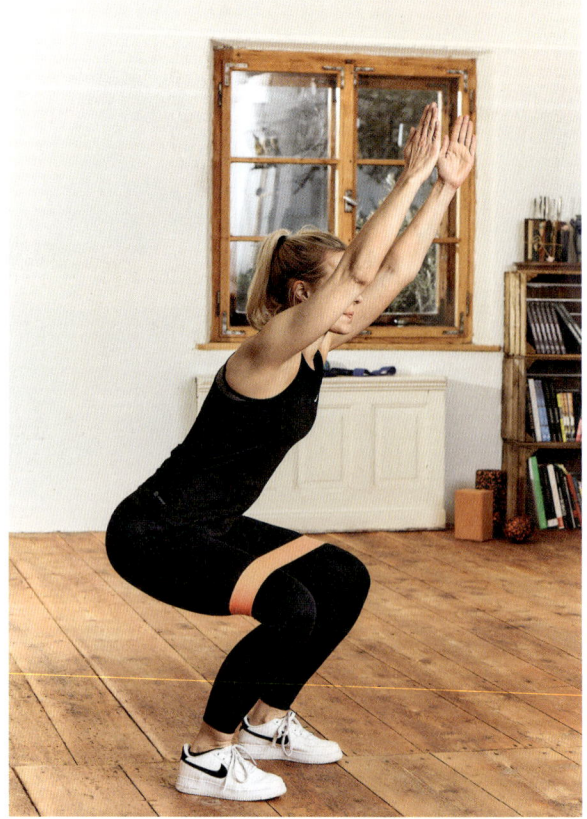

Standwaage

Ziel:
Beinachsentraining, Dehnung und Kräftigung der Oberschenkelrückseite, Stärkung der Gesäßmuskulatur

Ausgangsposition:
Stellen Sie sich mit hüftbreit platzierten Füßen hin, halten Sie den Oberkörper aufrecht und das Gesäß gespannt. Strecken Sie die Arme seitlich auf Schulterhöhe aus.

Ausführung:
Neigen Sie den Rumpf aufrecht nach vorne und heben Sie ein Bein gestreckt nach hinten an. Halten Sie den Rumpf stabil und in einer Linie mit dem gestreckten Bein. Halten Sie bitte Spannung in der Gesäßmuskulatur und achten Sie auf eine stabile Beinachse.

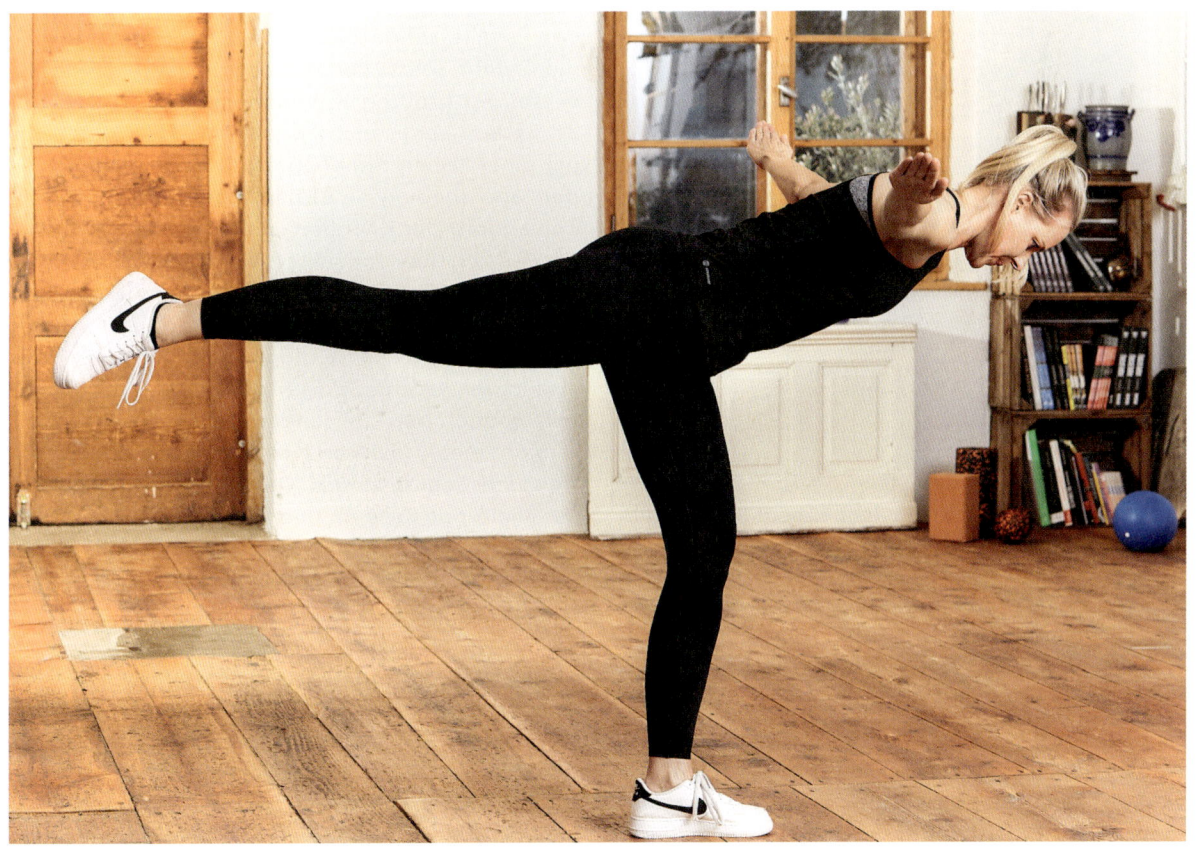

Osteoporose

Wenn der Knochen die Stabilität verliert

Die Osteoporose, also die Knochenentkalkung, ist ein tückisches Problem, gegen das die Natur wenig Chancen hat. Denn die Osteoporose tritt erst auf, wenn die Kinder schon auf der Welt sind. Deswegen kann die Natur keine genetische Information weitergeben, mit der die folgenden Generationen eine Chance haben, das Problem auf Dauer loszuwerden.

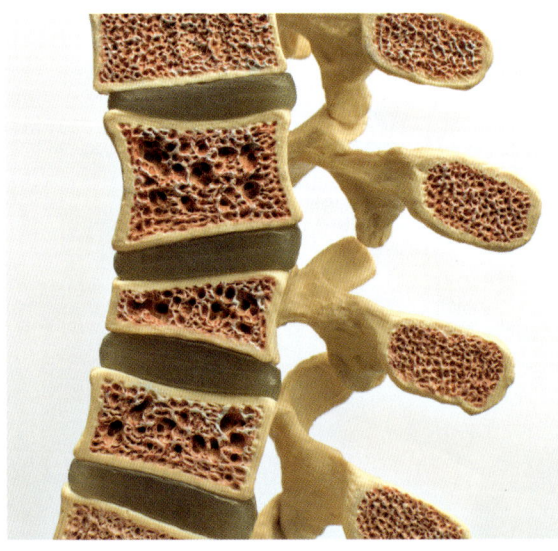

Es ist noch gar nicht so lange her, da war ein Mensch, der mit 72 Jahren starb, ein alter Mann oder eine alte Frau. Diese Menschen hatten also nicht die Zeit, eine Osteoporose zu entwickeln.

Der 50-Jährige im Jahr 1960 war in der gleichen körperlichen Verfassung wie ein 72-Jähriger heute.

Noch vor 60 bis 70 Jahren war es auch für Heranwachsende normal, Lasten von 50 Kilogramm und mehr in der Arbeit zu tragen. Erst 1999 wurde per Vereinbarung das Gewicht eines Zementsackes von 50 auf 25 Kilogramm reduziert. Demzufolge waren die Menschen früher körperlich am Ende und starben entsprechend früh. Heute machen die 72-Jährigen Weltreisen und werden deutlich älter. Damit haben sie aber auch mehr Gelegenheit, eine mitunter gefährliche Osteoporose zu entwickeln – ein Thema vorwiegend für Frauen, aber auch die Männer sind nicht ganz verschont.

Die Ursachen für dieses Problem sind vielschichtig.

Zum einen lohnt sich immer ein Blick in die Familie (Eltern, Großeltern). Wenn die Osteoporose in der Familie schon mehrfach aufgetreten war, ist die Gefahr, selbst daran zu erkranken, größer. Der Gipfel der größten Knochenmasse ist so um das 25. Lebensjahr erreicht. Es ist logisch, dass jemand mit einer hohen Knochenmasse in der Jugend bei dem altersbedingten Abbau später in die kritische Zone gerät. Der Knochen ist ein lebendiges Gebilde, das sich über spezielle Zellen (Osteoklasten für den Aufbau, Osteoblasten für den Abbau) in einem ständigen Umbau befindet. So kann der Körper sich auf geänderte Bedingungen einstellen. Wer also in der Jugend Sport mit Gewichts- und Stoßbelastungen betreibt (Laufen, alle Ballsportarten), erreicht einen festeren Knochen, von dem er oder sie später sehr profitiert. Dazu benötigt unser Körper allerdings Kalzium und Vitamin D. Das Kalzium kommt über die Nahrung, das Vitamin D kann der Körper selbst herstellen, wenn er dem Sonnenlicht ausgesetzt ist.

Leider lässt die Fähigkeit zur Vitamin-D-Synthese im Alter zunehmend nach und wenn bei Frauen zusätzlich das »knochenschützende« Östrogen aus den Eierstöcken in den Wechseljahren versiegt, wird es problematisch. Je früher die Wechseljahre beginnen, umso größer wird das Problem mit den

Knochen. Bei Männern sorgt das Testosteron für die Festigkeit des Skeletts, aber da es kontinuierlich abnimmt, nimmt auch die Stabilität dementsprechend langsam ab.

Auch die Ernährung spielt eine Rolle, nicht nur Sonnenlicht und Bewegung. Kalzium ist im Körper in großen Mengen in Knochen vorhanden, hat aber bei vielen Vorgängen im Körper eine bedeutende Rolle zu erfüllen. Wenn man also zu wenig Kalzium zu sich nimmt, muss der Körper das Kalzium aus den Knochenspeichern freisetzen. Ganz schlimm ist, wenn man zusätzlich Softdrinks wie Cola oder Limo trinkt. Die Phosphorsäure aus diesen Softdrinks ist ein regelrechter Kalziumräuber. In den USA gibt es Jugendliche, die sich vorwiegend von Fast Food und Softdrinks ernähren. Und sie haben bereits Osteoporose!

Unsere Knochen bestehen aus einer harten Rinde und innen aus einem Geflecht von Knochenbälkchen, sogenannten Trabekeln, die genau in der Belastungszone ausgerichtet sind. So schafft es der Körper, geringes Gewicht mit hoher Stabilität zu verbinden. Das gleiche Prinzip können Sie an einem Baukran sehen. Diese schrägen Verstrebungen am Kran habe die gleiche Funktion wie die Knochenbälkchen. Und diese »Knochenstreben« werden dünner und weniger.

Irgendwann können sie das Gewicht des Körpers nicht mehr halten und brechen bei einer kleinen Belastung zusammen – die osteoporotische Fraktur. Es beginnt an den Wirbeln und am Schenkelhals, nahe der Hüfte. Der osteoporotische Knochen ist so morsch wie altes Holz. Das bereitet dem Chirurgen auch große Probleme, wenn der Schenkelhalsbruch operativ stabilisiert werden muss. Schrauben halten in morschem Holz oder osteoporotischen Knochen einfach nicht. Das ist nicht lustig, nicht für den Operateur und schon gar nicht für den Patienten. Also lassen wir es am besten gar nicht erst so weit kommen.

Nebenbei, aber nur im Vertrauen unter uns: Dicke Menschen kriegen nicht so leicht eine Osteoporose, es sind die Schlanken. Wenn 30 Kilogramm

Übergewicht auf den Knochen lasten, muss der Körper sie einfach stabiler machen. Aber bitte! Das ist jetzt kein Grund, an den Kühlschrank zu gehen und die Eiscremetüte rauszuholen! Übergewichtige Menschen haben mehr Bandscheibenschäden, kaputtere Gelenke, mehr Diabetes, mehr Herzinfarkte und bei 13 Krebsarten ein deutlich höheres Risiko als schlanke Menschen. Sie haben also nichts von ihren festeren Knochen, denn sie sterben früher. Dazu aber in einem anderen Kapitel.

Wie lässt sich die Osteoporose diagnostizieren? Und für wen macht eine Knochendichtemessung Sinn?

Knochendichtemessungen können von Radiologen und Orthopäden durchgeführt werden. Wichtig ist aber, dass dort gemessen wird, wo der Knochen als Erstes bricht: an den Lendenwirbeln und am Schenkelhals. Alle anderen Messpunkte können Sie vergessen. Laborwerte bringen uns nicht weiter. Wer sollte die Knochendichte messen lassen? Ein paar Jahre nach dem Eintritt in die Wechseljahre jede Frau, bei jedem Knochenbruch, der ungewöhnlich leicht stattgefunden hat, und schlanke Menschen früher als die Übergewichtigen.

Natürlich gibt es auch eine Reihe von Medikamenten, die den Knochen schwächen. Ganz oben auf der Liste steht das Kortison. Kurzzeitig eingenommen, stellt Kortison kein Problem dar, aber je länger die Einnahme dauert und je höher die Dosis ist, umso mehr Aufmerksamkeit muss der Knochengesundheit geschenkt werden. Kortison müssen vor allem Patienten mit Rheuma oder Autoimmunerkrankungen (zum Beispiel bei Multiple Sklerose während eines akuten Schubs) einnehmen. Auch Antiepileptika und ein Magnesiummangel können den Kalziumspiegel negativ beeinflussen.

Wir können etwas gegen die Osteoporose machen. Uns je früher wir beginnen, umso besser. Mit Ernährung und Bewegung. Lassen Sie mich ein paar Worte zur Ernährung verlieren.

Bei Osteoporose denkt jeder sofort an Milch, Käse, Joghurt, an Milchprodukte. Wussten Sie, dass ein

Liter Milch 1200 Milligramm Kalzium enthält? Kalzium macht den Knochen stabil, richtig. 1 Kilogramm Grünkohl enthält 2400 Milligramm Kalzium und 1 Kilogramm Nüsse 4800 Milligramm, also viermal so viel wie Milch. Es gibt auch eine ganze Reihe Mineralwässer mit vernünftigem Kalziumgehalt. Sie müssen keine Milchprodukte in sich hineinkippen, um gesunde Knochen zu haben. Ganz abgesehen davon haben im zunehmenden Alter immer mehr Menschen eine Laktoseintoleranz, eine Milchzuckerunverträglichkeit. Mit viel Obst und Gemüse können Sie dem Knochen viel Gutes tun. Ich bin wahrhaftig kein Ökofreak, aber je weiter ein Apfel, eine Banane oder eine Kiwi reisen muss oder je länger die Liegezeit im Lagerhaus ist, umso weniger nützliche Inhaltsstoffe sind vorhanden. Verwenden Sie also möglichst lokal angebaute Produkte mit kurzen Transportwegen und saisonale Angebote.

Kalzium allein reicht jedoch nicht als Waffe gegen die Osteoporose, da braucht es schon mehr. Zum Beispiel Vitamin D$_3$. Unser Körper kann an einem Sonnentag bis zu 15 000 IE (Internationale Einheiten) selbst synthetisieren. Also, nichts wie raus in die Natur! Im Alter lässt die Fähigkeit zur Vitamin-D-Synthese nach. Da kann man schon mal über eine Zufuhr in Tablettenform nachdenken (zum Beispiel einmal wöchentlich 20 000 IE). Und die dritte Waffe gegen die Osteoporose ist: Bewegung.

Bewegung stärkt die Muskulatur – Belastung stärkt den Knochen

Durch gezieltes Training können Knochen an Stabilität gewinnen. Diese wird ganz wesentlich durch die Dichte der feinen Knochenbälkchen (Trabekel) bestimmt. Entscheidend ist, wie viele Knochenbälkchen vorhanden sind und wie diese miteinander verbunden sind. Im Laufe des Lebens nimmt wie bereits beschrieben sowohl die Anzahl der Trabekel als auch die Anzahl ihrer Verbindungen ab. Um diesem Prozess entgegenzuwirken, ist ein regelmäßiges und adäquates Training unabdingbar.

Wird der Knochen belastet, baut er sich auf, wird er nicht belastet, baut er sich ab. Oder modern gesagt: Use it or lose it.

Richtiges Training bei Osteoporose

Osteoporosepatienten empfehle ich ein individuell angepasstes und leichtes Krafttraining, circa zwei- bis dreimal pro Woche. Wichtig ist es, die Hauptmuskelgruppen abwechselnd zu trainieren, beispielsweise an einem Tag Rumpfmuskulatur und Beine und beim nächsten Training Schultergürtel und Arme. Je nach Befund und Diagnose des Arztes kann sich aber auch das Trainieren mit eigenem Körpergewicht positiv auf einen Aufbau der Knochenmasse auswirken. Entscheidend ist, das Training auf das Alter und auf bestehende Beeinträchtigungen abzustimmen. Daher ist ein individueller Trainingsplan eines Therapeuten oder Arztes besonders wichtig.

Zusätzliches Ausdauertraining unterstützt die Kondition und verbessert die Ermüdungswiderstandsfähigkeit. Durch die gesteigerte Kraft, die verbesserte Koordination und die gewonnene Ausdauer neigen die Patienten weniger zu Stürzen, was besonders wichtig hinsichtlich der erhöhten Knochenbruchgefahr ist.

Empfohlene Sportarten bei Osteoporose:
- Leichtes Krafttraining
- Moderates Gehen, Wandern
- Nordic Walking
- Yoga, Pilates, Qigong, Tai-Chi
- Gymnastik
- Schwimmen
- Radfahren

Vorsicht ist geboten bei folgenden Sportarten:
- Klettern
- Bergsteigen
- Tennis, Squash
- Skifahren
- Schlittschuhlaufen

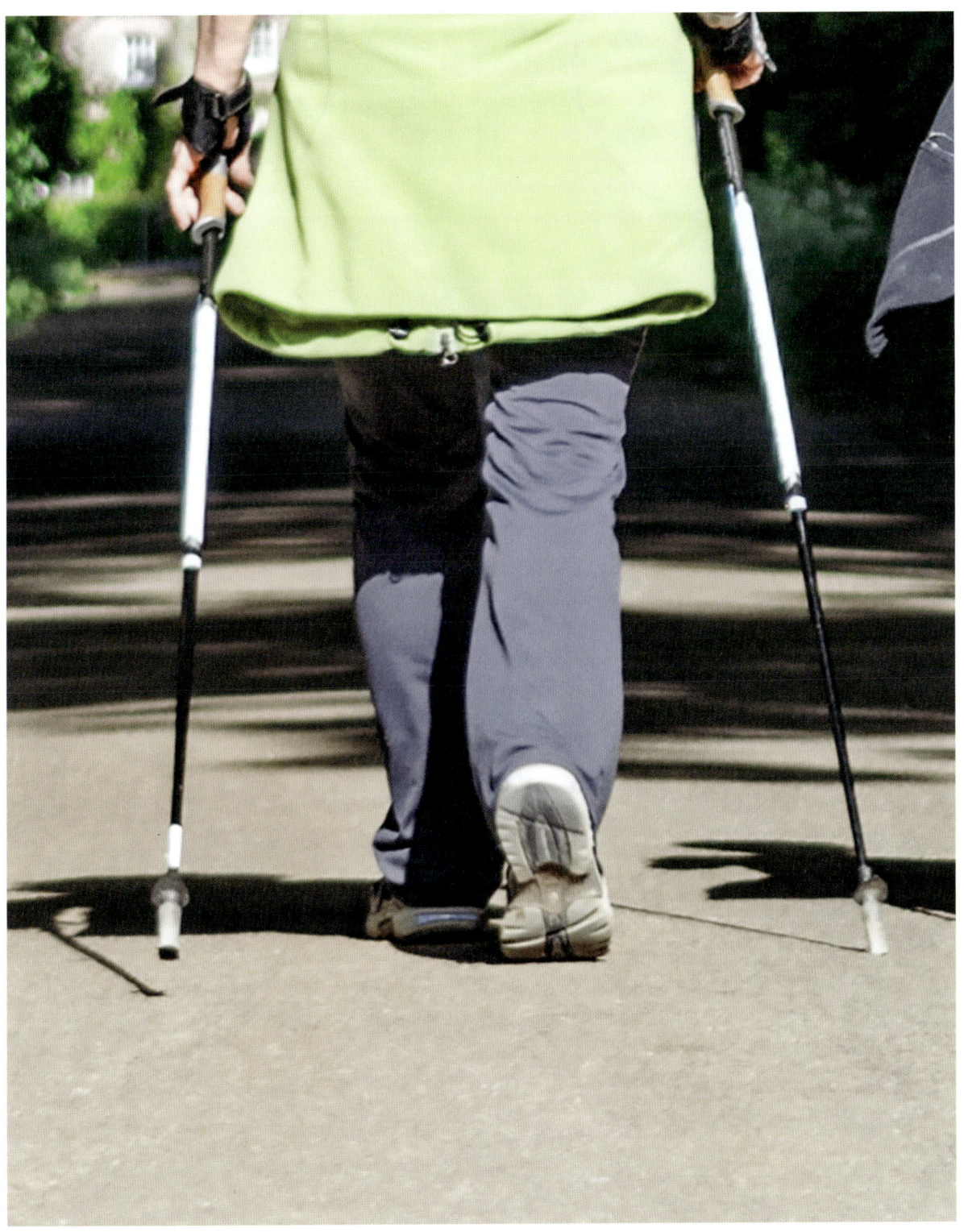

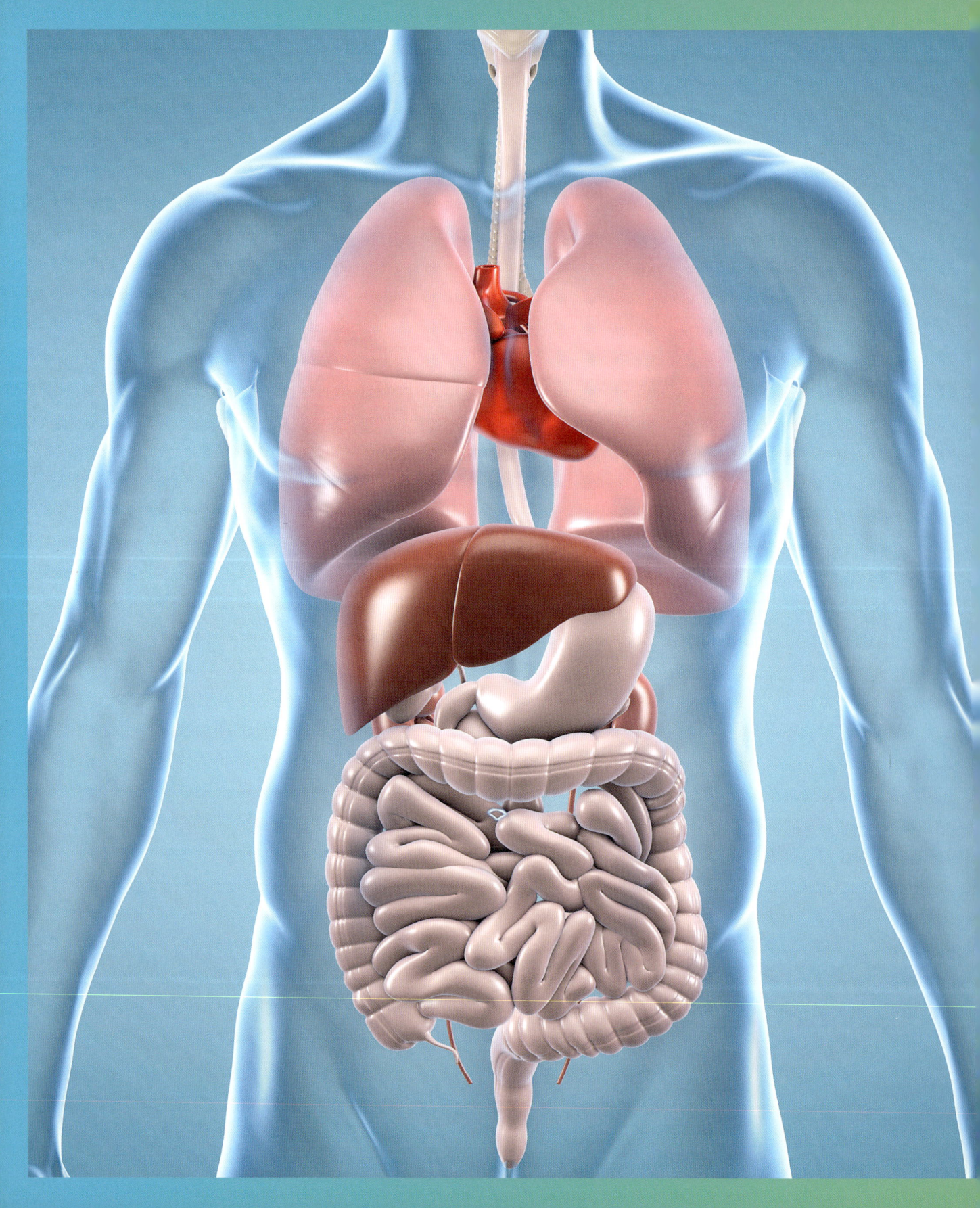

Kapitel 2

INNERE MEDIZIN

2021 starben 33,3 Prozent aller Deutschen an Herz-Kreislauf-Erkrankungen, 22,4 Prozent an Krebs, 7,0 Prozent an Lungenproblemen, 5,9 Prozent an Krankheiten des Verdauungstraktes, 4,2 Prozent an Covid-19. Somit stammen fast drei Viertel aller Todesursachen aus dem Bereich der Inneren Medizin. (Quelle: Statistisches Bundesamt). Dabei sind viele dieser Erkrankungen tatsächlich vermeidbar.

Das Herz

2018 sind in Deutschland 954 874 Menschen verstorben, davon 345 274 an Herz-Kreislauf-Erkrankungen. Laut dem Statistischen Bundesamt bedeutet das: mehr als jeder Dritte also. Damit sind Herzprobleme die Todesursache Nummer eins, noch vor dem Krebs.

Die Männer unter 60 trifft der Herzinfarkt viermal häufiger als Frauen.

Das ist kein unabwendbares Schicksal.

Lang leben, und das mit einer entsprechenden Lebensqualität, das ist machbar.

Sie müssen leider schon wieder die Verantwortung für Ihre Gesundheit übernehmen und etwas tun. Es geht nicht anders.

Niemand hat eine zweite Gesundheit zu Hause im Kleiderschrank hängen. Wenn die erste verschlissen und aufgebraucht ist, dann holt man sich die zweite, streift sie sich über und weiter geht es. Das funktioniert nicht. Wenn der Lebenswandel die einzige Gesundheit, die wir haben, zerstört hat, ist das Leben zu Ende.

Wir haben zwei Lungenflügel. Wenn einer ausfällt, kann man mit dem zweiten weiterleben. Wenn eine Niere versagt, lebt man auch mit einer Niere. Aber wenn das Herz zu versagen droht, dann wird es lebensgefährlich. Also lassen Sie es nicht so weit kommen.

Das Herz pumpt das Blut durch den Körper. Es bringt den nötigen Sauerstoff zu den Muskeln und zum Gehirn, es bringt die Thrombozyten (Blutplättchen) zu Löchern in den Adern, damit sie es verschließen, und es bringt die Leukozyten (weiße Blutkörperchen) zu Infektherden, um die einge-

drungenen Bakterien, Viren oder Pilze zu vernichten. Es schlägt normalerweise etwa 120 000-mal am Tag, sieben Tage die Woche, zwölf Monate im Jahr, etwa 84 Jahre lang. Also etwa 3 679 200 000-mal. Ohne Pause. Es gibt kein technisches Gerät, das dazu in der Lage wäre. Das zeigt schon, was für ein Wunderwerk das Herz ist.

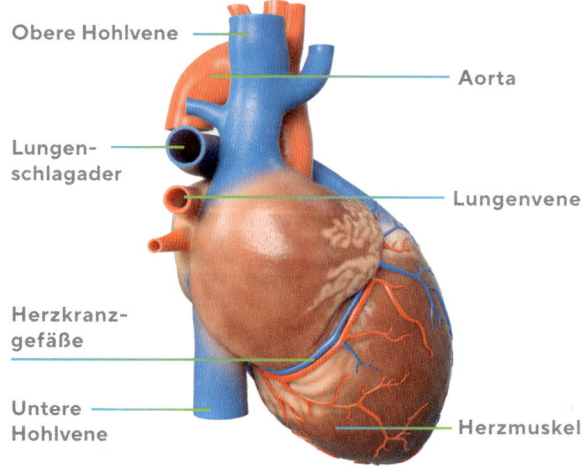

Das Herz sieht ein wenig aus wie ein Muskelbeutel. Es hat zwei Vorhöfe, zwei Kammern und einige Herzklappen. Diese Herzklappen funktionieren wie Rückschlagventile, das heißt, sie sorgen dafür, dass das Blut nur in eine Richtung fließt. Das Herz hat eine rechte und eine linke Hälfte. Die rechte Hälfte versorgt den Lungenkreislauf, die linke den Körperkreislauf. Nachdem der Körperkreislauf größer ist als der Lungenkreislauf, ist die Herzmuskulatur hier logischerweise stärker. Wenn das Blut aus dem Körper beziehungsweise der Lunge kommt, füllt es die Vorhöfe. Sind diese voll, ziehen sie sich zusammen und pumpen das Blut durch die Herzklappen in die Kammern. Sind die Kammern voll, ziehen diese sich zusammen und füllen den Körperkreislauf und den Lungenkreislauf. Also immer: Vorhöfe – Kammern – Vorhöfe – Kammern.

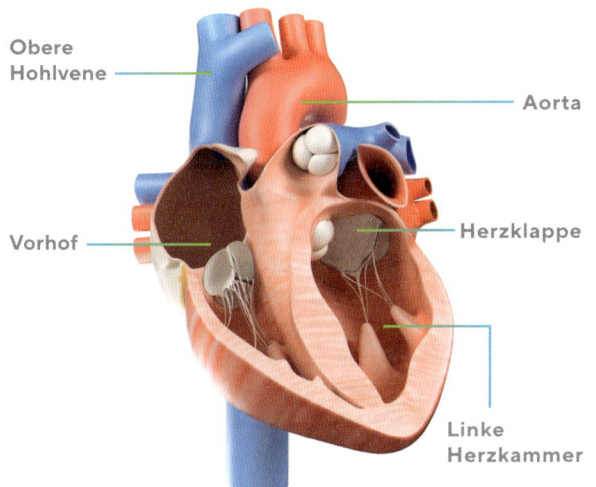

Obere Hohlvene

Aorta

Vorhof

Herzklappe

Linke Herzkammer

Das ist, stark vereinfacht, die Herzfunktion. Genauer betrachtet ist es doch etwas komplizierter. Jeder Muskel braucht den Sauerstoff, den das Blut transportiert, und auch der Herzmuskel muss damit versorgt werden. Das geschieht über die Herzkranzgefäße, die Koronararterien. Sie verlaufen auf der Oberfläche des Herzmuskels.

Das »Syndrom der letzten Wiese«. Mediziner lieben blumige Ausdrücke. Wenn Sie mehrere Wiesen besitzen, die hintereinanderliegen und durch einen Bach bewässert werden, dann wird bei der letzten Wiese das Wasser knapp, möglicherweise reicht es auch nicht mehr. Am Herzen heißt das »Innenschichtischämie«, die innerste Schicht des Herzmuskels bekommt kaum noch Sauerstoff ab. Dazu kommt es, wenn der Herzmuskel zu dick wird.

Ursache ist ein schlecht eingestellter Blutdruck. Das Herz muss gegen den Blutdruck arbeiten und wenn er zu hoch ist, passiert das Gleiche, wie wenn es beim Radfahren immer bergauf geht. Die Beinmuskeln werden zwangsläufig dicker. Beim Rad-

fahren können Sie absteigen und schieben, das Herz muss aber weitermachen. Wenn der Herzmuskel an Dicke zunimmt, um mit dem Blutdruck fertigzuwerden, überschreitet er irgendwann die kritische Grenze und die Innenschicht wird nicht mehr ausreichend durchblutet: Innenschichtischämie, mit der Folge, dass die Herzleistung nachlässt. Jetzt beginnt die Herzschwäche (Herzinsuffizienz), die in einer Erschöpfung des Herzens, dem Herzversagen, mündet. Man droht im Laufe von Jahren langsam zu ersticken.

Die Zeichen, die auf eine mögliche Herzschwäche hindeuten, sind:

- zunehmende Kurzatmigkeit beim Treppensteigen,
- gehäuftes nächtliches Wasserlassen,
- abends geschwollene Beine (dafür gibt es aber auch andere Gründe),
- Druck auf der Brust bei körperlicher Belastung (der »Eisenring um die Brust«) und
- die Unmöglichkeit, flach schlafen zu können.

Entlasten Sie Ihr Herz. Wenn Sie einen zu schwachen Motor in ein Auto einbauen, wird der Motor überlastet und geht kaputt. Wenn das Herz übergewichtige 110 Kilogramm Körpermasse mit Blut versorgen muss, passiert das Gleiche.

Es gibt noch ein anderes Problem: den Druck im Herzmuskel. Im Herzmuskel, nicht in den Herzkammern. Wenn sich der Herzmuskel zusammenzieht, ist der Druck im Muskel so hoch, dass kein Blut darin mehr fließt. Das heißt, der Herzmuskel bekommt beim Arbeiten (in der Systole) keinen Sauerstoff und keine Energie zugeführt und die Abfallstoffe werden nicht abtransportiert. Das geschieht nur in der Erschlaffungsphase, der Diastole. Im Klartext: Je langsamer das Herz schlägt, umso länger dauert die Erschlaffungsphase, umso besser ist die Sauerstoffversorgung des Herzens. Deshalb verschreibt der Kardiologe nach dem Herzinfarkt oder bei einer Verkalkung der Herzkranzgefäße einen sogenannten Betablocker, ein Medikament, das den Herzschlag verlangsamt. Nehmen Sie diese Tablette bitte, der Kardiologe weiß, was er tut, und er will ja auch, dass Sie länger leben.

Es ist tatsächlich so: je langsamer der Puls, umso höher die Lebenserwartung. Das gilt auch im Tierreich. Ruhepuls der Spitzmaus – 500 bis 1000 Schläge in der Minute. Lebenserwartung: 1 bis maximal 1,5 Jahre. Galapagosschildkröte – Puls: 24 Schläge pro Minute. Lebenserwartung: 170 bis über 200 Jahre. Wie kann man den Puls nun verlangsamen? Schildkröte werden geht ja nicht.

Hilfreich sind Yoga, autogenes Training, Tai-Chi, um nur einige Methoden zu nennen. Diese Methoden funktionieren gut, auf die gesundheitlichen Aspekte dieser Betätigungen kommen wir später beim Thema Stress auf Seite 141.

Außerdem wichtig ist Sport oder, um es vorsichtiger auszudrücken: Bewegung. Das Herz eines normalen Menschen schlägt etwa 70-mal pro Minute. Bei mäßig Trainierten 60-mal, bei gut Trainierten 50-mal. Spitzensportler haben einen Ruhepuls von 30 bis 34. Und Sport hat noch ganz andere positive Effekte: weniger Krebs, weniger Demenz. Dazu aber später, siehe auf der Seite 141 und ab Seite 90.

Das Herz ist ein Muskel und alle Muskeln lassen sich trainieren. Sogar die Herzkranzgefäße lassen sich trainieren. Herzkranzgefäße verkalken vor allem durch folgende Risikofaktoren:

- Nikotin
- Diabetes
- Bluthochdruck
- Hohe Blutfettwerte
- Mangelnden Sport
- Alkohol

Je mehr Risikofaktoren zusammentreffen, umso größer wird die Gefahr eines Herzschadens.

Vor einigen Jahren war der europäische Kardiologenkongress in München. Dort wurde eine Studie vorgestellt. Die Patienten dieser Studie hatten alle eine *Angina pectoris*, (Brustenge), bedingt durch eine mindestens 70-prozentige Verengung der Herzkranzgefäße. Der einen Hälfte der Patienten wurde ein Stent – oder mehrere Stents – eingesetzt, das übliche Vorgehen in solchen Fällen. Stents, das sind diese Röhrchen aus geflochtenem Metall, die man an den Engstellen einsetzt und diese damit weitet, damit die Herzmuskeldurchblutung besser wird. Die andere Hälfte der Patienten bekam nichts dergleichen, sie absolvierten aber ein medizinisch überwachtes Sportprogramm. Nach nur drei Monaten hatte die zweite Gruppe eine deutlich bessere Herzmuskeldurchblutung als die erste Gruppe. Wie das?

Unser Körper neigt sehr zur Bequemlichkeit, er leistet nur das, was von ihm verlangt wird, und tut keinen Deut mehr. Will ich also mehr Leistung (Herzmuskeldurchblutung), muss ich ihm zeigen, dass das, was er kann, nicht reicht. Will ich mehr Bizeps als für eine 5-Kilogramm-Hantel erforderlich, muss ich eine 7,5-Kilogramm-Hantel nehmen. Wenn eine Engstelle in dem Herzkranzgefäß ist, die Durchblutung dahinter aber noch ausreicht, tut der Körper nichts. Wenn er aber beim Sport merkt, dass es nicht reicht, dann verbessert er die Durchblutung durch Bildung von Umgehungskreisläufen.

Es gibt eine Reihe von Infektionen (Scharlach, eitrige Mandelentzündungen, Covid-19 und andere), die, vor allem unzureichend behandelt, Herzmuskelschäden verursachen können.

Bei Lungenembolien hat sich in den meisten Fällen ein Gerinnsel aus einer Thrombose in den Beinvenen gelöst und ist in dem feinen Filter der Lunge hängen geblieben. Das kann den Durchblutungswiderstand schlagartig so erhöhen, dass das Herz überfordert ist.

Es existieren eine Reihe Medikamente, die dem Herzen das Leben leichter machen. Sie verbessern die Durchblutung des Herzmuskels, sie senken den Blutdruck auf verschiedenste Weise, sie stärken das Herz. Es sind gute Mittel, aber keine Wunderwaffen.

Die natürlichsten Methoden, um sicherzustellen, dass unser Herz lange und störungsfrei funktioniert, sind Normalgewicht und Bewegung beziehungsweise Sport.

Denken Sie daran. Sie haben nur dieses eine Herz.

Unser Herz – Motor des Lebens

Das Herz liegt etwas nach links versetzt hinter dem Brustbein, ist circa faustgroß und wiegt 250 bis 300 Gramm. Die Funktion des Herzens besteht in der Bewegung des Blutes im Kreislaufsystem. Bei guter Pflege und regelmäßiger Wartung kann es sehr lange schlagen – ohne Pause.

Was bedeutet eigentlich »gute Pflege«?

Sich selbst und seinem Herz etwas Gutes zu tun, ist gar nicht so schwierig. Oftmals genügt schon ein bewegter Alltag, besser jedoch ist es, sein Leben aktiv zu gestalten und sich an einige Regeln zu halten. Das erhöht nicht nur die Lebensdauer, sondern auch die Lebensqualität und Intensität.

Dazu gehört:
- Gesunde und ausgewogene Ernährung
- Regelmäßiger Sport beziehungsweise Bewegung und frische Luft
- Weniger Stress und ausreichender Schlaf (sechs bis acht Stunden pro Nacht)
- Entspannung
- Weniger Alkohol und ausreichend Wasser trinken (1,5 bis 2 Liter pro Tag)

- Keine Zigaretten beziehungsweise Nikotin konsumieren
- Gewicht kontrollieren; das Bauchfett ist für das Herz ungesund
- Vitamin D und viel Tageslicht
- Hobbys pflegen
- Soziale Kontakte aufrechterhalten

Laufen, Walken und Spazierengehen sind die einfachsten Arten, den Kreislauf zu trainieren. Einfach Schuhe und Jacke anziehen und raus in die Natur. Egal ob als präventive Maßnahme oder nach einem Herzinfarkt, wichtig ist es, sich einem neuen beziehungsweise gesünderen Lebensstil zu öffnen und immer mehr Spaß und Lebensfreude dadurch zu bekommen.

Nach einem Infarkt sind sowohl der Allgemeinzustand als auch die Kondition und die Herzleistung des Patienten stark eingeschränkt. Da nach dem Infarkt einige Bereiche des Herzmuskelgewebes abgestorben beziehungsweise vernarbt sind, müssen nun die anderen Bereiche die Funktion übernehmen. Deshalb ist es so wichtig, ein pulsgesteuertes, angepasstes und langsam aufbauendes Training zu starten, zum Beispiel bei einer Herzsportgruppe oder unter therapeutischer Aufsicht.

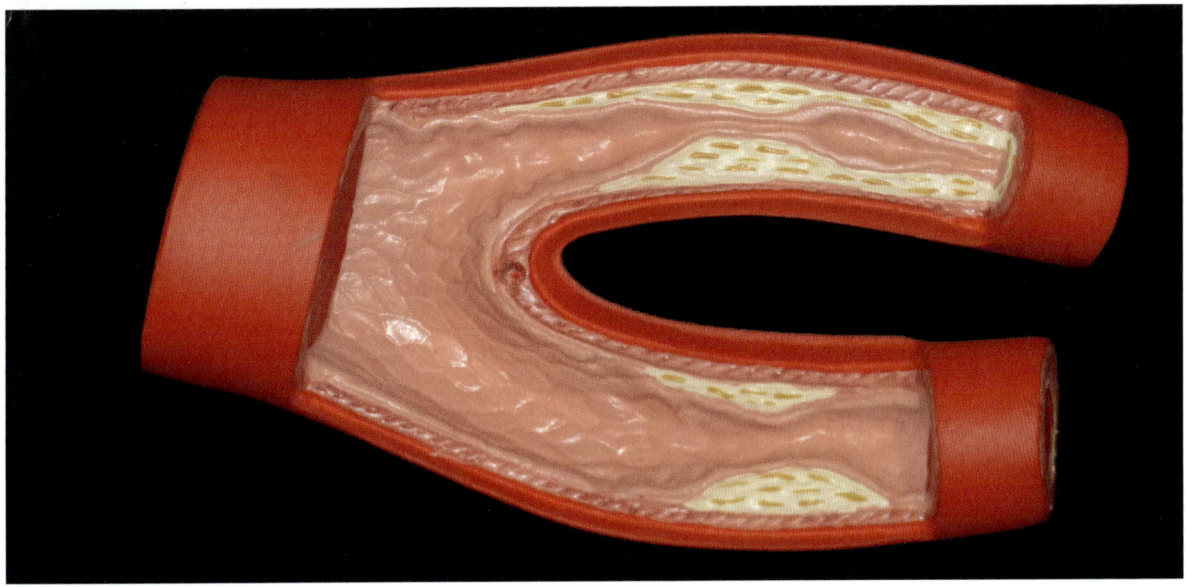

COPD – chronisch obstruktive Lungenkrankheit

Die COPD führt lange ein tatsächlich heimtückisches Schattendasein, sie entwickelt sich, zumindest am Anfang, schleichend. Aus diesem Grund werden die Symptome, die sie verursacht, fehlinterpretiert. Die über Jahre und Jahrzehnte hinweg zunehmende Kurzatmigkeit bei Belastung wird vom Patienten mit folgenden Begründungen erklärt: »Ja, ich bin ja auch nicht mehr der Jüngste.« »Ich bin halt schwerer geworden und Sport treibe ich auch nicht wirklich.«

Es mag zwar sein, dass einige Jahrzehnte ins Land gezogen sind, dass die Waage 15 bis 20 Kilogramm mehr zeigt als vor zehn Jahren, und die Sportkleidung ...? »Ja, wo habe ich die denn damals hingehängt?«

Es kann aber auch die chronisch obstruktive Lungenkrankheit sein. Das »PD« im Kürzel COPD kommt aus dem Englischen: *Chronic Obstructive Pulmonary Disease*. Das deutsche COLE (chronisch obstruktive Lungenerkrankung) konnte sich nicht durchsetzen.

Das Heimtückische an der COPD ist: Die Schäden an der Lunge, die mittlerweile entstanden sind, sind irreversibel. Besser wird es nie mehr, bestenfalls nicht schlimmer. Im Gegensatz dazu hat der Asthmapatient in der Atemnot gute und schnell wirksame bronchienerweiternde Mittel, die in Minuten helfen.

Was ist die COPD jetzt eigentlich?

Unsere Lunge hat zwei Flügel, die fast den gesamten Brustraum ausfüllen, nur das Herz und das Mediastinum sind ebenfalls im Brustbereich. Ihre Funktion ist im Wesentlichen, das Blut mit dem lebenswichtigen Sauerstoff zu versorgen.

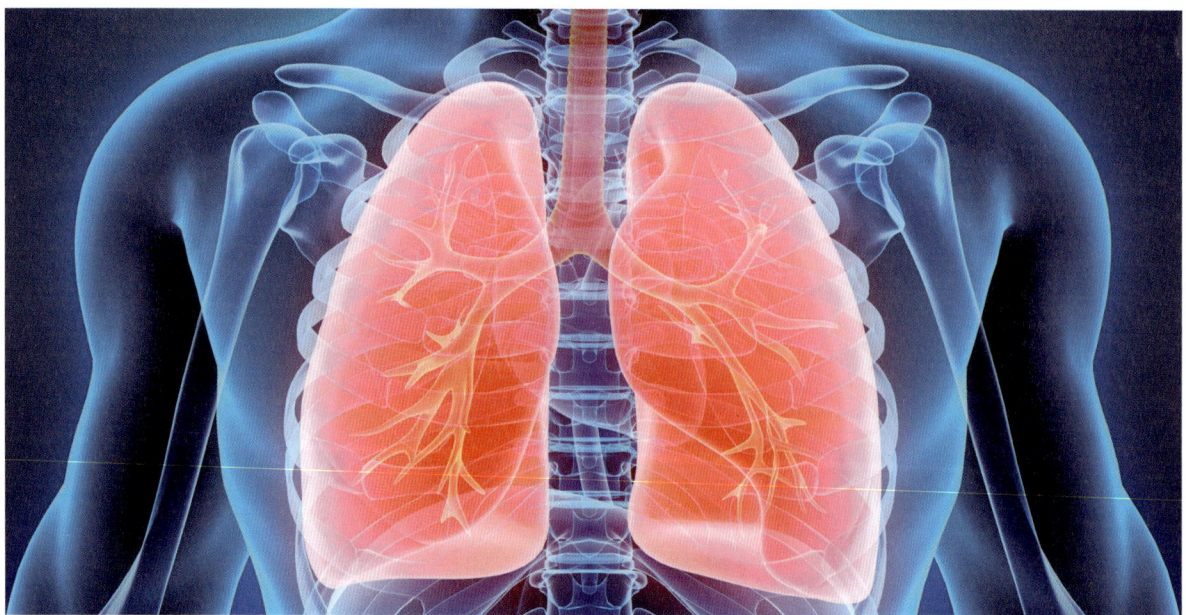

Die Luft wird der Lunge beim Einatmen über den Mund beziehungsweise den Nasenraum, die Luftröhre und die Hauptbronchien durch das immer feiner verästelte System der Bronchien und Bronchiolen zugeführt, bis sie schlussendlich in die Lungenalveolen, die Lungenbläschen, gelangt. Diese Mini-Luftballone mit einem Durchmesser von 0,1 bis 0,2 Millimeter sind wie Trauben an einer Weinrebe angeordnet.

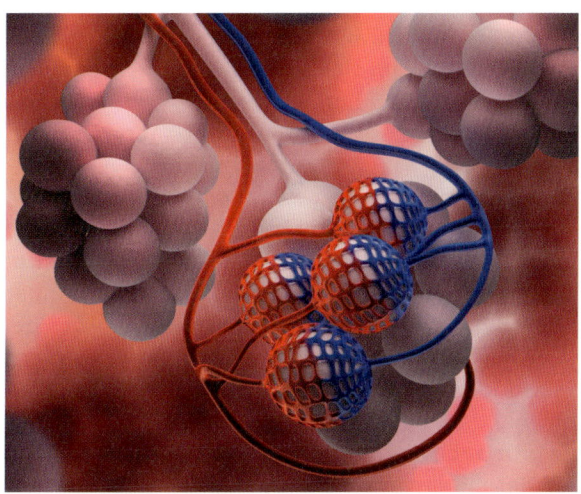

Umgeben sind sie von Tausenden feinster Äderchen, den Kapillaren. Diese Kapillaren nehmen den Sauerstoff aus der Einatemluft auf und geben gleichzeitig das Kohlendioxid in die auszuatmende Luft ab. Die 300 Millionen Lungenbläschen haben eine Oberfläche von 100 bis 140 Quadratmeter, über die der Gasaustausch stattfindet. Wenn Sie sich mal in Ihrer Wohnung umsehen: 140 Quadratmeter entsprechen schon einer luxuriösen 4-Zimmer-Wohnung!

Damit die Luft in die Alveolen gelangt, atmet der Mensch ein und aus. 12- bis 16-mal pro Minute. Dazu muss sich die Lunge beim Einatmen ausdehnen, beim Ausatmen zusammenschnurren. Ein 70 bis 75 Kilogramm schwerer Mensch atmet in Ruhe circa 500 Milliliter Luft ein, bei maximaler Belastung steigt das Atemzugvolumen auf circa 3,5 Liter an. Leistungssportler können trainingsbedingt ein Lungenvolumen von acht oder mehr Litern erreichen.

Die Voraussetzung für eine gute Lungenfunktion ist also die Dehnbarkeit der Lunge und ein geringer Atemwegswiderstand durch Bronchien und Bronchiolen mit großem Durchmesser. Der Bronchialbaum ist von einer Schleimhaut ausgekleidet, die, wie der Name schon sagt, einen dünnen Schleimfilm produziert. Dieser Schleim hat den Sinn, die Atemluft zu befeuchten und dafür zu sorgen, dass eingeatmete Schmutzpartikel und Krankheitserreger darin festkleben. Die oberflächlichste Schicht in den Bronchien ist von einem Flimmerepithel ausgekleidet. Das sind Zellen mit Tausenden von Härchen an der Oberfläche. Sie wedeln mit circa 1000 Schlägen pro Minute den Schleim mit den darin haftenden Partikeln Richtung Rachen. Wir räuspern uns, verschlucken den Schleim, und die darin befindlichen Krankheitserreger werden von der Magensäure abgetötet.

AHA.
»AHA« steht für Atemnot, Husten, Auswurf, den Hauptsymptomen der COPD.

Bei der COPD kommt es zu einer entzündlichen Verdickung der Schleimhaut, einer vermehrten Schleimproduktion und zusätzlich zu einer Funktionsstörung des Flimmerepithels. Das führt zur Verlegung der kleinen Bronchiolen mit dem Effekt, dass sich der Atemwegswiderstand erhöht (obstruktive Bronchitis). Im weiteren Verlauf entwickelt sich eine Überempfindlichkeit der Bronchialschleimhaut, immer öfter entzündet sie sich. Dazu kommt eine Zerstörung der Struktur der Bronchiolen, sie kollabieren beim Ausatmen und die Luft, die eigentlich die Lungenbläschen verlassen sollte, ist gefangen. Das bedingt eine Lungenüberblähung, (Lungenemphysem) mit einer Zerstörung der Struktur der Alveolen und einem Verlust von Gasaustauschoberfläche. Der Schleim verlegt die Bronchiolen, die Bronchiolen kollabieren, die Lunge überbläht, die Atemnot ist da.

Der Husten ist der Versuch des Körpers, die Atemwege frei zu bekommen, belastet aber die bereits geschädigte Lunge zusätzlich mechanisch. AHA. Atemnot, Husten, Auswurf.

Wie oben bereits angesprochen: Die entstandenen Schäden sind nicht mehr gutzumachen.

In den USA ist die COPD bereits die vierthäufigste Todesursache. Von den zehn tödlichen Erkrankungen, die am meisten auftreten, ist die COPD die einzige, deren Häufigkeit sogar noch zunimmt.

Wie kommt es zur COPD?

90 Prozent der Erkrankten sind Raucher. Allerdings sind auch Staubbelastungen am Arbeitsplatz (Landwirte im Stall, Bauarbeiter mit Staubbelastung durch Mineralstäube) für die Entstehung der Krankheit mitverantwortlich. In den Industrienationen ist die Umweltbelastung durch Stäube (Straßenverkehr) ebenfalls nicht zu vernachlässigen.

Wer über 40 Jahre alt ist und mindestens 20 »pack years« aufweist, hat eine 25-prozentige Wahrscheinlichkeit, schon ein COPD-Patient zu sein. Ein »pack year« ist eine Schachtel Zigaretten am Tag, ein Jahr lang.

Wie kann man jetzt herausfinden, ob es nur die (vergleichsweise harmlose) Unsportlichkeit, kombiniert mit einigen Speckröllchen, ist, oder die gefährliche COPD, die verantwortlich ist für die Atemnot?

Dazu braucht man einen Arzt, der einen sogenannten Lungenfunktionstest durchführen kann. Lungenfachärzte können das immer, Internisten und Ärzte für Allgemeinmedizin meistens. Bei diesem Test atmet man durch ein Pappröhrchen, ausgestattet mit einer Nasenklammer, mehrfach ganz normal ein und aus, um dann möglichst schnell die gesamte in der Lunge befindliche Luft aus- und wieder einzuatmen. Das Gerät vergleicht die ermittelten Werte mit den Werten eines gleich großen, gleich schweren und gleich alten Mannes oder einer gleich großen, gleich schweren und gleich alten Frau. Die Kurven werden auf dem Bildschirm übereinandergelegt, und so kann man auch als Laie sofort sehen, ob das Lungenvolumen und die Ausatemgeschwindigkeit der eines Gesunden entsprechen. Wichtig

bei dieser fünf- bis zehnminütigen Untersuchung ist, höchst motiviert in das Pappröhrchen zu pusten. Nur dann sind die Werte verlässlich. Wer lustlos hineinbläst, ist, zumindest auf dem Papier, sterbenskrank.

Was ist zu tun, wenn die Werte auf eine COPD hinweisen?

Das Wichtigste ist: sofort mit dem Rauchen aufzuhören und nie mehr anzufangen! Es gibt Medikamente, die nahezu alle über Inhalatoren aufgenommen werden, die die Lungenleistung verbessern können. Man darf sich von diesen Medikamenten keine Wunder erwarten, die bestehenden Lungenschäden sind Fakt. Wenn die Inhalation der Medikamente keine Wirkung zeigt, empfehle ich, damit zum Arzt zu gehen und sich die Anwendung noch einmal genau erklären zu lassen. In 50 Prozent der Fälle wirken die Medikamente nicht, weil die Inhalatoren nicht richtig angewendet werden, was bei der Vielzahl an verschiedenen Geräten auch nicht verwunderlich ist.

Es gibt auch Atemtechniken, die verhindern, dass die geschädigten Bronchiolen kollabieren und die Luft nicht ausgeatmet werden kann. Diese Methoden kann man in Schulungen erlernen. Die zwei bekanntesten sind die Lippenbremse und der Kutschersitz. Bei der Lippenbremse atmet man mit aufeinanderliegenden Lippen und geblähten Wangen langsam aus. Dadurch wird der Atemstrom abgebremst und die Bronchiolen bleiben länger offen. Beim Kutschersitz sitzt man und stützt die Hände auf die Knie. Dadurch kann man zusätzliche Atemhilfsmuskulatur einsetzen.

Ganz wichtig ist es, bei Atemnot nicht in Panik zu verfallen. Bei Angst werden alle Stoffwechselvorgänge angekurbelt, der Puls steigt, der Blutdruck erhöht sich, die Schweißproduktion wird angeregt – alles Vorgänge, die Energie und Sauerstoff verbrauchen, und gerade der Sauerstoff fehlt in diesem Moment. Wie eingangs erwähnt, haben Sportler wesentlich größere Lungenvolumina. Auch die Lunge lässt sich trainieren. Durch Eigenübungen und in einer Lungensportgruppe.

COPD und Physiotherapie

Rund sechs Millionen Menschen in Deutschland über 40 Jahre sind von der Lungenkrankheit COPD betroffen. COPD engt die Luftwege ein (Obstruktion), dadurch ist die Leistungsfähigkeit der Betroffenen stark eingeschränkt. Bei Belastung verspüren die Patienten eine zunehmende Atemnot und bewegen sich deshalb immer weniger. Die körperliche Leistungsfähigkeit und Ausdauer werden immer schlechter und die Muskeln bauen immer weiter ab. COPD ist eine chronische Krankheit und nicht heilbar. Die Symptome, Probleme und Schmerzen der Patienten können aber verbessert werden. Die Physiotherapie verschafft Linderung mit therapeutischen Maßnahmen wie Atemtherapie, Manueller Therapie zur Mobilisation der Brustwirbelsäule, Bewegungstherapie und Übungen. Das Ziel ist es, den Krankheitsverlauf zu verlangsamen und die Lebensqualität zu steigern.

Durch gezielte Atemtechniken, Sekretmobilisation und dem Erlernen einer guten und physiologischen Körperhaltung kann die Lungenfunktion deutlich verbessert werden. Dadurch lernt der Patient, wie der Brustkorb flexibler und beweglicher wird und der Schleim besser abgehustet werden kann. Das Atmen wird wieder leichter und die Atemhilfsmuskulatur etwas geschont. Zusätzlich werden die erschlaffte Bauchmuskulatur und das Zwerchfell trainiert.

Passive Maßnahmen wie Manuelle Therapie oder spezielle muskelentspannende Techniken helfen, die Verspannungen der Atemhilfsmuskulatur zu reduzieren. Entspannungsübungen, zum Beispiel die progressive Muskelentspannung nach Jacobson, sind ebenfalls zu empfehlen und lösen auch den psychischen Stress der Patienten.

Das Ziel aller Maßnahmen sollte ein aktiverer und gesünderer Lebensstil sein. Regelmäßige Bewegung, am besten an der frischen Luft, sollte ein fester Bestandteil im Alltag eines COPD-Patienten werden.

Insgesamt 75 500 Todesfälle wegen raucherspezifischer Erkrankungen im Jahr 2020

375 200 Patientinnen und Patienten wegen entsprechender Diagnosen in Kliniken behandelt

1033 Zigaretten konsumierte jede erwachsene Person in Deutschland 2021 im Schnitt

Pressemitteilung Nr. N 033 des Statistischen Bundesamtes vom 30. Mai 2022

Kutschersitz

Ziel:
Atemerleichterung durch Dehnung des Brustkorbs

Ausgangsposition:
Setzen Sie sich auf einen Hocker oder Stuhl.

Stützen Sie sich mit den Armen auf den Oberschenkeln oder einer Tischplatte ab, damit der Brustkorb das Ausatmen unterstützen kann.

Ausführung:
Die Haltung sollte an einen Kutscher auf dem Kutschbock erinnern, der Brustkorb wird entlastet, das Gewicht ruht auf den Armen und die Atemhilfsmuskulatur kann besser zum Einsatz kommen.

Schließen Sie die Augen und atmen Sie ruhig und regelmäßig.

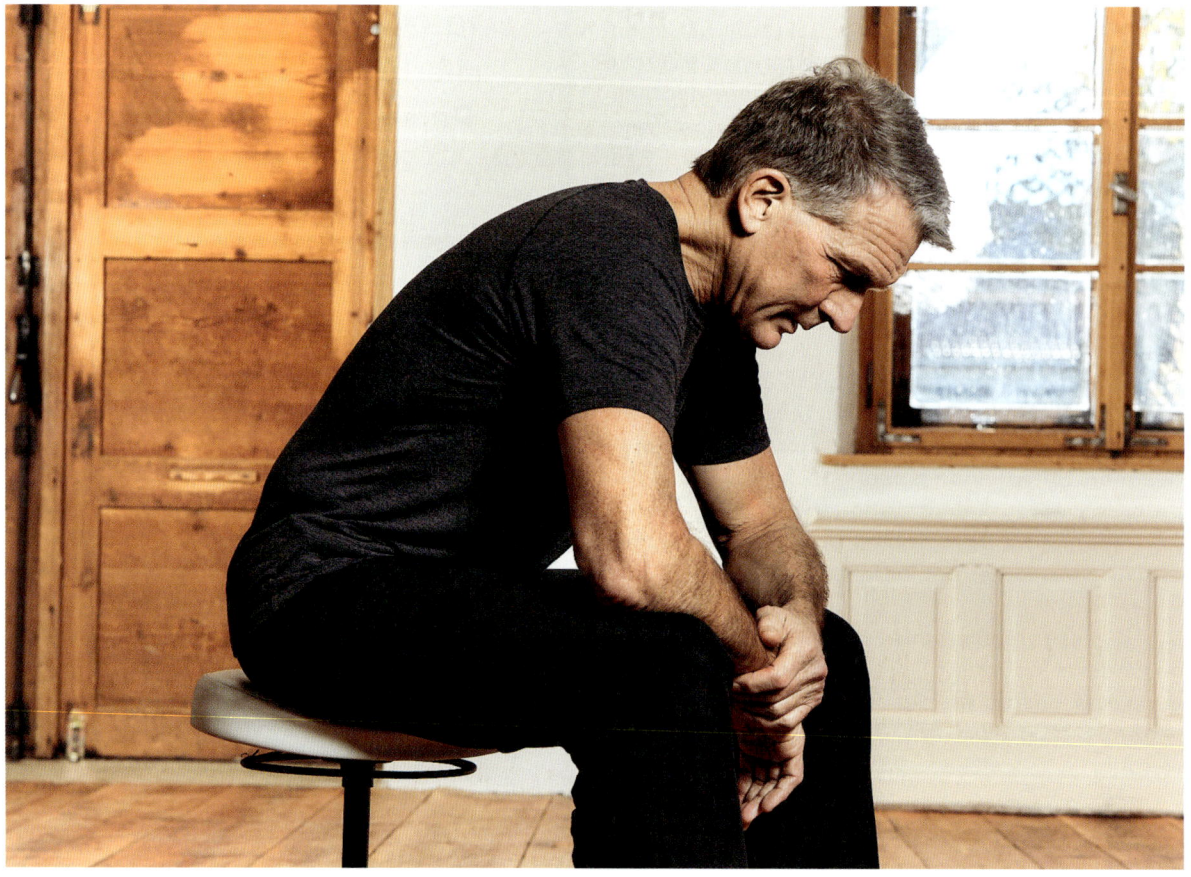

Lippenbremse

Ziel:
Erweiterung der Atemwege und Verbesserung der Atmung

Ausgangsposition:
Setzen Sie sich auf einen Hocker oder Stuhl.

Ausführung:
Atmen Sie tief durch die Nase ein. Atmen Sie dann langsam durch die locker aufeinanderliegenden Lippen aus; dabei sollen sich die Wangen leicht aufblähen. Dadurch wird der Atemstrom abgebremst und die Bronchien bleiben geöffnet und stabilisiert, der Druck in der Lunge wird erhöht und die Atemwege bleiben bei der Ausatmung offen.

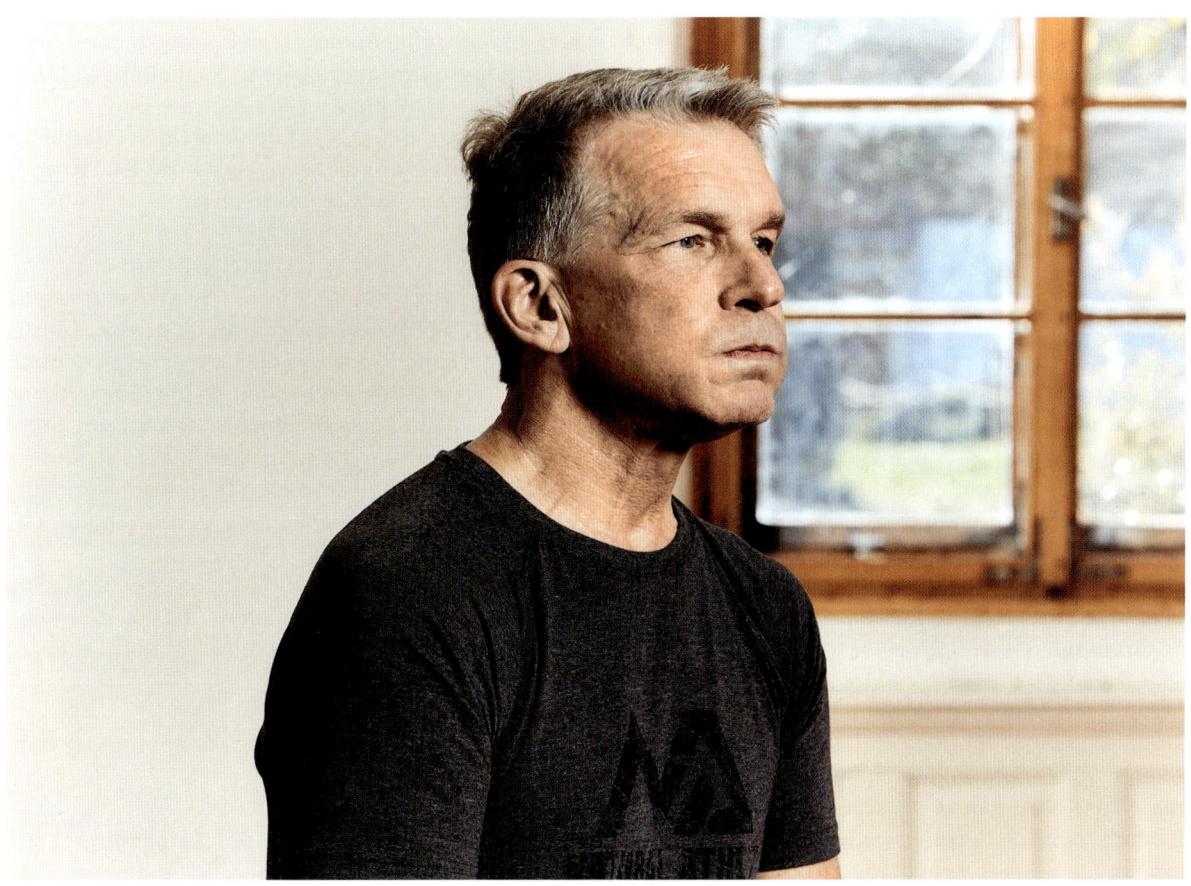

Sodbrennen

Wer kennt es nicht? Dieses saure Aufstoßen nach einem reichhaltigen Essen oder nachts. Dieses Brennen, das das Bedürfnis weckt, sofort etwas zu trinken, um den Schmerz zu lindern.

Die Rede ist vom Sodbrennen.

Was steckt dahinter und was kann man tun, um es zu vermeiden?

Was sind die Ursachen?

Der Verdauungstrakt beginnt mit der Mundhöhle, dem Rachen und den Zähnen, daran schließt sich die Speiseröhre, gut 30 Zentimeter lang, an, dann folgt der Magen, der im Zwölffingerdarm mündet.

Im Magen produzieren die Belegzellen die Magensäure. Sie hilft uns beim Verdauen und schützt ziemlich gut vor Infektionen. Die Stärke einer Säure wird mit dem Potenzial des Wasserstoffs, lateinisch *Pondus hydrogenii,* kurz pH, gemessen. Je niedriger dieser pH-Wert ist, umso stärker ist die Säure. Im nüchternen Zustand hat die Magensäure einen pH-Wert von 1 bis 1,5. Zum Vergleich: 35-prozentige Salzsäure hat einen pH-Wert von 1,0. Da kommen nur wenige Krankheitserreger unbeschadet durch. Aber was im Magen gut funktioniert, kann in der Speiseröhre ziemlich Ärger bereiten, denn die Schleimhaut dort ist nicht dazu ausgelegt, die Magensäure auszuhalten. Sie wird regelrecht verätzt und entzündet sich. Das ist das Phänomen, das wir Sodbrennen nennen.

Um zu verhindern, dass Magensäure in die Speiseröhre gelangt, liegt zwischen Speiseröhre und Magen ein ringförmiger Schließmuskel, die Kardia. Wenn sie nicht dicht schließt, wie bei einem Zwerchfellbruch beispielsweise, läuft Säure vor allem im Liegen aus dem Magen in die Speiseröhre.

Daher tritt das Sodbrennen meistens nachts auf. Ebenso macht ein zu voller Magen der Kardia ihre Arbeit nicht gerade leicht.

Auch wenn beispielsweise die Kohlensäure aus dem Bier den Magen überdehnt, muss die Kardia erschlaffen, um die Luft abzulassen. Da kann aber leicht säurehaltiger Mageninhalt mitgehen.

Wenn zu viel Magensäure vorhanden ist, kann selbst die robuste Magenschleimhaut zur Entzündung oder zum Geschwür neigen. Das findet vor allem im unteren Magendrittel und um den unteren Magenschließmuskel zwischen Magen und Zwölffingerdarm statt. Dieser Schließmuskel, der Pförtner, macht dicht, wenn hier die Schleimhaut entzündet ist. Dann bleibt den etwa drei Litern Magensäure, die der Körper im Laufe von 24 Stunden produziert, nur der Weg nach oben.

Es gibt auch noch ein Bakterium namens *Helicobacter pylori,* das sich in der Magensäure ganz wohlfühlt. Ein unangenehmer Zeitgenosse. Dieses Bakterium kann Magenprobleme machen, lässt sich aber durch eine Magenspiegelung mit Gewebeprobe, mittels Antikörpernachweis im Blut, im Stuhl beziehungsweise mit einem Atemtest nachweisen. Wenn *Helicobacter* und eine Magenschleimhautentzündung zusammenkommen, dann muss der Arzt handeln.

Es gibt aber eine Reihe nicht medikamentöser Möglichkeiten, Sodbrennen zu verhindern oder zu beseitigen.

Fangen wir mit dem Wichtigsten, aber leider dem Schwierigsten an: abnehmen.

Wenn man im Bett auf dem Rücken liegt und der Bauch ist definitiv die Körperpartie, die der Zim-

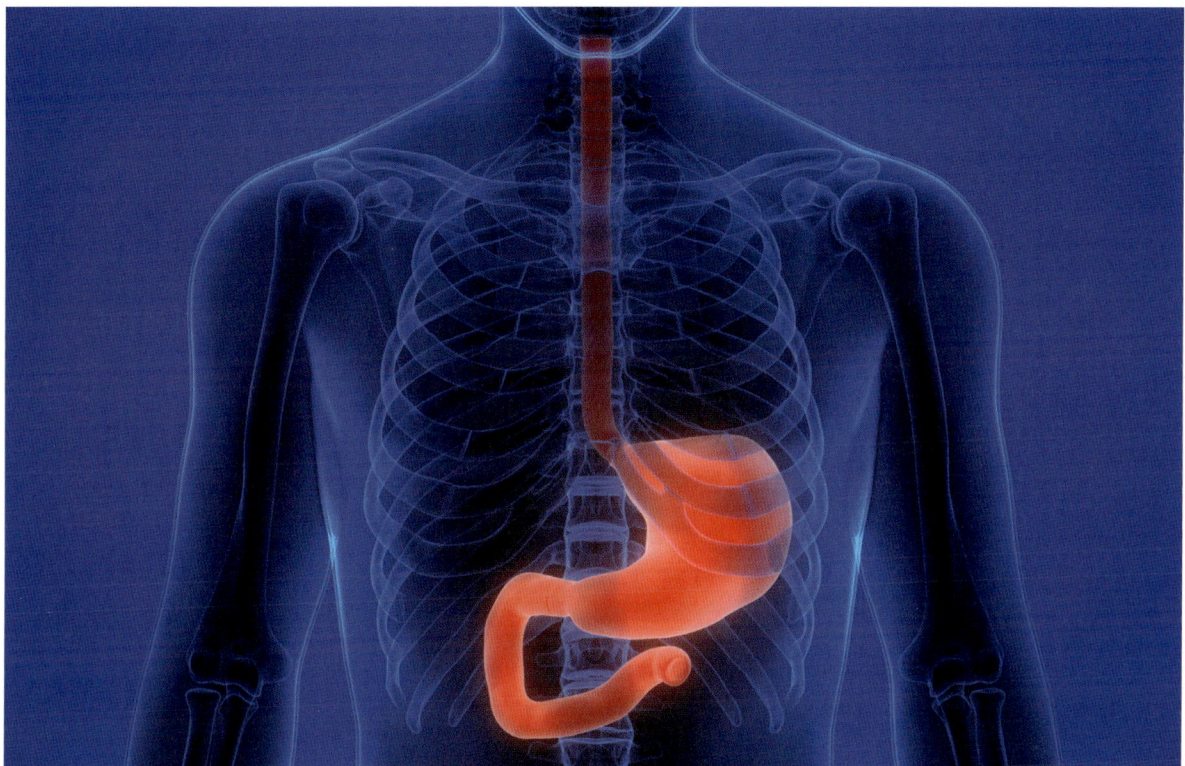

merdecke am nächsten kommt, drückt ebendieses Gewicht auf den Bauchraum und begünstigt den Säurefluss in die Speiseröhre.

Je mehr der Magen durch reichhaltige Mahlzeiten gedehnt wird, umso mehr Säure wird benötigt, um den Mageninhalt zu verdauen. Kleine Mahlzeiten, vor allem abends, reduzieren also die Säureproduktion.

Schwere Speisen wie Süßigkeiten, Fettes oder eiweißreiche Lebensmittel liegen zum Teil bis zu 36 Stunden im Magen. Sie erfordern hohe Mengen an Magensäure zu ihrer Verdauung. Leichte Kost ist da, wie die Bezeichnung bereits vermuten lässt, wesentlich leichter zu verarbeiten.

Alkohol ärgert den Magen, und wenn sich der Magen ärgert, wird er sauer.

Wer hektisch isst und die Frühstückssemmel in zwei, drei Bissen hinunterschlingt, überlässt die Arbeit des Zerkleinerns, die eigentlich die Zähne hätten leisten sollen, der Magensäure. Also: gut kauen.

Wer hat nicht in der Grundschule den »Brotkautest« gemacht? Wenn man Brot lange kaut, schmeckt es irgendwann süß. Das liegt daran, dass der Speichel Enzyme (Amylasen) enthält, die die Stärke (Polysaccharide) im Getreide zu Glukose und Fruktose (Monosaccharide) abbauen. Lassen Sie die Zähne und den Speichel ihre Verdauungsarbeit tun, dann tut sich Ihr Magen leichter.

Wenn das alles nichts hilft, stellen Sie das Kopfteil Ihres Bettes höher. Magensäure fließt nicht so leicht bergauf.

Zum Schluss noch ein gut gemeinter Hinweis: Gönnen Sie sich nach einer schweren Mahlzeit ein »Verdauungsschnäpschen«? Falls ja, in Zukunft besser darauf verzichten. Das ist nämlich das Schlimmste, was Sie Ihrem Verdauungstrakt antun können.

Diabetes (Zuckerkrankheit)

Die Zuckerkrankheit zählt zu den zehn häufigsten Todesursachen weltweit. Seit dem Jahr 2000 ist die Zahl der Menschen, die an Diabetes gestorben sind, um 70 Prozent gestiegen.

Allein die Diagnose Diabetes, egal, wie gut oder schlecht er eingestellt ist, verkürzt das Leben statistisch um 10 bis 15 Jahre. Die Frauen in Deutschland werden im Mittel 82,6 Jahre, die Männer 77,6 Jahre alt. Wenn ich bei den Männern mit Diabetes nur zehn Jahre abziehe, bleibt von der Rentenfreizeit kaum noch etwas übrig. Grund genug, sich dieses Problem etwas aus der Nähe anzusehen, wir wollen schließlich alle länger leben und dabei gesund bleiben.

Diabetes bedeutet schlicht, dass der Zuckerspiegel im Blut zu hoch ist. Dafür gibt es zwei Hauptgründe: Insulin, ein Produkt der Bauchspeicheldrüse, hat die Aufgabe, den Zucker aus dem Blut in die Körperzellen hineinzuschaffen, wo er als Energieträger benötigt wird. Zum einen kann es sein, dass zu wenig Insulin vorhanden ist. Zum anderen kann sich eine Insulinresistenz entwickeln. Das bedeutet: Die Zellen reagieren auf das vorhandene Insulin kaum mehr und nehmen den Zucker nicht mehr auf.

Man unterscheidet mittlerweile sieben Diabetesformen, wobei 5 Prozent auf den Diabetes Typ 1 und 90 Prozent auf den Diabetes Typ 2 entfallen. Insofern können wir uns auf diese Formen der Zuckerkrankheit beschränken.

Ein kurzer Ausflug zum dritthäufigsten Diabetes, dem Schwangerschaftsdiabetes. Er wird als Vorstufe des Typ-2-Diabetes gesehen, das heißt, Frauen, die nur in der Schwangerschaft Diabetiker waren, werden später mit hoher Wahrscheinlichkeit an Diabetes Typ 2 erkranken. Die Zahl der Frauen mit Schwangerschaftsdiabetes hat sich in den letzten 15 Jahren verfünffacht! Hauptursache sind Übergewicht und Fehlernährung – durchaus beeinflussbare Faktoren also.

Der Typ-1-Diabetes wurde früher als »jugendlicher Diabetes« bezeichnet, da die Erkrankung sich in der Kindheit, in der Jugend oder im jungen Erwachsenenalter manifestiert. Ursache ist eine Autoimmunerkrankung. Das bedeutet, dass unser Immunsystem aus rätselhaften Gründen die insulinproduzierenden Betazellen in der Bauchspeicheldrüse nicht mehr als »zu uns gehörig« erkennt und für einen eingedrungenen Feind hält, der zerstört wird. Hier lohnt ein Blick in die Familienvorgeschichte, da erbliche Faktoren eine bedeutende Rolle spielen. Typ-1-Diabetiker können nichts für ihre Erkrankung.

Diabetes Typ 2, der »Alterszucker«, ist mit Abstand die häufigste Form. »Alterszucker« wird er deswegen genannt, weil die Lebensleistung der Bauchspeicheldrüse bezogen auf die Insulinproduktion begrenzt ist und irgendwann in höherem Alter ausgeschöpft ist. Die Bezeichnung »Alterszucker« ist jedoch überholt. Der jüngste Patient mit Typ-2-Diabetes, dem »Alterszucker«, ist ein Mädchen aus Houston, Texas, USA. Das Kind ist dreieinhalb Jahre alt, wiegt aber 35 Kilogramm.

Jeder von uns wird zuckerkrank, wenn er lange genug lebt. Irgendwann ist die Bauchspeicheldrüse mit ihrem Insulin am Ende. Wenn aber nur 70 Kilogramm Körpergewicht versorgt werden müssen, dauert es bis zum Eintritt dieser Krankheit deutlich länger, als wenn 90 Kilogramm auf der Waage stehen.

Ein wesentlicher Faktor bei der Entstehung des Diabetes ist die Insulinresistenz. Wie diese Resistenz entsteht, ist noch nicht vollständig geklärt.

Bei der Insulinresistenz reagieren die Körperzellen immer weniger auf die „Aufforderung" des Insulins, Zucker aus dem Blut in die Zelle aufzunehmen und als Energielieferant zu verwenden. Neben genetischen Faktoren (hier lohnt sich der Blick in die Familienvorgeschichte), die die Entstehung einer Insulinresistenz begünstigen, sind weitere Risikofaktoren bekannt: Viele Fettzellen, also Übergewicht, mangelnde Bewegung, Fehlernährung mit vielen Fetten und wenig Ballaststoffen und Rauchen.

Die Diabetiker sterben nicht am Zucker, sie sterben an den diabetesbedingten Schäden an den Adern. Blindheit ist zu einem erheblichen Prozentsatz diabetesbedingt und die Hälfte der Patienten an der Dialyse, der Blutwäsche, haben ihre Nierenfunktion durch einen schlecht eingestellten Zucker verloren. *Dialyse* bedeutet »Blutwäsche«, wobei die Wirkung der Dialyse bei Weitem nicht an die normale Nierenfunktion heranreicht, dabei dauert sie vier bis fünf Stunden, und das drei- bis viermal wöchentlich. Die Wartezeit auf eine Spenderniere beträgt acht bis zehn Jahre, das transplantierte Organ hält im Mittel 15 Jahre. Durch die notwendigen Medikamente ist das Krebsrisiko für Nieren- oder Lungenkrebs verdoppelt, für Lymphome und andere Krebsarten zum Teil 100-mal so hoch wie für einen normal gesunden Menschen.

Diabetes schädigt vorwiegend die Adern, schleichend und schmerzfrei. Er schädigt auch die Nerven. Zu Beginn fallen die Diabetespatienten oft durch starken Durst und große Urinmengen auf. Ab einem Blutzuckerspiegel von über 180 Milligramm pro Deziliter (normal sind 100 Milligramm) tritt der Zucker in den Urin über und reißt viel Flüssigkeit mit. Später kommen eine Sehverschlechterung und Gefühlsstörungen an den Füßen und Beinen dazu. Die Beine sind taub, weil die Nerven geschädigt werden.

Jeder Mensch kauft seine Schuhe so, dass sie weder drücken noch zu weit sind. Der Diabetiker spürt den Druck zu spät, kauft sich die Schuhe also tendenziell zu eng. Das führt zu Druckstellen, die er nicht spürt und die wegen der schlechten Blut-

versorgung nicht heilen. Diabetes verschlechtert auch die Immunitätslage, und so können sich diese Druckgeschwüre infizieren. Wenn Keime auf diesem Weg bis in den Knochen gelangen, droht die Amputation des Fußes oder Beines.

Auch die feinen Nerven am Herzen werden geschädigt. Wenn der Diabetiker einen Infarkt erleidet, spürt er oft keine Schmerzen, und wertvolle Zeit, in der man Herzmuskelgewebe noch hätte retten können, geht verloren.

Ein Hinweis für die Männer: Die Nerven gehen von unten nach oben kaputt. Tote Hose! Dabei lässt sich diese schreckliche Erkrankung verhindern oder abmildern. Es gibt dazu zahlreiche Möglichkeiten.

Sicher nicht die einfachste, aber die effektivste und garantiert nebenwirkungsfreie Behandlung des Diabetes: abnehmen! Weil Abnehmen aber ein sehr komplexes Thema ist, haben wir ihm ein eigenes Kapitel gewidmet (ab Seite 126).

Es gibt zahlreiche medikamentöse Möglichkeiten, den Zucker in den Griff zu kriegen. Die Wahl des richtigen Medikamentes obliegt dem behandelnden Arzt, ich will nur den »Goldstandard« in der Diabetesbehandlung, das Metformin, beispielhaft herausgreifen.

Metformin hat zwei Wirkungen. Erstens hemmt es die körpereigene Zuckersynthese in der Leber. Damit gelangt weniger Zucker ins Blut. Zum Zweiten verbessert es die Insulinsensitivität der Körperzellen, die so den Zucker aus dem Blut besser aufnehmen können. Natürlich hat es auch Nebenwirkungen. Die häufigste ist Durchfall.

Wer sich innerlich sträubt, ein Medikament gegen die Zuckerkrankheit einzunehmen, für den gibt es eine reizvolle Alternative: Metformin kann man bis zu dreimal 1000 Milligramm täglich einnehmen, dann ist die Obergrenze erreicht. Eine aktuelle Studie hat gezeigt: 1000 Schritte mehr am Tag senken den Blutzucker nachhaltiger als 1000 Milligramm Metformin. 1000 Schritte sind nicht einmal 1 Kilometer.

Eine weitere, sanfte Möglichkeit, den Zuckerspiegel zu verbessern, bietet Magnesium. Wie gut eine Körperzelle den Blutzucker aufnehmen kann, hängt von der Aktivität der Tyrosinkinase (einem Enzym) in der Zellwand ab. Diese ist stark vom Magnesiumgehalt abhängig. Das am besten bioverfügbare Magnesium ist das Magnesiumcitrat. Der Diabetiker braucht 300 bis 400 Milligramm reines Magnesium pro Tag. Am besten wird es aufgenommen, wenn man es abends einnimmt.

Insulin ist eine Möglichkeit, den Zuckerspiegel im Blut zu normalisieren. Auch hier gibt es verschiedene Präparate, die schnell oder langsam wirken, je nachdem, ob man die Kalorienwelle einer Mahlzeit abfangen muss oder den Basisbedarf abdeckt. Aber eines ist allen Insulinen gemeinsam: Sie machen Appetit!

Momentan beliebt ist die 16:8-Diät. Studien haben gezeigt, dass die bei Diabetikern positive Effekte hat. 16 Stunden nichts essen, acht Stunden normal essen. Klingt nach einer mittelalterlichen Foltermethode, ist es aber nicht. Man darf bei den 16 Stunden die Nacht dazurechnen. Das bedeutet: Abendessen um 18:00 Uhr, Frühstück um 10:00 Uhr.

Die Wirkung dieser Ernährungsform ist einfach erklärt. Der Körper hat verschiedene Energiespeicher, vom schnell verbrauchten Kreatinphosphat über Blutzucker, Leberglykogen bis zu den lang anhaltenden Fettreserven. Die Fettreserven hebt sich der Körper gerne für die nächste Hungersnot auf. Daraus resultiert der Interessenskonflikt: Der Körper will das Fett behalten, wir wollen es loswerden. Wenn man 16 Stunden nichts isst, werden die anderen Energiespeicher langsam leer und der Körper geht, zähneknirschend, an die Fettreserven. Das dauert ein paar Monate, aber dann läuft es wie geschmiert.

Diabetes und Physiotherapie

Das A und O bei Diabetes Typ 2 ist BEWEGUNG!

Sportliche Aktivitäten halten nicht nur fit, sondern helfen auch dabei, die Blutzucker-, Blutfett- und Blutdruckwerte zu senken. Deshalb sind Sport und Bewegung eine besonders wirksame Therapiemöglichkeit bei Diabetes Typ 2.

Sitzen ist das neue Rauchen: Mangelnde Bewegung, schlechte Ernährung und Stress sind meist die Ursache für Herz-Kreislauf-Erkrankungen, Schmerzen und Einschränkungen am Bewegungsapparat, venöse Rückflussstörung, Adipositas und Stoffwechselkrankheiten wie zum Beispiel Gicht oder Diabetes Typ 2.

Im Text auf Seite 70 wird genau beschrieben, wie durch Inaktivität die Insulinresistenz und dadurch Diabetes Typ 2 entsteht. Was kann helfen?

Bereits einige stramme Schritte (circa 30 Minuten pro Tag) lassen den Blutzuckerspiegel nachweislich sinken, verbessern die Durchblutung und beugen typischen Folgen der Zuckerkrankheit wie Herzinfarkt und Gefäßkrankheiten vor. Sport und Bewegung helfen maßgeblich gegen die Insulinresistenz – die Körperzellen können den Zucker aus dem Blut wieder besser aufnehmen. Als optimal hat sich dabei eine Kombination aus Ausdauersport und Kraftübungen erwiesen.

Ausdauertraining zur Senkung des Blutzuckerspiegels

Um eine Unterzuckerung zu vermeiden, ist es ratsam, langsam und wohldosiert mit dem regelmäßigen Ausdauertraining zu beginnen. Steigern Sie die Dauer und die Intensität der Bewegung beziehungsweise die sportliche Aktivität schrittweise und kontrolliert. Ein abwechslungsreiches Bewegungsprogramm, gerne auch an der frischen Luft, von mindestens vier bis sechs Einheiten pro Woche gilt als ideal. Dadurch kann der blutzuckersenkende Effekt über die gesamte Woche aufrechterhalten werden.

Beispiele:
- Nordic Walking
- Spazierengehen
- Joggen
- Schwimmen und Aquajogging
- Radfahren
- Leichte Wanderungen
- Crosstrainer
- Laufband
- Stepper
- Rudergerät

Lassen Sie sich hierbei von Ihrem Arzt untersuchen und beraten, welcher Sport für Sie geeignet ist und welcher nicht.

Krafttraining zum Muskelaufbau

Eine wichtige und hilfreiche Unterstützung bei der Kräftigung Ihrer Muskulatur ist die Physiotherapie. Auf Basis einer gründlichen Befundung erstellt Ihr Physiotherapeut/Ihre Physiotherapeutin einen auf Sie zugeschnittenen individuellen Trainingsplan. Damit können Sie gezielt Muskulatur aufbauen, Schonhaltungen vermeiden, Verspannungen lösen und Ihre Mobilität verbessern.

Besonders Muskelkräftigung beziehungsweise Kraftsport ist bei Diabetes Typ 2 wichtig, da durch den Muskelaufbau die Insulinsensitivität verbessert wird. Der »Treibstoff«, der Muskeln arbeiten lässt, ist Glukose (Zucker). Die Muskeln versorgen sich bei Aktivität aus ihrem eigenen »Treibstoff«-Lager (Glykogendepots), bis diese aufgebraucht sind. Dann beginnt der erwünschte Prozess. Sind die Depots leer, holen sich die Muskelzellen den benötigten »Treibstoff« aus dem Blut, und der Blutzuckerspiegel sinkt.

Die perfekte Ergänzung zu Ihrem Ausdauer- und Kräftigungsprogramm ist ein individueller Ernährungsplan. Lassen Sie sich hierbei von Spezialisten wie Ökotrophologen oder einem Diabetes-Berater unterstützen.

Hüftabduktion in Seitlage

Ziel:
Verbesserung der Hüftabduktion

Stabilität der Rumpf- und Bauchmuskulatur, Kräftigung der äußeren Oberschenkelmuskulatur und des Gesäßes

Ausgangsposition:
Begeben Sie sich in die Seitlage (rechts), stützen Sie den rechten Arm unter den Kopf, beugen Sie das unten liegende rechte Bein und strecken Sie das obere linke Bein.

Ausführung:
Heben Sie das linke Bein gestreckt an. Halten Sie dabei den Rumpf stabil, die Bewegung kommt aus dem Hüftgelenk und sollte langsam und kontrolliert sein. Bleiben Sie etwa 20 Sekunden in dieser Position, senken Sie dann das Bein wieder ab.

Wechseln Sie dann die Seite und führen die Übung spiegelverkehrt mit dem anderen Bein aus. Führen Sie so zweimal 20 Wiederholungen pro Bein aus.

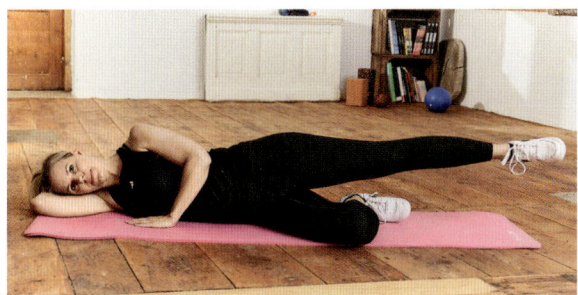
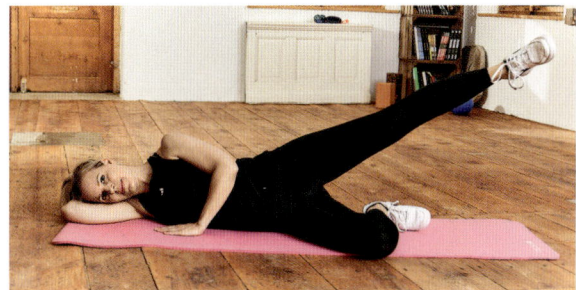

Seitstütz

Ziel:
Kräftigung des Schultergürtels, der seitlichen Rumpfmuskulatur und der Oberschenkelaußenseite

Ausgangsposition:
Legen Sie sich in die Seitlage auf den Boden, positionieren Sie den Ellbogen unter dem Schultergelenk, winkeln Sie Ihr unten liegendes Bein im Knie an und strecken Sie das obere Bein; das Becken liegt auf dem Boden.

Ausführung:
Heben Sie das Becken so weit ab, dass Knie, Hüfte und Schulter auf einer Linie sind.

Halten Sie die Position circa 5 Sekunden, senken Sie das Becken dann wieder ab.

Führen sie ein bis drei Durchgänge à 15 Wiederholungen aus.

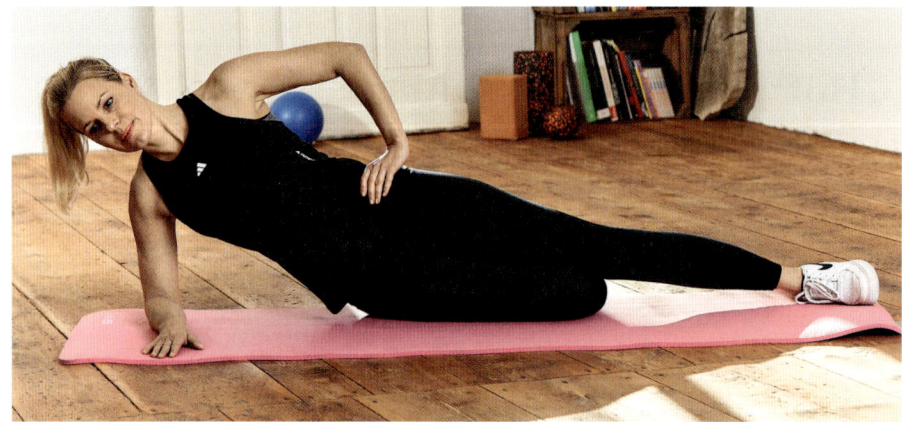

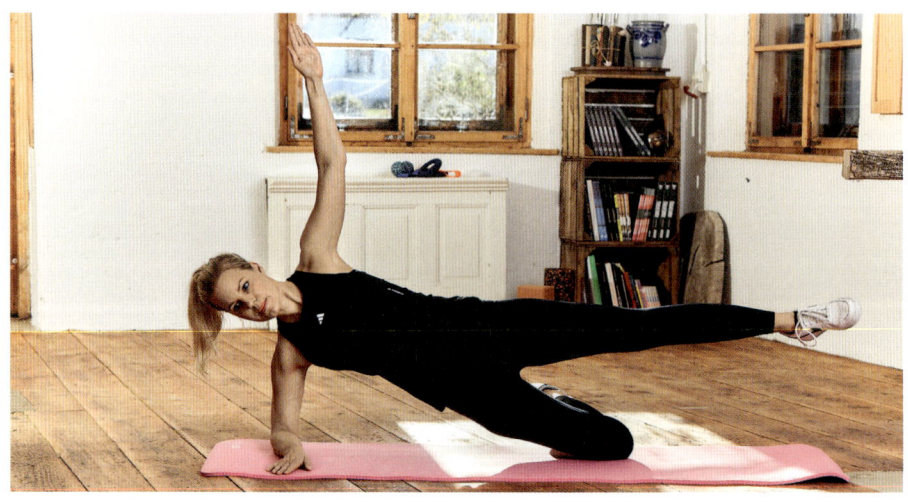

Rumpfrotation

Ziel:
Verbesserung der Beweglichkeit der Lendenwirbelsäule und der seitlichen Rumpfmuskulatur

Ausgangsposition:
Legen Sie sich auf den Rücken, stellen Sie die Beine auf und winkeln Sie die Knie an; strecken Sie die
Arme seitlich auf Schulterhöhe aus, die Handrücken zeigen nach oben. Klemmen Sie sich ein Kissen zwischen die Knie.

Ausführung:
Kippen Sie die Beine zu einer Seite in Richtung
Boden. Wichtig ist, dass Ihre Hände den Boden-
kontakt halten.

Kippen Sie die Knie dann zur anderen Seite.

Führen Sie ein bis drei Durchgänge à 10 Wiederholungen pro Seite aus.

Variante:
Legen Sie sich auf den Rücken, heben Sie die Beine an. Die Knie sind über der Hüfte, die Hände befinden sich mit dem Handrücken nach oben auf
Schulterhöhe auf dem Boden.

Lassen Sie die Knie zu einer Seite sinken, legen
Sie sie jedoch nicht ab.

Bewegen Sie die Knie in die Mitte zurück.

Lassen Sie die Knie zur anderen Seite sinken, ohne
sie abzulegen. Achten Sie darauf, dass Schultern
und Arme auf dem Boden liegen bleiben.

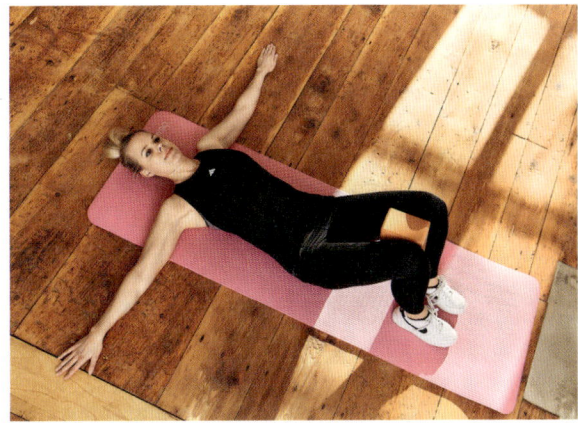

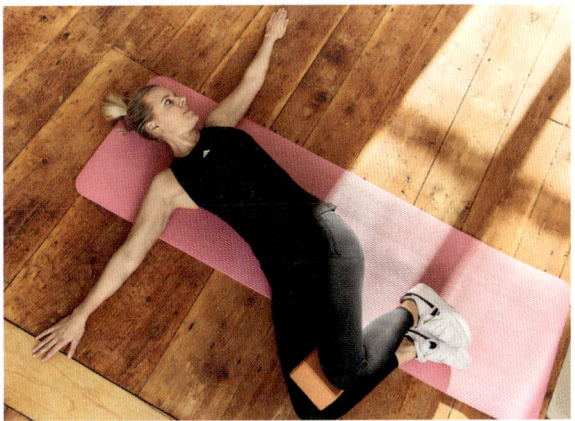

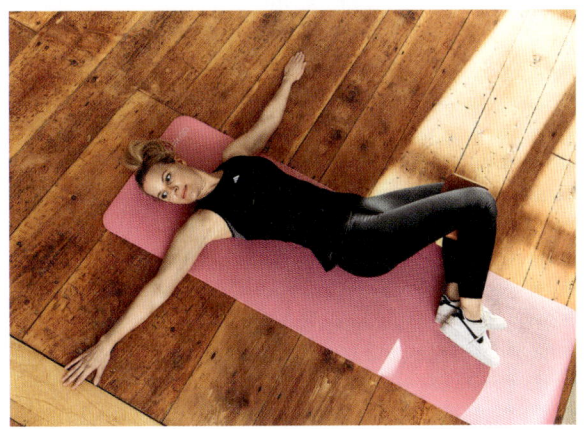

Rheuma oder Arthrose

Um es gleich noch ein wenig verwirrender zu machen: »Arthritis« oder »Arthrose«? Diese zwei Begriffe (wie auch »Rheuma« und »Arthrose«) werden gerne durcheinandergeworfen und falsch verwendet.

Nicht jeder, der Gelenkbeschwerden hat, hat auch Rheuma.

Versuchen wir, etwas Klarheit zu schaffen.

Arthrose

Sie ist ein Verschleiß der Gelenke. Dafür gibt es eine Reihe von Auslösern:

1. Alter
2. Übergewicht
3. Genetische (erbliche) Faktoren
4. Verletzungen
5. Chronische Überbeanspruchung

Das Alter: Der menschliche Körper ist von Natur aus für eine »Laufzeit« von etwa 45 bis 50 Jahren vorgesehen. Das ist das Alter, das über Jahrtausende hinweg die wenigsten überschritten haben. Erst in neuerer Zeit liegt die Lebenserwartung, zumindest in den Industrienationen, um die 80 oder über 80 Jahren. Aber so, wie ein altes technisches Gerät klappert, weil die Lager ausgeschlagen sind, verschleißen auch unsere Gelenke über die Jahrzehnte hinweg in zunehmendem Maß.

Übergewicht: Ein Deutscher, der über 40 Jahre alt ist und normalgewichtig, zählt bereits zu einer Minderheit. 10 oder 20 Kilogramm Übergewicht, das Jahrzehnte auf den Gelenken lastet, tagaus und tagein, lässt logischerweise die Gelenke schneller verschleißen. Rätselhafterweise wird die Überbeanspruchung einer Maschine und die daraus resultierenden Schäden von allen Menschen akzeptiert, aber die Arthrose als Folge des Übergewichtes nicht.

Genetische Faktoren: Es lohnt der Blick in die Familienvorgeschichte. Wenn mehrere Familienmitglieder ohne erkennbare Ursache mit Arthrose zu kämpfen hatten, ist die Gefahr größer, selbst die gleichen Probleme zu bekommen.

Verletzungen: Verletzungen bedeuten eine akute, massive Krafteinwirkung auf die betroffenen Körperteile. Der Sturz auf den schützend ausgestreckten Arm führt zum häufigsten Knochenbruch am menschlichen Körper, dem handgelenksnahen Unterarmbruch. Diese massive Quetschung des Gelenkknorpels kann den Verschleiß fördern. Wenn es ein Trümmerbruch ist, bei dem Bruchlinien in das Handgelenk verlaufen, kann es hier zu kleinsten Stufenbildungen kommen – mit der Folge einer vorzeitigen Arthrose. Auch ein Kreuzbandriss im Kniegelenk verschlechtert die Bandführung der gelenkbildenden Knochen mit der Folge von Fehlbelastungen und vorzeitigem Verschleiß.

Chronische Überbeanspruchung: Um die Arbeitsleistung zu optimieren, werden die Bewegungsabläufe in der Arbeit immer monotoner. Die Kassiererin im Supermarkt zieht stundenlang mit der gleichen Bewegung die Waren über den Barcode-Scanner. Möglicherweise sitzt sie auch noch schräg zur Arbeitsfläche. Dadurch entstehen muskuläre Dysbalancen, die Fehlbelastungen der Gelenke nach sich ziehen. Acht Stunden am Computer sitzen, möglicherweise auch noch gebeugt, ist das Schlimmste, was wir unserer Wirbelsäule und ihren gelenkigen Verbindungen antun können.

Was passiert bei einer Arthrose?

Ein Gelenk besteht aus mindestens zwei Knochen, wobei ihre gelenkbildenden Anteile mit einer glatten und harten Knorpelschicht überzogen sind, die ein reibungsarmes Gleiten garantiert. Jedes

Gesundes Gelenk

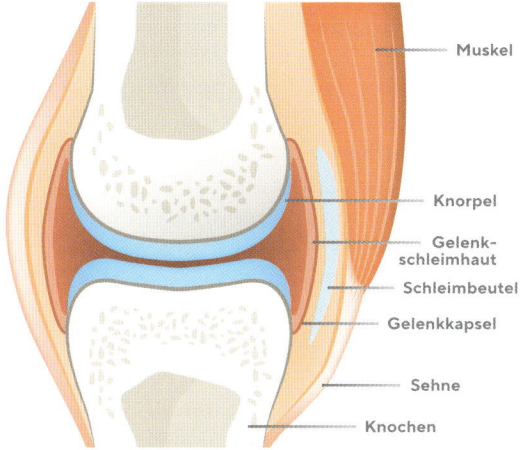

Muskel

Knorpel

Gelenk-
schleimhaut

Schleimbeutel

Gelenkkapsel

Sehne

Knochen

Arthrose

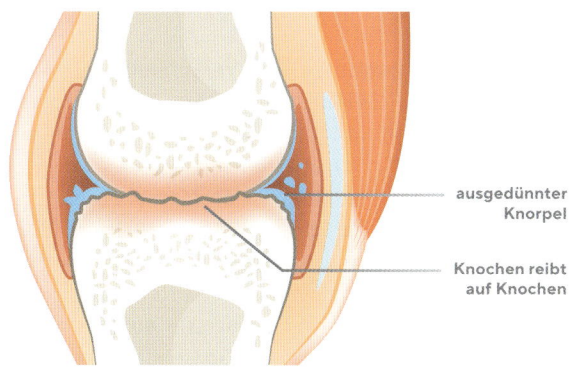

ausgedünnter
Knorpel

Knochen reibt
auf Knochen

Arthritis

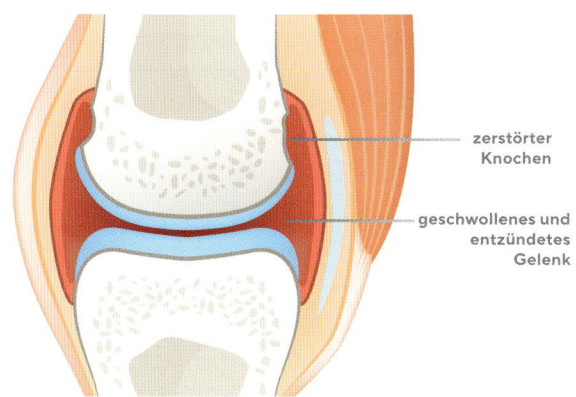

zerstörter
Knochen

geschwollenes und
entzündetes
Gelenk

Gelenk hat eine wasserdichte Gelenkkapsel, die innen von einer Innenhaut, der Synovia, überzogen ist. Diese Synovia produziert die kleine Menge Gelenkflüssigkeit, die das Gelenk schmiert, wie das Motorenöl im Automotor es auch tut.

Wenn ein Gelenk verschleißt, wird der Knorpelbelag abgerieben, wird dünner und dünner und entwickelt geschwürige Aufbrüche, vergleichbar mit Schlaglöchern in einer Straße. Spätestens wenn bei diesen »Schlaglöchern« der glatte Knorpel komplett fehlt, rauer Knochen auf Knochen reibt, beginnen die Schmerzen. Die Arthrose ist im letzten Stadium angelangt. Im Verlauf der Entwicklung einer Arthrose lagern die gelenkbildenden Knochen Kalkzacken an, äußerlich erkennbar an einer Verdickung der Gelenke. An den Fingern wird es immer schwieriger, den Ehering abzustreifen. Die Gelenke fangen an zu verkippen, die Finger sind nicht mehr gerade.

Röntgenologisch sind diese Kalkzacken gut und früh zu erkennen. Hier das Bild der Hüftgelenke. In der Bildmitte rechts ist das intakte Hüftgelenk zu sehen. Der Hüftkopf ist halbkugelig und glatt begrenzt. Der Abstand zwischen den Knochen wird durch die Dicke der Knorpelschichten bedingt. Das ist der dunkle Saum um den Hüftkopf. Auf der linken Seite ist dieser Saum kaum noch zu erkennen. Das heißt, hier ist kein Knorpel mehr vorhanden, hier reibt Knochen auf Knochen. Der Hüftkopf ist zudem entrundet und zeigt die erwähnten Kalkzacken.

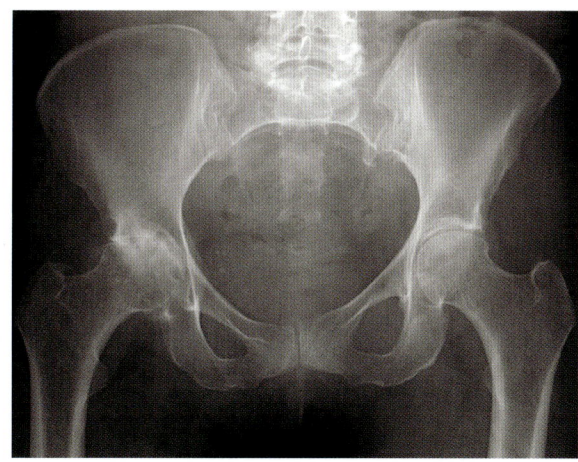

Rheuma

Rheuma ist keine eigene Erkrankung, es ist ein Überbegriff für mehr als 100 verschiedene Krankheitsbilder, denen eines gemeinsam ist: die Entzündung. Sie betrifft vornehmlich Gelenke (Arthritis), kann aber auch Weichteile wie Sehnen, Bindegewebe und Muskeln (Myositis) und innere Organe wie Herz und Lunge befallen (zum Beispiel Sarkoidose). Auch Adern können betroffen sein. Der Auslöser ist immer eine Autoimmunerkrankung. Unser Immunsystem ist darauf trainiert, fremde Eindringlinge wie Bakterien, Pilze und Viren in unserem Körper zu erkennen, anzugreifen und zu vernichten. Leider klappt das nicht immer, und dann werden körpereigene Teile für fremd gehalten und attackiert. Dadurch kommt es zu einer Entzündung, die bei Gelenken als Arthritis bezeichnet wird.

Durch diese Entzündung kommt es nicht nur zu Schmerzen und einer Schwellung des oder der betroffenen Gelenke, wie es auch bei der Arthrose der Fall ist, sondern zusätzlich zur Überwärmung. Die sogenannte Morgensteifigkeit beim Rheuma (man fühlt sich wie »eingerostet«) ist nicht typisch genug, um die Beschwerden eindeutig dem Rheuma oder der Arthrose zuzuordnen.

Rheuma kann familiär gehäuft auftreten.

Arthrose nimmt laufend zu, wobei es auch hier schmerzarme und schmerzreiche Phasen gibt. Rheuma verläuft oft schubweise.

Das wesentliche Unterscheidungsmerkmal ist, dass es bei der Arthrose keine krankhaft veränderten Laborwerte im Blut gibt, beim Rheuma schon. Durch die Bestimmung dieser typischen Werte lässt sich Rheuma mit einer knapp 90-prozentigen Sicherheit ausschließen oder belegen.

Die Fibromyalgie möchte ich in diesem Kapitel ausschließen, da es zum jetzigen Zeitpunkt nicht möglich ist, klare und allgemeingültige Aussagen zu ihr zu treffen. Sie ist in ihrer Ursache, der Diagnostik und der Therapie unter Fachleuten zu umstritten.

Durch die chronische Entzündung im Rahmen dieser Autoimmunerkrankung kommt es, unbehandelt, zur Zerstörung der Gelenke.

Die Behandlung der Arthrose

Es gibt kein Medikament, mit der eine Arthrose ursächlich behandelt werden kann. Man kann, in Kenntnis der Risikofaktoren (wie vorher erwähnt), aber die Entstehung verhindern oder den Verlauf zumindest abmildern.

Wenn vermeidbare Risikofaktoren bestehen, sollte man sie auch vermeiden. Das ist vor allem jungen Leuten schwer zu vermitteln, es tut ja nichts weh. Für einen 25-Jährigen ist der 50. Geburtstag noch unendlich weit weg und keinen Gedanken wert. Sollte die Arthrose mit 50 Jahren die ersten Schmerzen verursachen, stehen dem Patienten jedoch möglicherweise 30 Jahre mit immer stärker werdenden Einschränkungen bevor.

Arthrose ist ein zunehmender Verschleiß der Knorpelschichten im Gelenk. Der Knorpel hat als Gewebe im Körper einen ganz wesentlichen Nachteil: Muskeln, Haut, Knochen, Sehnen, sie werden alle durchblutet, das heißt gut mit Nährstoffen versorgt. Der Knorpel hat das nicht, er wird über Diffusion ernährt. Diffusion ist der gleiche Mechanismus, mit dem ein Stück Würfelzucker oder ein Löschblatt sich mit Flüssigkeit vollsaugt – eine denkbar schlechte Versorgung. Es gibt Spezialisten, die sagen, der Knorpel braucht 1000 Tage, um zu heilen. Andere sagen, er heilt überhaupt nicht mehr.

Was der Knorpel liebt, ist ein gleichmäßiges Durchbewegen mit wenig Last, sozusagen ein »Durchmassieren«. Derartige Bewegungen finden sich beispielsweise bei folgenden Sportarten:

- Radfahren
- Rudern
- Walking
- Schwimmen
- Crosstrainer
- Skilanglauf
- Wandern
- Gymnastik

Was der Knorpel hasst, sind Stoßbelastungen, vor allem kombiniert mit Drehbewegungen im Gelenk. Solche Sportarten sind:

- Alle Ballsportarten, vor allem in der Halle
- Alpines Skifahren, vor allem mit hoher Geschwindigkeit

Eine gute muskuläre Führung der Gelenke verringert hierbei die Gefahr von Fehlbelastungen.

Wenn sich die Arthrose abzeichnet, gilt es, die Beweglichkeit so lange wie möglich zu erhalten, indem die Gelenke in ihrem normalen Bewegungsausmaß durchbewegt werden.

Leichte Medikamente ohne relevante Nebenwirkungen finden sich in der Phytotherapie, in der Behandlung mit biologischen Extrakten. Teufelskralle, Weidenrindenextrakt, Grünlippmuschelextrakt, Bromelain und andere sind hier zu nennen.

Medikamente wie Novaminsulfon, Tramadol oder Tilidin blockieren lediglich die Schmerzweiterleitung zum Gehirn. Entzündungshemmer wie Diclofenac, Ibuprofen, Naproxen und andere verringern durch Blockade der entzündlichen Schwellung den Schmerz, das Gelenk wird dadurch in keiner Weise besser.

Tabletten können durch die Schmerzreduktion die Lebensqualität verbessern, es besteht aber die Gefahr einer Überlastung. Es tut ja nicht mehr so weh.

Die Behandlung des Rheuma

Es gibt Chancen, dass diese Krankheit zum Stillstand kommt, im Gegensatz zur Arthrose.

Es gibt auch Medikamente, mit denen Rheuma ursächlich behandelt werden kann.

Am Anfang der Therapie stehen Entzündungshemmer wie oben aufgeführt. Sollten sie nicht ausreichen, kommt Kortison zur Anwendung.

Kortison ist ein körpereigener Stoff, der die Immunreaktion dosisabhängig bremst oder blockiert.

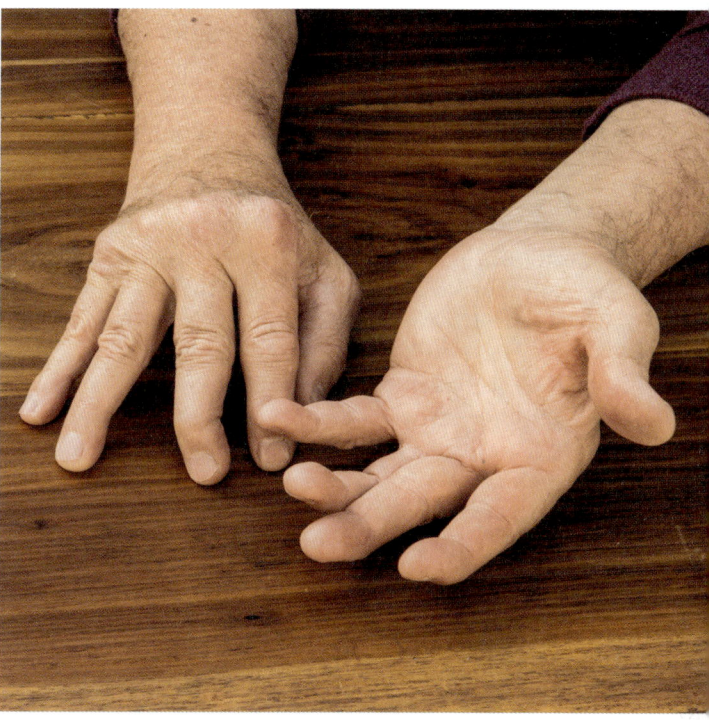

Damit ist eine ursächliche Behandlung möglich. Die Nebenwirkungen sind abhängig von Dosis und Dauer der Anwendung: Infektanfälligkeit, Diabetes, Stammfettsucht (Cushingoid), Pergamenthaut, Osteoporose.

Basismedikament in der Rheumabehandlung ist MTX (Methotrexat). Es unterdrückt die krankhaft gesteigerte Reaktion des Immunsystems bei Rheuma. Bis die Therapie anspricht, können allerdings mehrere Monate vergehen.

TNF-Alpha-Blocker. Das Zytokin TNF Alpha (Tumornekrosefaktor Alpha) ist ein ganz wesentliches Molekül bei chronisch-entzündlichen Erkrankungen. Seine Blockade hemmt die Entzündung an entscheidender Stelle. Die TNF-Alpha-Blocker (Adalimumab, Etanercept, Infliximab, Golimumab und Certolizumab) gehören zur Gruppe der Biologika. Die Therapiekosten pro Jahr und Patient liegen bei 15 000 bis 25 000 Euro. Daher dürfen sie erst eingesetzt werden, wenn andere, kostengünstigere Medikamente versagt haben.

Rheuma in der Physiotherapie

Die Behandlung von Patienten mit Rheuma oder fachsprachlich »rheumatische und muskuloskelettale Erkrankungen« ist nicht einfach, da die meisten Patienten oft unter starken chronischen Schmerzen leiden und die Krankheit in Schüben auftritt. Die Bezeichnung »Rheuma« ist ein Überbegriff für mehr als 100 verschiedene Erkrankungen der verschiedensten Körperbereiche. Diese lassen sich in vier Hauptgruppen einteilen:

1. Entzündlich-rheumatische Erkrankungen
2. Degenerativ-rheumatische Erkrankungen
3. Chronische Schmerzsyndrome des Bewegungsapparates
4. Stoffwechselerkrankungen mit rheumatischen Beschwerden

Eine der häufigsten rheumatischen Erkrankungen ist die rheumatoide Arthritis (RA), sie zählt zu der ersten Gruppe. Bis heute sind die Ursachen für die RA noch nicht vollständig geklärt. Vermutet wird, dass neben Infektionen, Bakterien oder Allergien genetische Faktoren die Hauptursache sind. Das Immunsystem ist »fehlgeleitet« und greift fälschlicherweise die eigenen Zellen im Gelenk an. Dabei kommt es zu einer Entzündungsreaktion mit Schwellung und Erwärmung. Nach und nach wird das Gelenk zerstört, schmerzhaft und steif. Die Patienten berichten von einem schleichenden Prozess, der zunächst die kleinen Finger- und Zehengelenke betrifft.

Klassische Symptome der RA:
- Schwellung und Erwärmung der Gelenke
- Gelenkschmerzen in Ruhe und in der Nacht
- Morgensteifigkeit, die länger als 60 Minuten anhält
- Mehr als zwei Gelenke sind betroffen
- Symmetrische Entzündung der Gelenke auf beiden Körperhälften
- Müdigkeit/Abgeschlagenheit
- Fieber

Am Beispiel dieser chronischen Gelenksentzündung lässt sich ein Einblick in die physiotherapeutischen Möglichkeiten und Maßnahmen darstellen. Da viele Zusammenhänge immer noch unbekannt sind, lässt sich meist nur symptomatisch behandeln. Je früher die Diagnose gestellt und mit der Therapie begonnen wird, desto besser. Leider gibt es keine vorbeugenden Maßnahmen, die die Krankheit verhindern oder gar stoppen. Die ganz schweren Verläufe der RA können aber mit einer frühzeitigen, individuellen und konsequenten Therapie abgemildert oder im besten Fall etwas aufgehalten werden.

Die physiotherapeutische Behandlung richtet sich nach der aktuellen Situation des Patienten. Durch eine gründliche Befundung des Therapeuten wird eine individuelle Therapie für den Patienten gestaltet, abhängig vom Krankheitsstadium, vom Schmerzstadium und von den körperlichen Einschränkungen.

Diese Maßnahmen sind:
- Manuelle Therapie
  → Herabsetzen der Spannung im Gelenk, Verbesserung der Beweglichkeit, der Durchblutung und des Stoffwechsels der Gelenke, Mobilisation

- Krankengymnastik
  → Korrektur und Vorbeugung von Fehlstellungen

- Wärme- beziehungsweise Kältetherapie
  → Entspannung der Muskulatur, Entzündungshemmung (Kälte)

- Elektrotherapie
  → Schmerzlinderung, Durchblutungsförderung

- Übungen/Training
  → Schulung von Haltung und Gang, Muskelkräftigung, Stabilisierungsübungen, Verbesserung der Koordination, Konditionsaufbau

Arthrose in der Physiotherapie – wer rastet, der rostet

Verschleiß und Abnutzung – degenerative Prozesse – führen zu einer schlechteren Durchblutung des Knorpels und zu einer Verminderung der

Knorpelqualität. Dadurch steigt die mechanische Belastung auf den Knorpel und der Knorpel wird geschädigt.

Das Kniegelenk federt bei jedem Schritt das 3,5-Fache des Körpergewichts ab. Der gesunde Knorpel dient als Stoßdämpfer. Fehlt dieser Schutz und Knochen reibt auf Knochen, entsteht Schmerz.

Etwa fünf Millionen Menschen leiden an Arthrose, hauptsächlich der Kniearthrose (Gonarthrose), gefolgt von der Hüftarthrose und der Arthrose im Daumensattelgelenk.

Die häufigsten Ursachen sind:
- Übergewicht
- Bewegungsmangel/fehlende Ausdauer
- Einseitige und/oder falsche Bewegung
- Schlechte Körperhaltung
- Schlechter muskulärer Zustand
- Instabilität in den Gelenken
- Falsche Ernährung
- Angeborene Fehlstellungen im Gelenk
- Vorausgegangene Traumata, Verletzungen und Operationen

Die Symptome der Arthrose sind:
- Gelenkschmerzen, typisch ist der Anlaufschmerz beim Aufstehen
- Steifigkeitsgefühl, vor allem morgens nach einer längeren Phase ohne Bewegung
- Belastungsabhängige Schmerzen
- Spannungsgefühle
- Nachtschmerzen
- Bewegungseinschränkungen auch von eigentlich gewohnten Bewegungen
- In späten Phasen Ergussbildung und Kontrakturen (»Verkürzung« von Muskeln, Sehnen, Bänder und Faszien mit der Folge eingeschränkter Gelenke)

Therapiemöglichkeiten

In der Physiotherapie gibt es verschiedene Maßnahmen und Möglichkeiten, um Belastung und Regeneration im Gleichgewicht zu halten. Hierbei stehen moderate Bewegung bei gemäßigter Belastung im Vordergrund. Ziel ist es, die Muskulatur zu kräftigen, damit sie stark genug ist, das Körpergewicht mitzutragen. Das entlastet die Gelenke und den noch vorhandenen Knorpel. Der Schmerz wird weniger und der Patient hat wieder mehr Freude an der Bewegung. Eine positive Spirale beginnt, im besten Fall mit weniger Schmerz, weniger Medikamenten und mit erhöhter körperlicher Aktivität und Lebensfreude.

Weitere erfolgreiche Maßnahmen sind Manuelle Therapie, um die Spannung im Gelenk und in den angrenzenden Gelenken zu reduzieren und Fehlhaltungen zu korrigieren, krankengymnastische Übungen zur Verbesserung der Körperhaltung, Wärme- und Kälteanwendungen, je nach Krankheitsphase, Ultraschall- und Elektrotherapie zur Schmerzlinderung, Durchblutungsverbesserung und Anregung des Stoffwechsels.

Übungen zur Verbesserung beziehungsweise Linderung der Arthrose am Beispiel der Hüftgelenksarthrose finden Sie auf den folgenden Seiten. Hierzu noch ein wichtiger Hinweis: sollten Sie bei der Ausführung Schmerzen verspüren, brechen Sie die Übung bitte ab. Andernfalls kann es zu Verletzungen oder Verschlimmerungen der Leiden kommen - und genau das wollen wir ja verhindern.

Mobilisation und Dehnung des Hüftbeugers (*Musculus iliopsoas*)

Hinweis:
Die Übungen auf dieser Doppelseite sind nur zur Schmerzlinderung bei Arthrose-Beschwerden gedacht. Sie stellen keine Heilmethoden dar!

Ziel:
Verbesserte Flexibilität des Hüftbeugers, Aktivierung der Hüftstrecker und der Gesäßmuskulatur

Ausgangsposition:
Kommen Sie in den Kanutenstand – das ist der einbeinige Kniestand – mit aufrechtem Oberkörper.

Ausführung:
Spannen Sie die Gesäßmuskulatur an, halten Sie den Oberkörper aufrecht und schieben Sie Ihre Hüfte nach vorn.

Wiederholen Sie die Übung 15-mal à zwei Durchgänge.

Halten Sie die Position für circa 30 Sekunden und spüren Sie in die Dehnung hinein.

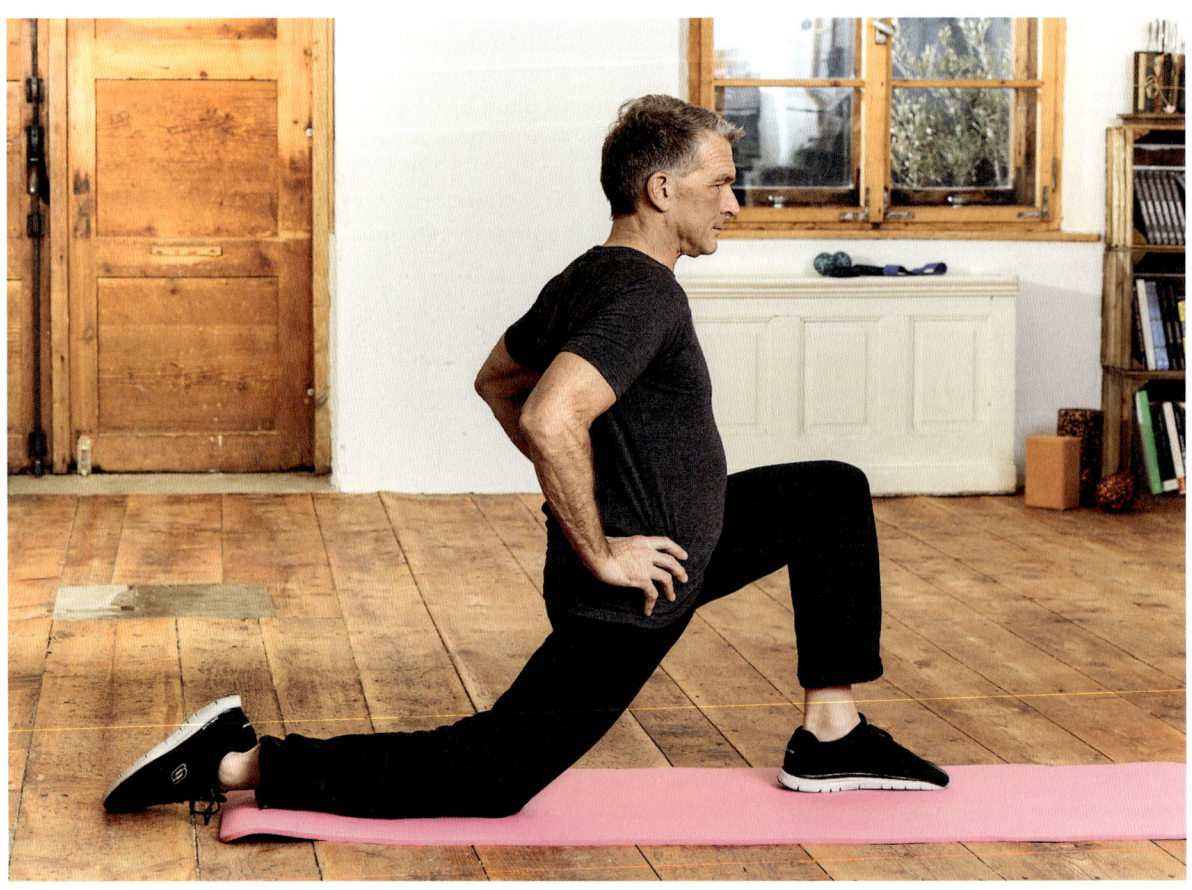

Frosch in Rückenlage

Ziel:
Dehnung der Hüftbeuger und Kräftigung der Hüftstrecker (Gesäßmuskulatur)

Ausgangsposition:
Legen Sie sich auf einer Gymnastikmatte auf den Rücken, schlingen Sie ein Miniband um die Beine oberhalb der Knie und stellen Sie die Füße mit angewinkelten Beinen hüftbreit auf.

Ausführung:
Senken Sie beide Knie nach außen, die Fersen bleiben auf dem Boden.

Halten Sie diese Position 20 Sekunden lang. Gehen Sie dann langsam und kontrolliert in die Ausgangsstellung zurück. Führen Sie die Übung so dreimal hintereinander aus.

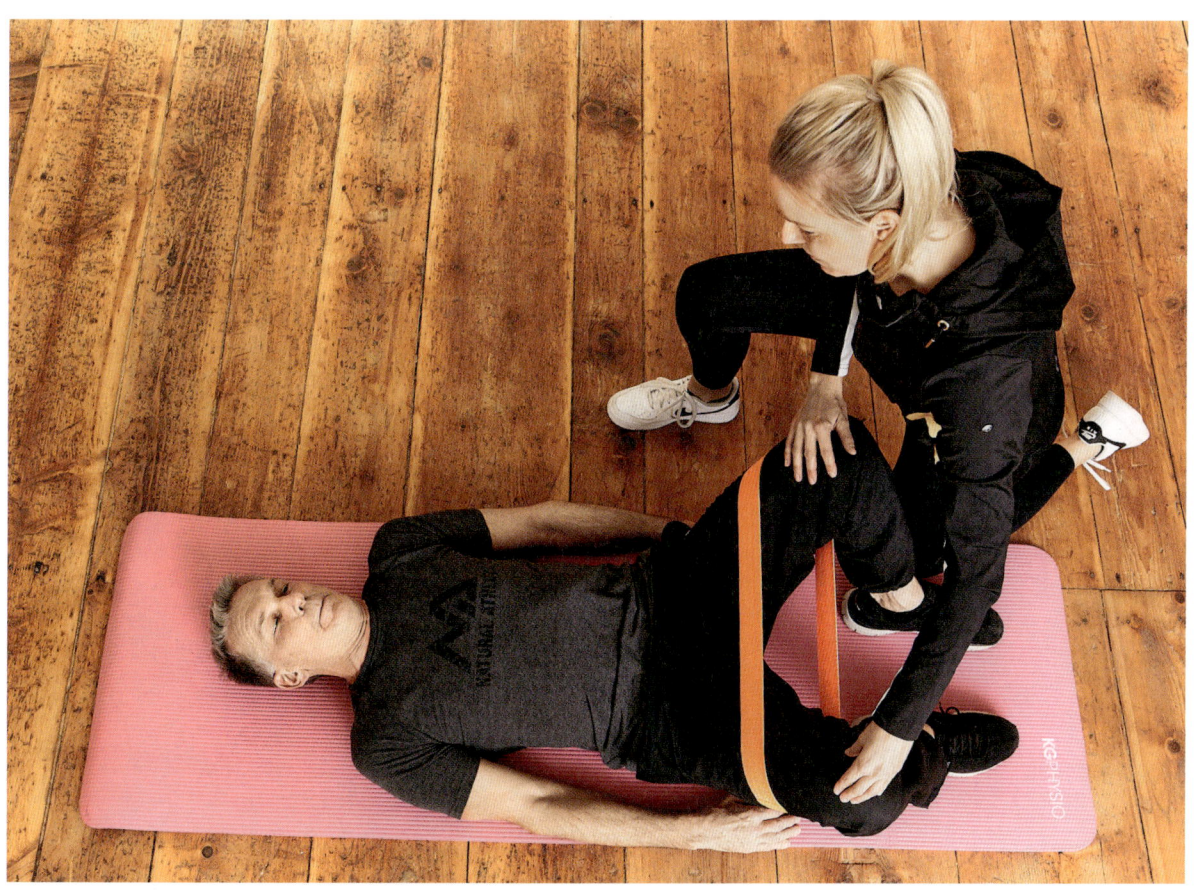

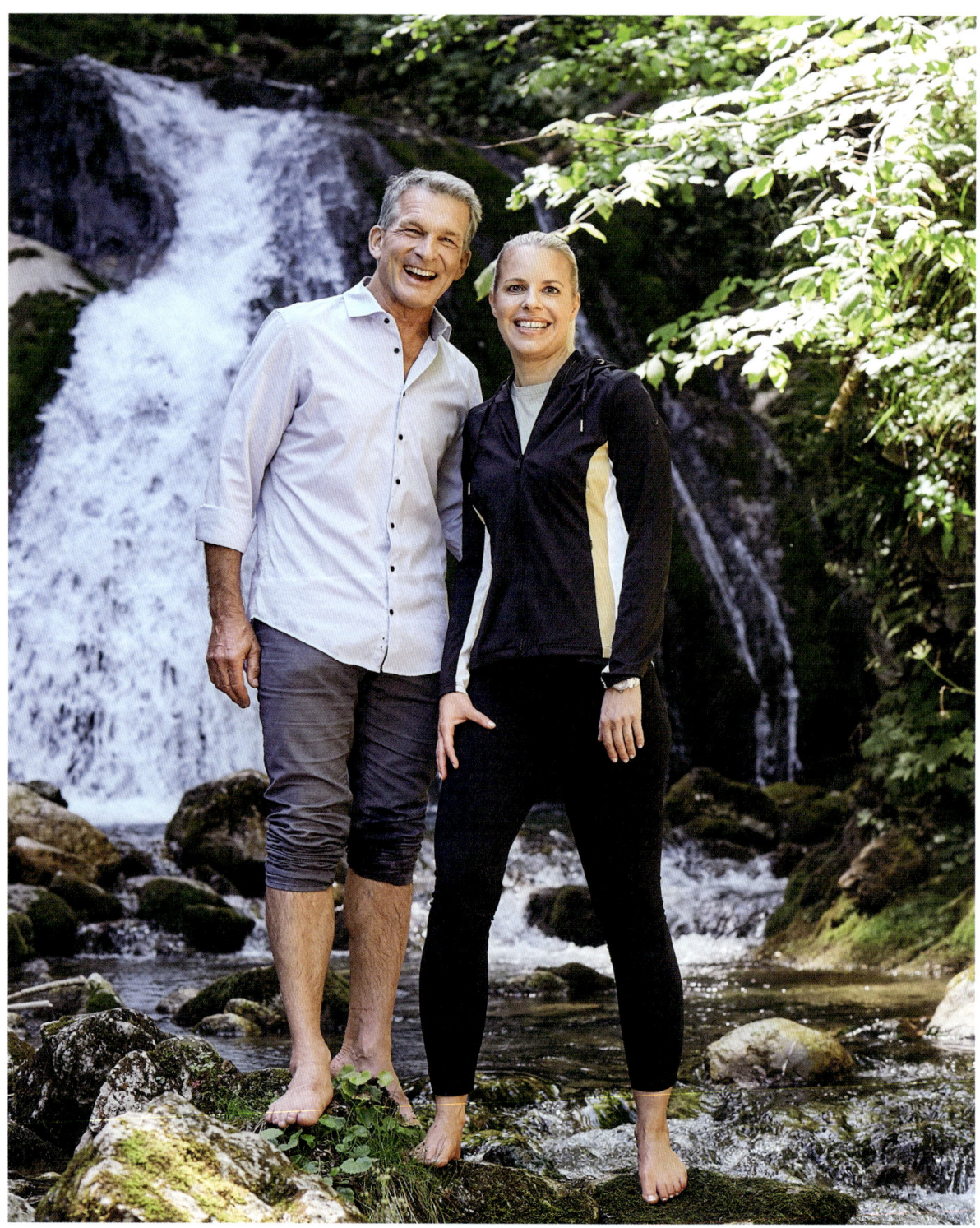

Gut für das Immunsystem: Bewegung an der frischen Luft

Das Immunsystem

Der Feind kommt in Tröpfchen durch die Luft, wartet auf Händen und Türklinken auf Opfer. Doch die Polizei in unserem Körper, unser Immunsystem, ist auf der Hut und wehrt angreifende Viren, Bakterien und Pilze ab. Doch auch Irrläufer im Körper, wie Krebszellen, werden attackiert. Unser Immunsystem ist unser Schutzschild.

Unser Immunsystem wehrt Tag für Tag Krankheitserreger ab und ohne es wäre selbst eine Erkältung tödlich. Doch manchmal tricksen die Erreger das Immunsystem aus, dringen in den Körper ein und vermehren sich explosionsartig, und wir werden krank. Doch warum werden wir wieder gesund?

In unserem Körper kämpft das Immunsystem für uns, meistens unbemerkt. Im Wesentlichen in zwei gestaffelten Reihen: mit der angeborenen Immunabwehr, sozusagen der »normalen« Polizei, und der erworbenen Immunabwehr, dem »SEK, dem Sondereinsatzkommando«. Die angeborene Immunabwehr ist die schnelle Eingreiftruppe, die mit den meisten Erregern fertigwird, wenn sie aber nicht ausreicht, erscheint die erworbene Immunabwehr mit auf den Feind maßgeschneiderten Waffen auf dem Schlachtfeld, doch ihre Aktivierung dauert wesentlich länger.

Wie verläuft eine Infektion eigentlich?

Vier von fünf Erkrankungen werden durch das Händeschütteln übertragen, doch die intakte Haut vermögen die Feinde nicht zu durchdringen, und wer sich oft die Hände wäscht, wird die meisten Angreifer problemlos wieder los. Wenn die Erreger aber in den Körper gelangen, etwa durch Einatmen oder das Berühren der Lippen mit den Fingern, dann ist die erste Barriere überwunden. Die Schleimhäute besitzen nicht den Panzer der Hornschicht wie unsere normale Haut. Sie haben eine Schleimschicht, in der Erreger festkleben, und in den Atemwegen

haben die Schleimhäute Flimmerhärchen, die den Schleim mitsamt den Erregern wieder Richtung Mund und Nase transportieren. Gerade im Winter schwächen Kälte und Trockenheit diesen Reinigungsmechanismus und das Nikotin einer Zigarette lähmt die Flimmerhärchen für einen ganzen Tag.

90 Prozent aller Atemwegsinfektionen sind durch Viren verursacht und wenn diese die Barrieren überwinden können, kapern sie Zellen, dringen in sie ein und zwingen sie, das Virus zu vermehren. In der Zelle sind Viren eine Zeit lang vor dem Immunsystem verborgen, dessen Wächter ständig durch die Adern patrouillieren. So vervielfacht sich die Zahl der Viren, sie befallen andere Zellen und stecken andere Personen beim Husten oder Niesen an.

Allerdings wehren sich befallene Zellen, indem sie Viruspartikel auf der Zelloberfläche präsentieren. Diese veränderte Zelloberfläche fällt der »Polizeistreife« der angeborenen Immunabwehr schnell auf und die befallene Zelle wird samt den darin befindlichen Viren zerstört. Auch Bakterien, die sich allerdings nur außerhalb der Zellen befinden, werden an der fremden Oberfläche erkannt und zerstört. Ebenso werden Krebszellen erkannt und angegriffen.

Wenn aber die normale Polizei, das angeborene Immunsystem, überfordert ist, muss das Sondereinsatzkommando, die erworbene Immunabwehr, aktiviert werden. Sogenannte Fresszellen, die die Erreger aufgenommen, zerstört und zerlegt haben, bringen ihren Fund in das Lymphsystem und zu den Lymphknoten und präsentieren ihn den dort wartenden T- und B-Zellen. Das sind circa 400 Milliarden hoch spezialisierte Kampfzellen, von denen jede auf genau einen Erreger spezialisiert ist. Erkennt eine der T-Zellen ihren persönlichen Feind, fängt sie an, sich zu teilen und sich dadurch rasend schnell zu vermehren. Die Lymphknoten schwellen an. Diese T-Zellen schwärmen aus, um den Feind zielsicher zu vernichten. Mittlerweile bilden die B-Zellen innerhalb einiger Tage Antikörper, hoch spezialisierte Eiweißmoleküle. Diese werden ins Blut ausgeschüttet, heften sich an die Erregeroberfläche und helfen so, diese zu zerstören.

Genau so funktionieren im Übrigen Impfungen. Sogenannte Gedächtniszellen speichern die Information über den Krankheitserreger für Jahre und Jahrzehnte. Dann ist man immun gegen diese Krankheit.

Ist die Schlacht gewonnen, muss der Körper die Schäden beseitigen und aufräumen, die Erholungsphase setzt ein. Diese dauert nach einem fünftägigen Infekt circa drei Wochen, und solange ist Schonung angesagt.

Obwohl dies nur eine stark vereinfachte Beschreibung dessen ist, was unser Immunsystem täglich leistet, ist es dennoch beeindruckend. Ohne unsere Immunabwehr könnten wir nicht lange überleben. Leider lässt ihre Reaktionsfähigkeit ab dem 60. Lebensjahr zunehmend nach. Daher werden von der STIKO, der Ständigen Impfkommission, ab diesem Alter mehrere Schutzimpfungen empfohlen:

- Grippe,
- Gürtelrose,
- Keuchhusten,
- Pneumokokken (eine spezielle Form der Lungenentzündung).

Wir können jedoch schon viel früher unser Immunsystem aktiv unterstützen. Wie oben schon angedeutet, sind die Schleimhäute unserer Atemwege die Eintrittspforte Nummer eins für Krankheitserreger. Das Nikotin einer Zigarette beispielsweise lähmt das Flimmerepithel, diesen Reinigungstrupp unserer Bronchien, circa zwölf Stunden lang. Und so lange bleibt alles, was wir einatmen – Staub, Schmutz, Viren und Bakterien –, in den Atemwegen liegen, und auf diese Weise können sich Angreifer munter vermehren und unsere Zellen infizieren.

Alkohol ist ein Zellgift. Wobei es ganz wesentlich auf die Menge und die Konzentration ankommt. Es ist nichts gegen eine Flasche Bier, es ist nichts gegen ein Glas Wein einzuwenden. Auch ein Schnaps, ein Whisky oder ein Gin dürfen sein, sie sollten jedoch die Ausnahme bleiben. Für Bier und Wein gilt der alte lateinische Spruch »dosis venenum facit« – die Menge macht das Gift.

Trockene Luft, vor allem die Heizungsluft im Winter, trocknet die Schleimhäute aus und macht sie verletzlicher, angreifbarer. Die ideale relative Luftfeuchte liegt bei 60 Prozent und darüber, liegt aber bei Heizungsluft bei nur noch 20 bis 30 Prozent. Die Luft in einem Flugzeug ist mit 5 bis 10 Prozent extrem trocken. Wer ausreichend trinkt, und das sind mindestens (!) zwei Liter am Tag, schützt seine Schleimhäute und hilft dem Immunsystem. Stoßlüften zu Hause ist auch effektiv, die Luft draußen ist die bessere.

Viele Infektionen werden über das Händeschütteln übertragen. In der keimfreien Begrüßung sind uns andere Kulturen schon lange voraus. Die Araber legen die Hand aufs Herz und verbeugen sich, die Asiaten legen die Hände zusammen und verbeugen sich. Ein weiterer großer Vorteil: Es sind alle Anwesenden auf einmal gegrüßt, ich kann niemanden übersehen, niemand kann beleidigt sein, weil er nicht als Erster begrüßt wurde. Wir können die Coronapandemie also zu einer Umstellung unseres Verhaltens und Verringerung der Infektionsverbreitung nutzen.

Eine positive Grundeinstellung hilft ebenfalls. Wenn ich eine Erkältung habe und lasse mich hängen, bin ich, zumindest gefühlt, schwerer und länger krank, als wenn ich mir sage: Gut, ich bin erkältet, aber in vier bis fünf Tagen ist es vorbei.

Krank wird man, wo Menschen sind. Die Schlange an der Supermarktkasse ist um ein Vielfaches gefährlicher als ein Waldspaziergang, wo ich kaum jemanden treffe. Erkältung hat nichts mit Kälte zu tun, es ist eine Virusinfektion. Auch wenn ich friere wie ein Schneider, krank werde ich davon nicht. Also Abstand halten.

Ernährung. Vitamin C ist wichtig für eine gute Funktion des Immunsystems. Früher hatte ein Liter Orangensaft noch reichlich Vitamin C, heute nur noch 42 Milligramm. Das liegt daran, dass Vitamin C sehr empfindlich auf Lagerung reagiert, da es hitze-, licht- und luftempfindlich ist. Lange Transportwege – der Hauptlieferant für Orangen ist Brasilien – schaden den nützlichen Inhaltsstoffen. Auch die Bananen kommen in Mittelamerika grün von der Staude und werden dann mit Ethylen begast, damit sie gelb werden und appetitlich aussehen. Kiwis werden unreif geerntet und reisen um die halbe Welt. Der Apfel aus Südafrika oder Chile? Das Obst hat gar keine Chance, die gesunden, immunstärkenden Inhaltsstoffe zu entwickeln oder zu erhalten, die ihm zugeschrieben werden. Es sei denn, die Transportwege sind kurz und die Lagerzeiten auch. Der Apfel vom Obstbauern um die Ecke oder der Apfel aus dem eigenen Garten, das ist der richtige! Eine schonende Zubereitung der Nahrung erhält die wichtigen Bestandteile.

Vitamin D wird seit einigen Jahren als »Wundermittel« gegen fast alles angesehen. Auch wenn von den zugeschriebenen Eigenschaften vieles noch unbewiesen ist, eines ist Fakt: Damit unser Körper das benötigte Vitamin D in ausreichender Menge selbst synthetisieren kann, brauchen wir Sonnenlicht. Selbst Landschaftsgärtner, die den ganzen Tag im Freien sind, haben einen Vitamin-D-Mangel. Die Sonne in Mitteleuropa ist zu schwach, wir müssten schon nach Nordafrika gehen, damit sie ausreicht. Wer Sonnenschutzmittel mit einem Schutzfaktor von 10 oder mehr aufträgt, hält die Sonne aus dem Körper draußen. Sollte man auch, da ist ja noch der Hautkrebs. Ein Dilemma, aus dem man nur herauskommt, wenn man Vitamin D zuführt. 1000 IE (Internationale Einheiten) reichen, um den Vitaminspiegel konstant zu halten; um aus einem Mangel herauszukommen, sollten es schon 2000 IE pro Tag sein. Oder 20 000 IE einmal in der Woche.

Zink, 20 Milligramm pro Tag, unterstützt das Immunsystem, auch Selen werden positive Eigenschaften zugeschrieben.

Aus dem phytotherapeutischen Bereich, also der Behandlung mit pflanzlichen Wirkstoffen, haben die Echinacea-Präparate einen festen Platz in der Prävention vor Krankheiten.

Sport: Sport hat eine unglaubliche Menge an gesundheitlichen Vorteilen, auch was die Stärkung des Immunsystems betrifft. Es kommt aber darauf an, welchen Sport ich betreibe.

Sport an der frischen Luft hat schon wegen der besseren Luftfeuchtigkeit Vorteile, auch ist der Abstand zu anderen Sportlern größer. Hochintensive Belastungen sind problematisch. Die NK-Zellen, die sogenannten Natural Killer Cells, sind ein wesentlicher Bestandteil unseres Immunsystems. Ihre Zahl sinkt nach Spitzenbelastungen für mehrere Stunden ab.

Spinning oder Indoor-Cycling, das Radfahren auf dem Heimtrainer in geschlossenen Räumen in der Gruppe, ist ein gutes schlechtes Beispiel. Bei hohen körperlichen Belastungen wird aufgrund des Sauerstoffmangels ATP (Adenosintriphosphat) nicht zu Pyruvat abgebaut, sondern nur zu Laktat. Laktat schwächt das Immunsystem. Wenn der Laktatspiegel zehn Minuten über 10 mmol/l (Millimol pro Liter) liegt, nimmt die Zahl der NK-Zellen für eine Woche deutlich ab. Spinning wird in geschlossenen Räumen in Gruppen von 10 bis 15 Mitradlern durchgeführt. Die Musik ist bewusst aufpeitschend ausgewählt und die Anfeuerung durch den Trainer oder die Trainerin ist auch nicht von schlechten Eltern. Es muss nur einer in der Gruppe krank sein …

Was sollte ich nicht tun, um meinem Immunsystem das Leben nicht noch schwerer zu machen?
• Rauchen
• Alkohol trinken, vor allem harte Sachen
• Sport mit hochintensiven Belastungen in Grippezeiten
• Stress
• Zu wenig schlafen
• Bussi links, Bussi rechts mit jedem
• Hände schütteln

Was kann ich tun, um meinem Immunsystem zu helfen?
• Vitaminreich ernähren
• Ausreichend schlafen
• Ausdauersport möglichst im Freien betreiben
• Oft Hände waschen

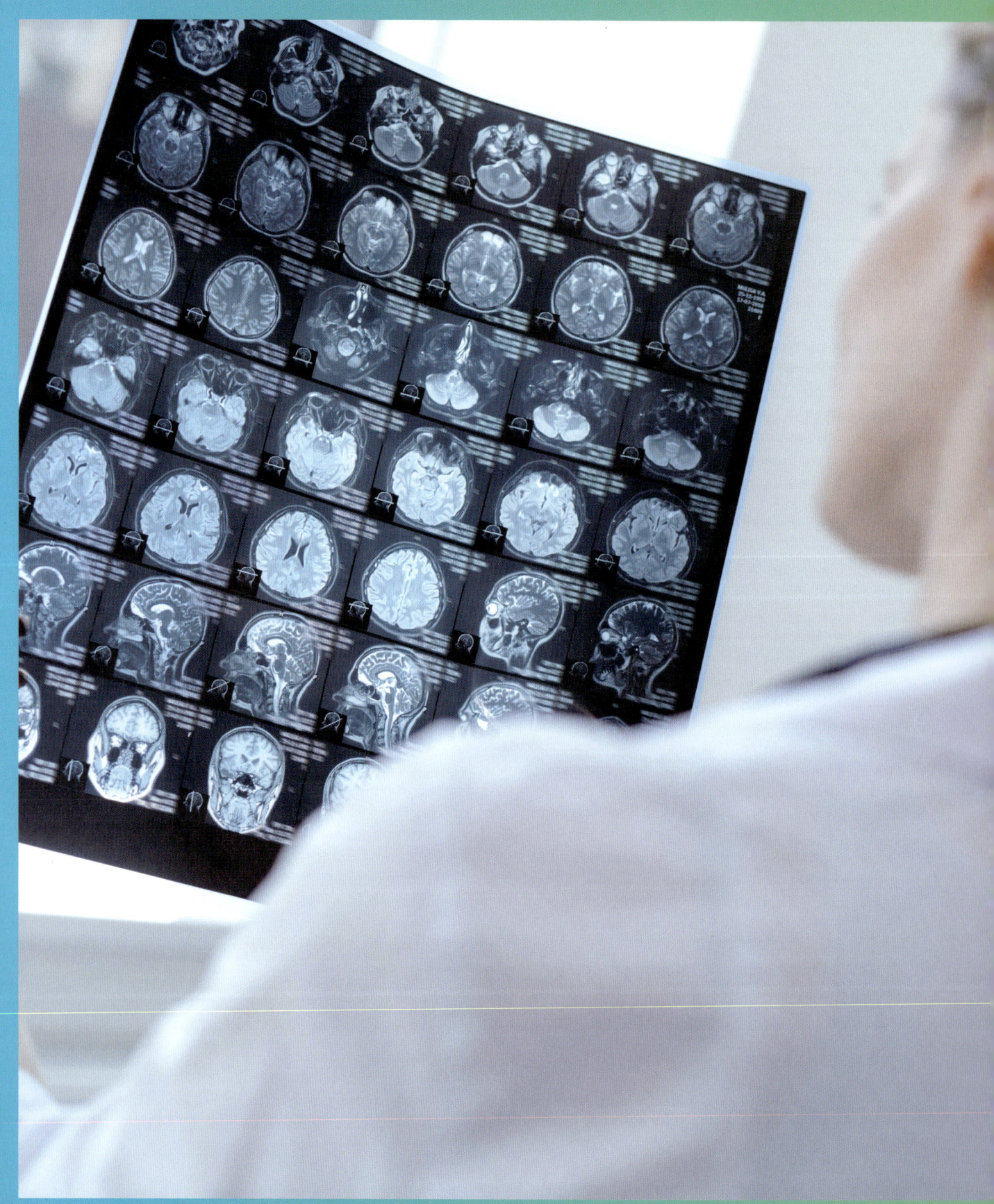

Kapitel 3

NEUROLOGIE

Die Angst der Menschen, dement zu enden, ist größer als ihre Angst vor Krebs.

Demenz

Das Gefühl, dass einem zunehmend die Kontrolle über das eigene Leben entgleitet, dass man immer weniger versteht, warum etwas passiert, ist auch für einen aktuell noch Gesunden eine schreckliche Vorstellung. Das Abrutschen über die Hilflosigkeit in die Hilfsbedürftigkeit ist eine Zukunftsperspektive, die als solche nicht akzeptabel ist. Schlimmer ist noch: Viele Menschen haben die Angst, dieser Entwicklung in die Demenz, diesem Abgleiten in die mentale Nacht, hilflos ausgeliefert zu sein. Dem ist nicht so. Auch wenn die wenigen Medikamente, die gegen Demenz auf dem Markt sind, in der Wirkung eher bescheiden sind, ganz sind wir dieser Gefahr nicht völlig ausgeliefert.

Ich habe nicht den Stein der Weisen gefunden. Wenn dem so wäre, wäre ich mit einiger Sicherheit ein Kandidat für den nächsten Medizin-Nobelpreis. Ein paar Hebel können wir aber ansetzen um die Entwicklung einer Demenz wenigstens zu bremsen.

Demenz ist eine Form der Vergesslichkeit, die über die altersentsprechende Norm hinausgeht.

Wir leben in einer alternden Gesellschaft. Im Jahr 2050 wird etwa ein Drittel der Bevölkerung in Deutschland älter als 65 Jahre sein. Die Möglichkeit, nach dem Arbeitsleben noch 20, vielleicht auch 30 Jahre das Leben nach den eigenen Vorstellungen und Wünschen gestalten zu können, ist verlockend. Parallel mit dem Alter steigt leider auch die Gefahr, dement zu werden. Von den 65-Jährigen in Deutschland sind aktuell 2 Prozent dement, von den 85-Jährigen 30 bis 50 Prozent. Nach den Zahlen des Bayerischen Landesamtes für Statistik sind rund 90 Prozent älter als 70 Jahre, davon 63 Prozent weiblich.

Es ist ersichtlich, dass der größte Risikofaktor für die Entwicklung einer Demenz das Alter ist. Nicht nur unsere Muskeln, auch unsere Gelenke, unsere Augen lassen im Laufe des Lebens in der Leistung nach, auch unser Gehirn. Da vor 50 oder 60 Jahren die Menschen früher starben, trat die Demenz als Erkrankung nicht so in Erscheinung.

Bei »Demenz« denkt jeder sofort an Alzheimer, wissenschaftlich präzise als DAT (Demenz vom Alzheimer-Typ) bezeichnet. Alzheimer macht etwa 60 bis 70 Prozent der Demenzen aus, 20 bis 30 Prozent entfallen auf Durchblutungsstörungen im Gehirn, den Rest machen Sonderformen aus.

Zur Beruhigung, wenn ein Demenzpatient in der Familie bekannt ist: Nur circa 5 Prozent der Demenzfälle sind erblich bedingt.

Wie wird eine Demenz verursacht?

Kümmern wir uns erst einmal um die häufigste Form, die Demenz vom Alzheimer-Typ. Gegenwärtig gibt es vier Hypothesen.

1. Die cholinerge Hypothese. Gewebeproben aus den Gehirnen verstorbener Alzheimerpatienten zeigten Schäden, vorwiegend an Nervenzellen, die den Nervenbotenstoff Acetylcholin benötigen. Viele Funktionen im Gehirn, die vor allem für das Erkennen erforderlich sind, hängen vom Acetylcholin ab. Daher gibt es einige Medikamente, die an diesem Problem ansetzen.

2. Die Beta-Amyloid-Hypothese. Danach hängen die typischen Alzheimerprobleme mit einer übermäßigen Ablagerung von Beta-Amyloid-Proteinen zusammen, die zu Entzündungen und dem Absterben von Nervenzellen führen.

3. Die Tau-Hypothese. Tau-Proteine stabilisieren den Aufbau einer Zelle. Die Anhäufung von krankhaft veränderten Tau-Proteinen kann Ner-

venzellen destabilisieren und langfristig ihr Absterben verursachen.

4. Energiemangel. Prof. Dr. Hoyer, Heidelberg, und Frau Prof. Suzanne de la Monte, USA, fiel auf, dass der Glukoseverbrauch – Glukose ist der wesentliche Energielieferant für das Gehirn – bei Demenzkranken um 20 bis 30 Prozent geringer ist als beim Gesunden.

Die vaskuläre Demenz

Die vaskuläre, also die durchblutungsbedingte, Demenz ist mit 20 bis 30 Prozent die zweithäufigste Form.

Unser Gehirn ist ein Hochleistungsorgan. Obwohl es nur 2 Prozent unserer Körpermasse ausmacht, kann es 20 bis 25 Prozent des Gesamtenergieverbrauches ausmachen. Wenn unser Gehirn nicht ausreichend mit Sauerstoff und Energie (Glukose) versorgt wird, kann es verständlicherweise keine Leistung erbringen. Im Laufe unseres Lebens altern, verkalken und verstopfen unsere Adern und Äderchen. Die Risikofaktoren dafür sind bekannt (siehe auch das Kapitel zum Herz ab Seite 58).

Risikofaktoren für eine vaskuläre Demenz sind:
1. Nikotin. Wer zehn Jahre lang zwei Schachteln Zigaretten täglich raucht, verdoppelt sein Demenzrisiko.

2. Diabetes. Diabetiker sind doppelt so häufig dement wie Nicht-Diabetiker.

3. Hypertonie. Bereits ein gering erhöhter Blutdruck (über 140/90 mmHg [Millimeter Quecksilbersäule]) erhöht das Demenzrisiko.

4. Erhöhte Blutfettwerte (Cholesterin und Triglyceride). In Studien mit cholesterinsenkenden Medikamenten halbierte sich die Zahl der Demenzpatienten.

5. Alkohol. Ein moderater Alkoholkonsum (0,1 Liter Wein pro Tag beziehungsweise 1 Glas Bier pro Tag) reduziert das Demenzrisiko, höherer Alkoholkonsum steigert das Risiko.

6. Mangelnde sportliche Aktivität. Mäßig starke bis starke sportliche Belastung verringert das Demenzrisiko um 35 Prozent.

Es existieren noch eine Reihe weiterer Risikofaktoren, die eine Demenz begünstigen oder vortäuschen können:

1. Medikamente
- Benzodiazepine, die bei Schlafstörungen oder Angsterkrankungen zum Einsatz kommen
- Methotrexat, ein Rheumamittel
- Schmerzmittel, vor allem Opioide
- Oxybutynin, ein urologisches Mittel
- Psychisch wirksame Mittel wie Doxepin, Amitriptylin oder Imipramin

Die Nutzen-Risiko-Abwägung sollte dem Arzt vorbehalten bleiben. So ist zum Beispiel eine unbehandelte Rheumaerkrankung lebensverkürzend.

2. Erkrankungen, die für Alzheimer gehalten werden können
- Morbus Parkinson (Schüttellähmung)
- Multiple Sklerose
- Nieren- oder Lebererkrankungen
- Infektionskrankheiten wie Hirnhautentzündungen
- Schilddrüsenunterfunktion
- Flüssigkeitsmangel (vor allem im Sommer!)
- Depressionen
- Schwerhörigkeit

Wie äußert sich eine Demenzerkrankung?

Frühsymptome:
Die Demenz beginnt schleichend, lange bleibt die »Fassade« erhalten.

Im Gespräch. Bei Unterhaltungen stehen die Patienten in der Gruppe, scheinen dem Gespräch interessiert zu folgen, tragen aber selbst wenig dazu bei, da sie bei schnell wechselnden Themen nicht mehr folgen können.

Im Alltag. Wenn die Patienten etwas vergessen, wischen sie dies beiseite: »Ach, ich war mit den Gedanken ganz woanders.« Offensichtliche Fehler werden geleugnet. Wer auf einer Richtigstellung beharrt, erfährt oft eine ungewöhnlich aggressive Reaktion. Wenn etwas nicht mehr zu finden ist, vermuten die Patienten, bestohlen worden zu sein.

Veränderungen. Diese können nicht mehr verarbeitet werden. Wehe, man verändert etwas in der Wohnung des Patienten, wehe, man nimmt einen anderen Weg. Sie sind peinlich darauf bedacht, die gewohnte Ordnung zu erhalten.

Merkfähigkeit. Das Kurzzeitgedächtnis leidet zuerst. Die Betroffenen stellen mehrfach die gleiche Frage, obwohl sie kurz vorher bereits beantwortet wurde.

Schleichender Gewichtsverlust. Ein vernünftiger Einkauf, eine vernünftige Vorratshaltung ist nicht mehr möglich. Das Hungergefühl lässt nach, die Patienten vergessen zu essen, obwohl der Kühlschrank voll ist.

Spätsymptome:
Jahrzehntelang ausgeführte Tätigkeiten gehen verloren. Der Schlüsselbund, der immer seinen festen Platz hatte, liegt irgendwo, andere Dinge finden sich an unmöglichen Orten wieder (Toilettenpapier im Kühlschrank).

Gegenstände werden nicht mehr erkannt oder falsch benutzt (der Kamm dient als »Messer« beim Schmieren des Butterbrotes).

Das räumliche Vorstellungsvermögen ist beeinträchtigt. Das Anziehen einer Hose oder eines Mantels bereitet Schwierigkeiten, da die komplexe Bewegung im Raum nicht mehr klappt.

Der Patient verläuft sich. Gefährlich wird es, wenn der nächtliche Gang zur Toilette im Winter vor der Haustüre endet.

Die Präzisionsbewegung des Schreibens ist beeinträchtigt. Die Schrift wird krakelig.

Wortfindungsstörungen. Der Sprachfluss ist gehemmt, da immer wieder Worte fehlen. Zwar fällt auch Gesunden oft ein Wort nicht mehr ein. Aber sie haben die Möglichkeit, Synonyme zu benutzen oder den Begriff zu umschreiben.

Was kann man tun, wenn ein naher Angehöriger erkrankt ist?
Zum Umgang mit Alzheimerpatienten wurden bereits zahllose gute Bücher geschrieben. Daher möchte ich hier das Problem nur kurz anreißen.

Stellen Sie sich vor, Sie leben in einer Welt, die Sie immer weniger verstehen. Warum passiert das gerade? Was passiert mit mir? Diese Welt würde auch einem Gesunden Angst machen, Panik oder Verzweiflung schüren. Genau so geht es dem Alzheimerpatienten. Nachdem es diesen Menschen zunehmend versagt ist, sich logisch zu äußern, Bedürfnisse zu artikulieren, bleibt nur der Weg über die Emotionen, die noch lange erhalten bleiben. Angst, Aggressivität, Depression. Mit Aggressivität kann man noch etwas bewirken, mit logischen Argumenten schon lange nicht mehr. Kritikfreie (!) Zuwendung und Wertschätzung verbessern die Lebensqualität des Patienten. Auf emotionaler Ebene kommt man noch lange an die Persönlichkeit heran. Eine Berührung, eine Umarmung, ein Die-Hand-Halten sind intensive Kontaktaufnahmen, die keiner Logik bedürfen, die dem Patienten zeigen: »Ich lasse dich nicht alleine.« Ein Spaziergang verbessert, zumindest zeitweise, die Gedächtnisleistung. Eine Steigerung von knapp 20 Prozent ist durch Bewegung möglich.

Die Diagnostik einer Demenz und ihre medikamentöse Therapie gehört in die Hände eines Neurologen. Daher wird sie hier nicht weiter ausgeführt.

Was kann man tun, damit es erst gar nicht so weit kommt?
Das Gehirn ist trainierbar wie ein Muskel und ein gut trainierter Muskel braucht beim Abbau länger, bis eine kritische Grenze unterschritten wird.

Alle Risikofaktoren meiden oder wenigstens minimieren (siehe oben).

Bewegung, wie bereits angesprochen, verbessert die Durchblutung des Gehirns.

Kreuzworträtsel sind kein Gehirntraining. Nach dem dritten Rätsel weiß jeder, dass das Grautier mit vier Buchstaben der Esel ist. Sudoku ist schon besser, aber im Wesentlichen auch nur ein Konzentrationstraining.

Sprachenlernen im Alter gilt als ein hervorragender Schutz vor Demenz.

Neugierig bleiben. Neue Wege gehen, neue Fertigkeiten erlernen, neue Erfahrungen machen, Sachen ausprobieren oder Reisen sind Top-Trainingseinheiten für die grauen Zellen im Kopf.

Soziale Kontakte pflegen, Freundschaften erhalten.

Ernährung. Zur Energiebereitstellung benötigt unser Körper, und natürlich auch das Gehirn, Nahrung und Sauerstoff. Dabei fallen zwangsläufig auch ein Teil an freien Sauerstoffradikalen an, die im Übermaß zellschädigend wirken. Dies wird als oxidativer Stress bezeichnet. Es gibt eine ganze Reihe von Lebensmitteln, die als Radikalfänger dienen: Erdbeeren, Heidelbeeren, Nüsse, Gewürze, Tomaten und so weiter.

Die Rolle von Bewegung für Demenzkranke

Bewegung spielt bei Demenzerkrankungen eine zentrale Rolle. Mit speziellen Übungen und Behandlungen wird versucht, Kraft, Beweglichkeit, Gleichgewicht und Koordination zu erhalten und zu fördern. Störungen und Fehlfunktionen des Bewegungsapparats werden minimiert oder behoben. Diese Maßnahmen sind sinnvoll in einer Kombination aus Einzel- und Gruppentherapie, mit dem Ziel, die Freude an der Bewegung und an sozialen Kontakten zu erhöhen.

Bei der Demenz zeigen sich verschiedene Beeinträchtigungen in den folgenden Bereichen:

- Gedächtnis
- Lernfähigkeit
- Sprache
- Denken
- Rechnen

- Urteilsvermögen
- Koordination
- Orientierung
- Motivation
- Bewegung und Bewegungskoordination
- Gangunsicherheit

Bei Patienten mit Demenz ist es wichtig, dass die Übungen einfach zu verstehen und leicht nachzumachen sind. Die Übungen sollten regelmäßig wiederholt und kontrolliert werden:

1. Muskelaufbau und Kraft
Zehenstand, Kniebeuge, Ausfallschritt, Training der Rücken- und Hüftmuskulatur

2. Koordination und Gleichgewicht
Tanzen zu Musik, leichte Schrittfolgen, bei denen vorwärts oder rückwärts gezählt wird, Gehen und Stehen auf unebenem Untergrund, Einbeinstand (unter Aufsicht und gegebenenfalls Unterstützung eines Therapeuten), Übungen, die über die Körpermitte gehen, zum Beispiel rechte Hand geht ans linke Ohr oder im Stand oder Sitz mit der rechten Hand aufs linke Knie oder an den linken Fuß tippen. Durch das Überkreuzen der Mittellinie wird die Zusammenarbeit der beiden Gehirnhälften verbessert.

3. Erhalt und Verbesserung der ADLs (Aktivitäten des alltäglichen Lebens)
Motorische Handlungen, alltägliche Bewegungen werden häufig wiederholt. Den Schwierigkeitsgrad sollte man langsam steigern.

Migräne

Migräne ist eine häufig zu Unrecht gestellte Diagnose. Nicht jeder, der Kopfschmerzen hat, hat auch Migräne. Dadurch, dass sie oft als Ausflucht verwendet wurde, ist die Bezeichnung »Migräne« mit einem negativen Image behaftet. »Du hast ja nur keine Lust ...«

Damit tut man den echten Migränepatienten bitter Unrecht.

Die Migräne ist eine neurologische Erkrankung, die unheilbar ist. Das heißt nicht, dass man sie nicht in den Griff bekommen kann. Es ist aber nicht leicht.

Frauen haben dreimal häufiger Migräne als Männer. Etwa 2 bis 10 Prozent der Bevölkerung in Deutschland sind betroffen. Die Zahl der Migränepatienten in den Industrieländern ist zunehmend, was Umweltfaktoren und die Lebensweise als möglichen Auslöser in den Fokus des Interesses rückt.

Migräne tritt in Familien gehäuft auf, was zusätzlich eine genetische Ursache nahelegt.

Migräne kann nur zweimal im Jahr auftreten, aber auch bis zu 25-mal im Monat!

Was passiert bei der Migräne im Gehirn? Das Gehirn selbst hat keine Schmerzfasern, es kann also an sich nicht wehtun.

Was bei der Migräne passiert, dazu gibt es eine ganze Reihe an Theorien, einig sind sich die Fachleute hier definitiv nicht.

Auf jeden Fall spielt der Neurotransmitter (Nervenbotenstoff) Serotonin eine Rolle. Auch der Trigeminus (Gesichtsnerv) ist beteiligt. Zugrunde liegt eine Instabilität der Ionenkanäle an Nervenzellen, was die Nerven übererregbar macht. Nerven funktionieren mit leichten elektrischen Strömen. Diese lassen sich bei der Messung der Nervenleitgeschwindigkeit und bei einem EEG (Hirnstromkurven) messen. Die Ionenkanäle sind verantwortlich für die elektrische Ladung beziehungsweise Entladung der Nervenzellen.

Nerven lassen sich in etwa mit einem Elektrokabel vergleichen: Es gibt erregende Fasern und hemmende Fasern, wie mit dem Stromkabel mit Kupferseele und Isolation. Die isolierenden Nervenfasern sorgen dafür, dass sich die Erregung nicht auf zu große Gebiete ausbreiten kann.

Beim Migränepatienten funktioniert die Isolation nicht gut, das heißt, die Erregung breitet sich zu sehr aus, es kommt zum Kopfschmerz. Dafür ist eine Erweiterung der Adern in den Hirnhäuten verantwortlich. Ausgelöst wird das durch VIP (Vasoactive Intestinal Peptide) und CGRP (Calcitonin Gene-Related Peptide). Letzteres spielt in der Therapie (siehe Seite 97) eine wesentliche Rolle. Die Hirnhäute haben sehr wohl Schmerzfasern. Die Freisetzung von Entzündungsfaktoren verschlimmert die Situation.

Jeder dritte Migränepatient erlebt vor dem Schmerz eine »Aura«, eine Phase veränderter Sinneswahrnehmung. Es kann sein, dass in dieser Phase Farben anders wahrgenommen werden, auch Gerüche können sich verändern. Manche Patienten sind ungewöhnlich müde, andere haben Heißhunger nach Schokolade. Früher dachte man, dass Schokolade die Migräne auslöst, bis erkannt wurde, dass es sich hier um eine Form der Aura handelt. Das Sehen von Lichtblitzen vor den Augen kann eine Migräne ankündigen.

Bei 60 Prozent der Patienten ist der Kopfschmerz einseitig. Auch Nackenschmerzen (»Pflockgefühl«) werden beschrieben.

Die meisten erkranken erstmalig in der Jugend: Frauen in der Altersspanne vom 12. bis zum 16. Lebensjahr, Männer in der Altersspanne vom 16. Bis zum 20. Lebensjahr.

Wann Migräne auftritt

Bei der menstruellen Migräne sind oft bei den Frauen die »Tage vor den Tagen« gefährlich für das Auftreten von Kopfschmerzen. Diese Patientinnen haben die Hoffnung, mit den Wechseljahren die Migräne loszuwerden.

Oft sind die Kopfschmerzattacken von Übelkeit und Erbrechen begleitet. Typisch ist eine ausgeprägte Geräusch- und Lichtempfindlichkeit. Das Bett in einem abgedunkelten, leisen Zimmer ist der beste Zufluchtsort.

Die Dauer der Schmerzattacken kann zwischen vier und 72 Stunden variieren.

Der Kombinationskopfschmerz macht es noch schwieriger: Löst die Verspannung die Migräne aus oder führt der Migräneschmerz zu muskulären Verspannungen mit dem Spannungskopfschmerz?

Die Unterscheidung zwischen einem reinen Spannungskopfschmerz und der Migräne ist durch Bewegung oder Sport möglich. Der Spannungskopfschmerz wird bei körperlicher Bewegung besser, die Migräne schlimmer. Außerdem ist der Spannungskopfschmerz nur sehr selten mit Übelkeit vergesellschaftet.

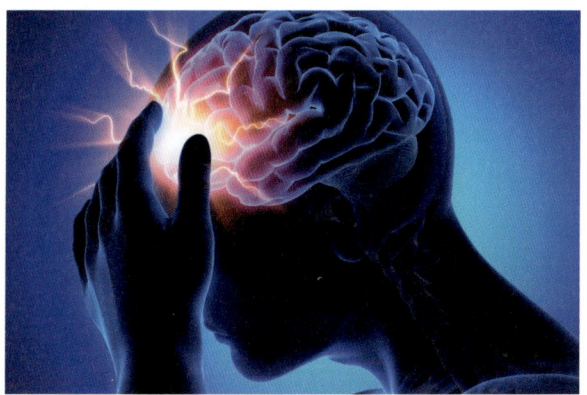

Kann der Kopfschmerz, den ich habe, eine Migräne sein?

1. Wegen der genetischen Disposition lohnt sich ein Blick in die Familiengeschichte: Gibt es Vorfahren, vor allem Frauen, die anfallsartige Kopfschmerzen hatten? Wenn ja, wird die Migräne wahrscheinlicher.

2. Wird der Kopfschmerz bei Bewegung schlimmer?

3. Habe ich vor den Kopfschmerzen eine Aura oder eine Phase veränderter Sinneswahrnehmung durchlebt?

4. Was ist in den Tagen vor der Menstruation? Treten diese Kopfschmerzen in diesen Tagen besonders häufig auf?

5. Sind Übelkeit und Erbrechen mit dabei?

6. Sind laute Geräusche oder helles Licht unerträglich?

7. Bin ich sehr pflichtbewusst?

Je mehr Fragen mit Ja beantwortet wurden, umso wahrscheinlicher ist es, dass es sich um Migräne handelt. Die definitive Diagnose muss allerdings ein Neurologe stellen. Eine kernspintomografische Untersuchung des Kopfes und ein EEG sind dabei unabdingbar.

Was kann man als Betroffener tun, bevor man Medikamente nimmt?

Migränepatienten wollen es oft nicht wahrhaben, dass sie Migräne haben. Wenn man als Arzt den Patienten schätzen lässt, wie viele Schmerztage er oder sie im Monat hat, liegen sie mit ihren Angaben oft weit unter der Anzahl der tatsächlichen Schmerztage. Um Klarheit über die Stärke und Häufigkeit der Migräne zu erhalten, gibt es eine hervorragende Migräne-App der Schmerzklinik Kiel für das Handy.

Dann beginnt die Suche nach den Triggerfaktoren, den möglichen Auslösern. Oft spielt Alkoholkonsum eine Rolle. Dabei gibt es durchaus Unterschiede zwischen Rot- und Weißwein, Prosecco und/oder Champagner, Billigschnäpsen und alkoholischen Getränken mit vielen enthaltenen Fuselalkoholen. Es ist möglich, dass ein hochreiner Alkohol wie Wodka besser vertragen wird als ein Obstbrand.

Die Störung des normalen Schlaf-wach-Rhythmus ist ein häufiger Trigger. War ich gestern länger weg oder habe ich länger geschlafen?

Ob Wetterwechsel verantwortlich sein können, wird in neuester Zeit angezweifelt.

Nahrungsmittel, wie manche Käsesorten, sind verdächtig.

Anerkannt ist die sogenannte »Holiday-Migräne«, die Migräne, die in den ersten Urlaubstagen oder am Wochenende verstärkt auftritt. Welche Krankheit weiß, ob Mittwoch oder Sonntag ist? Nur der Patient weiß es, und der Stress, den er oder sie sich macht, überträgt sich auf den Körper, der darauf reagiert. Eine Migränepatientin hat mir einmal treffend gesagt: »Faule Leute haben keine Migräne.« Es sind die Pflichtbewussten, die 110-Prozentigen, die es sich nicht erlauben, in der Arbeit wegen Migräne auszufallen. Die Powerfrauen, die sich nur über ihre Leistung definieren.

Unser autonomes Nervensystem besteht aus dem Sympathikus und dem Vagusnerv. Der Sympathikus ist der »Fluchtnerv«, er bereitet alles für die Flucht vor, der Blutdruck steigt, der Puls geht hoch, man schwitzt leichter, der Darm wird ruhiggestellt. Das ist derjenige, der durch den Arbeitstag hetzt. Der Vagusnerv ist aktiv, wenn man nach einem guten Essen schläfrig auf der Couch liegt. Migränepatienten sind Sympathikotoniker.

Migränepatienten fehlt oft der »Party-Effekt«. Wenn sich zwei Personen auf einer Party miteinander unterhalten, kann das Gehirn die Störgeräusche der anderen Unterhaltungen und der Hinter-

grundmusik so herausfiltern, dass ich nur das höre, was mein Gesprächspartner sagt. Migränikern fehlt oft dieser Party-Effekt. Alle akustischen Reize prasseln ungefiltert auf das Gehirn des Patienten ein und führen zu einer nervalen Übererregung mit der Folge einer Migräneattacke.

Gleiches gilt für grelle, schnell wechselnde Lichteffekte, wie sie auf Festivals üblich sind.

Es ist wichtig, die Schmerzattacken in Häufigkeit, Stärke und Lokalisation zu dokumentieren.

Was bei Migräne hilft

Dann gilt es, mögliche Trigger zu vermeiden. Ein regelmäßiger Schlaf-wach-Rhythmus, wenig Alkohol, ausreichend Erholungsphasen und eine reizarme Umgebung wirken sich positiv aus.

Ich habe in meiner Praxis die Feststellung gemacht, dass es nach einem durchgestandenen Migräneanfall länger dauert, bis der nächste kommt, als wenn die Migräneattacke medikamentös verkürzt wird. Meine Überlegung war, ob sich der Körper nicht eine Pause erzwingt, die er sonst nicht bekommen würde. Hier sind wir wieder bei den übermäßig Pflichtbewussten. Ich habe bei einer Reihe von Patienten, nach eingehender Aufklärung und mit ihrem Einverständnis, einen Therapieversuch mit einem Antidepressivum aus der Gruppe der SSRI (selektiven Serotonin-Wiederaufnahmehemmer) gemacht. Serotonin spielt bei der Migräne eine wesentliche Rolle. Und auch bei der Erschöpfungsdepression. Die leichteste Form ist das Gefühl, urlaubsreif zu sein. Diese SSRI-Therapie hat einen problemdistanzierenden Effekt. Man lässt die Probleme nicht mehr so nah an sich heran, ohne müde oder abhängig zu werden. Die Patienten berichteten über seltenere und schwächere Migräneattacken. Weg war die Migräne nicht, sie ist schließlich genetisch bedingt.

Wenn ich dem Körper die Pausen gebe, die er braucht, kann ich die Migräneschmerzen jedoch positiv beeinflussen. Um diesen oben angesprochenen Vagotonus zu intensivieren und die Sympathikusaktivität zu reduzieren, gibt es kleine elektrische Geräte, die an bestimmten Punkten des Körpers angelegt werden – ein interessanter Ansatz in der Migränetherapie, meiner Erfahrung nach aber wenig effektiv.

Entspannungsübungen, autogenes Training, Yoga, progressive Muskelentspannung nach Jacobson, moderater Ausdauersport sind alles gute und nebenwirkungsfreie vorbeugende Maßnahmen.

Diese Prophylaktika alleine reichen natürlich nicht immer. Dann braucht man Medikamente. Im akuten Anfall hat sich ASS (Acetylsalicylsäure) bewährt, idealerweise als intravenöse Injektion beim Arzt. Wichtig ist eine möglichst frühe Gabe beziehungsweise Einnahme. Oft ist die Migräne mit Übelkeit verbunden. Übelkeit bedeutet, dass der Magen nicht das macht, was er soll, nämlich seinen Inhalt geordnet an den Dünndarm weiterzugeben. Dann liegt das Migränemittel im Magen und gelangt nicht dorthin, wo es der Körper aufnehmen kann. In diesen Fällen empfiehlt es sich, circa 15 bis 20 Minuten vor dem Migränemittel ein Medikament gegen Übelkeit und Erbrechen zu nehmen (Metoclopramid, Domperidon oder Dimenhydrinat). Zäpfchen umgehen das Magenproblem elegant. Die NSAR (nicht steroidale Antirheumatika) wie Ibuprofen sind ASS bei der Migräne unterlegen, können aber im Einzelfall helfen.

Bei stärkeren Migräneattacken hat sich die Wirkstoffgruppe der Triptane bewährt. Sumatriptan, Naratriptan, Rizatriptan, Zolmitriptan und viele andere mehr. Sie wirken ausschließlich beim Migränekopfschmerz, man kann sie also notfalls als Diagnostikum einsetzen, um festzustellen, ob es sich um Migräne handelt oder nicht. Leider führen die Triptane bei zu häufigem Gebrauch (zehn oder mehr therapiebedürftige Schmerztage pro Monat) zu einer gewissen Abhängigkeit.

Bei zehn Schmerztagen pro Monat ist eine medikamentöse Prophylaxe zu erwägen. Sie bedeutet aber die tägliche Einnahme von Medikamenten, mit und ohne Schmerz.

Das bekannteste in der Migränevorbeugung verwendete Prophylaktikum sind Betablocker wie Propanolol oder Bisoprolol. Sie senken allerdings auch den Blutdruck und den Puls, was bei jungen und schlanken Patienten oft problematisch ist.

Wenn Betablocker nicht infrage kommen, kann Flunarizin angewendet werden, ein Kalziumkanalblocker. Müdigkeit oder Gewichtszunahme sind mögliche Nebenwirkungen.

Topiramat und Valproinsäure stammen aus der Epilepsietherapie (auch hier besteht eine nervale Übererregbarkeit). Topiramat kann unangenehme Missempfindungen in den Fingerspitzen machen. Valproinsäure wirkt gut, ist aber für die Migräne nicht offiziell zugelassen (Off Label Use).

Amitriptylin, ein relativ altes Antidepressivum, hat sich in der »Schmerzdistanzierung« auch bei Migräne bewährt.

Botoxinjektionen können ebenfalls helfen.

Eine Schmerztherapie unter Anleitung durch einen Psychologen zur Schmerzbewältigung ist zeitaufwendig, aber hilfreich.

Die hochdosierte Einnahme von Magnesium (300 bis 400 Milligramm reines Magnesium pro Tag) kann positive Effekte auf die Migräne haben.

Seit 2019 sind monoklonale Antikörper gegen die Migräne auf dem Markt. Sie setzen an dem CGRP an, ein Peptid, dessen Spiegel im Migräneanfall stark ansteigt. Damit greifen sie bei der Entstehung der Migräne viel früher ein als andere Prophylaktika. Studien belegen eine Halbierung der Migräneattacken, nach meiner Erfahrung können die Antikörperspritzen die Häufigkeit auf bis zu ein Drittel reduzieren. Verwendet werden Pens zur Injektion, wie man sie aus der Insulintherapie bereits kennt. Sie müssen einmal monatlich gegeben werden. Da die Kosten für eine Injektion sich auf 450 bis 500 Euro belaufen, muss der Nachweis erbracht werden, dass alle anderen Medikamente nicht ausreichend gewirkt haben, bevor die Krankenkassen die Kosten übernehmen.

Der Schwindel ist meist ein Schwindel

Dies ist eine provozierende Behauptung.
Ist sie wahr?
Dazu später.

Schwindel ist eine unangenehme Erfahrung. Man hat das Gefühl, die Kontrolle über den eigenen Körper zu verlieren. Leider nimmt das Problem Schwindel im Laufe des Lebens zu. Aber man kann etwas dagegen machen. Sollte man auch, denn: Wem schwindelig ist, der stürzt leichter. Und Stürze sind die häufigste Ursache für den Beginn einer Pflegebedürftigkeit. Und wer will schon ein Pflegefall werden?

Also, fangen wir mit den häufigsten Ursachen für den Schwindel an.

Der häufigste organische Schwindel ist der gutartige Lagerungsschwindel, der korrekte medizinische Ausdruck ist »benigner paroxysmaler Lagerungsschwindel«. Er tritt ganz gerne unvermittelt auf. Man will aus dem Bett krabbeln, und unvermittelt geht es rund! Ein typischer Drehschwindel, wie im Karussell. Wenn man sich ganz ruhig hält, ist alles in Ordnung, aber wehe, man dreht auch nur den Kopf, schon fängt das Karussell im Kopf an, sich wieder zu drehen.

Das ist auch der Unterschied zu den kreislaufbedingten Schwindelformen, die beim Bücken und Aufrichten beziehungsweise beim schnellen Aufstehen auftreten. Da ist im Liegen Ruhe.

Dieser gutartige Lagerungsschwindel wird ausgelöst durch Kristalle, die sich im hinteren Bogengang eines der beiden Gleichgewichtsorgane ablagern, und das mögen unsere Gleichgewichtsorgane ganz und gar nicht. Man kann diese Kristalle aber aus dem Bogengang herausschleudern, es gibt gute Übungen dazu. Im Internet auf You-

tube.com kann man den Begriff »Epley-Manöver« eingeben, dann kommt ganz oben in der Liste ein Hals-Nasen-Ohren Arzt, der dieses Manöver sehr gut erklärt. Nachdem wir aber im aktuellen Notfall nicht wissen, auf welcher Seite das Gleichgewichtsorgan spinnt, empfehle ich, die Übungen einfach für beide Seiten durchzuführen. Am besten ist es, wenn ein Familienmitglied am Computer sitzt und die Übungen dem Patienten weitergibt. Zusätzlich gibt es auch sehr gute homöopathische Mittel, die den Schwindel dämpfen, ohne müde zu machen. Und ein nettes Familienmitglied ist sicher bereit, am Wochenende zur diensthabenden Apotheke zu fahren.

Dass der Schwindel meist ein Schwindel ist, ist richtig. In 50 Prozent der Fälle von Schwindelattacken gibt es keine organische Ursache dafür. Dieser Schwindel ist eine Stressreaktion des Körpers, sozusagen ein Hilferuf. Ich vergleiche ihn – den sogenannten »phobischen Schwindel« – mit dem roten Warnlämpchen im Auto. Es warnt mich, so weiterzumachen wie bisher, sonst könnten Schäden drohen. Wenn ich ein akutes Problem habe, zum Beispiel feststelle, dass ich pleite bin, ist der Auslöser klar. Wesentlich häufiger, aber auch wesentlich schwerer festzustellen ist eine chronische Überlastung, die den Schwindel auslöst.

Ich habe eine Patientin, die vor vielen Jahren unter massiven Schwindelproblemen litt. Sie kam nicht zur Türe hinein, ohne gegen den Türstock zu fallen. Meine Untersuchungen, die hinzugezogenen Fachärzte und auch ein stationärer Aufenthalt blieben ohne greifbares Ergebnis. Keine erkennbare Ursache. Auf meine Frage hin, ob sie Stress habe, hat sie wortwörtlich geantwortet: »Die Kinder, den Haushalt, den Teilzeitjob und die Nebenerwerbslandwirtschaft mache ich schon seit zehn Jahren. Das kann es ja wohl nicht sein.« Ich war am

Ende meines Lateins, aber damals war eine Kur noch relativ leicht zu bekommen, also habe ich sie in meiner Verzweiflung dorthin geschickt. Vier Wochen Zwangspause, vier Wochen, in denen sie sich nur um sich selbst kümmern musste (und wie viele Frauen hatten das noch nie?), und der Schwindel war weg. Kinder, Haushalt, Teilzeitjob, in einer solchen Situation mit mehreren fordernden Aufgaben befinden sich viele. Aber in der Summe der Belastungen, und das über einen längeren Zeitraum, kann es sein, dass es dem Körper irgendwann einfach zu viel wird. Und wie soll sich der Körper denn bemerkbar machen, wenn nicht über körperliche Symptome?

Unglücklicherweise leugnen viele Männer die Möglichkeit einer seelisch-körperlichen Problematik, medizinisch »somatoforme Störung«. »Ich habe doch keinen an der Klatsche! Muss ich jetzt zum Depperl-Doktor?« Leider vergeben sie damit die Chance auf eine Heilung. Frauen sind da offener.

Ich nehme jetzt einfach mal an, dass ein nicht unwesentlicher Teil unserer Leser der dritten Lebenshälfte angehört, den sogenannten »Best Agern«. Und, wie eingangs schon erwähnt, nimmt die Schwindelproblematik im Laufe der Jahre zu. Das liegt daran, dass, alterungsbedingt in unserem Körper die kleinsten Äderchen langsam verkalken und damit die Durchblutung kontinuierlich schlechter wird. Das gleiche Problem haben die Wasserleitungen und Wasserhähne in einem Haus, auch die verkalken. Nur im Haushalt kann ich Kalkfrei ins Wasser kippen, und das Problem ist gelöst. Unser Körper verträgt leider das gute Kalk-frei aus dem Putzschrank nicht. Die Äderchen in unseren Gleichgewichtsorganen sind sehr, sehr fein. Diese Kapillaren sind so dünn, dass sich zum Teil unsere roten Blutkörperchen, die Sauerstoffträger, zusammenfalten müssen, um überhaupt durchzukommen. Wenn diese Kapillaren verkalken, werden unsere Gleichgewichtsorgane schlechter durchblutet und funktionieren schlechter. Dann ist der Schwindel, den niemand haben will, da.

Ich kann mich vor dem Schwindel schützen, indem ich die Risikofaktoren für die Adern minimiere: kein Nikotin, kein Diabetes, normaler Blutdruck, normale Blutfettwerte. Da könnte man ein eigenes Buch dazu schreiben und es wurden auch schon etliche dazu geschrieben.

Angenommen, Sie leben vernünftig, haben aber trotzdem Schwindelprobleme. Auch da gibt es Hilfe. Es existieren eine Reihe von Medikamenten, die die Durchblutung in den Gleichgewichtsorganen verbessern sollen. Meist beruhen sie auf Extrakten aus Ginkgo biloba, dem Ginkgobaum. Sie schaden nicht, können im Einzelfall auch helfen, sind aber schmerzhaft teuer.

Sie können Ihr Gleichgewichtsorgan aber trainieren! Trainiert funktioniert es auch besser und der Schwindel lässt nach. Sie fragen: »Wie? Kann man das trainieren? Geht das überhaupt?« Klar geht das! Wenn das nicht ginge, würde nie ein Mensch das Radfahren erlernen, würde es im Zirkus keine Seiltänzer geben.

Und wie das geht, zeigt Ihnen Andy Sixtus.

Im Gleichgewicht bleiben

Gleichgewichtsübungen sind deshalb so wichtig, da sie gezielt unsere Balance verbessern. Sie schützen uns im Alltag vor Stürzen, Stolpern, übertriebenen Reaktionen und Zerrungen.

Unser Innenohr und unser Auge erfassen kontinuierlich unsere Lage im Raum, so kann unser Körper im Gleichgewicht bleiben.

Einbeinstand

Ziel:
Stabilität der Lendenwirbelsäule, Training von Beinachse und Sprunggelenk, Aufrichten der Hüfte und Brustwirbelsäule, Verbesserung des Gleichgewichssinns

Ausgangsposition:
Verlagern Sie das Gewicht auf ein Bein, richten Sie den Oberkörper auf und schauen Sie nach vorn. Am besten fixieren Sie einen Punkt.

Ausführung:
Spannen Sie den Gesäßmuskel des Standbeins an, heben Sie das andere Bein bis auf Brusthöhe an, das Knie angewinkelt.

Halten Sie die Balance für 20 Sekunden.

Führen Sie die Übung auf jedem Bein fünfmal aus und wiederholen Sie das Ganze noch einmal.

Progression:
Üben Sie …
- auf einem Wackelbrett/Balancepad,
- barfuß,
- indem Sie die Augen schließen,
- indem Sie den Kopf in den Nacken legen,
- indem Sie das angewinkelte Bein nach vorn und hinten bewegen.

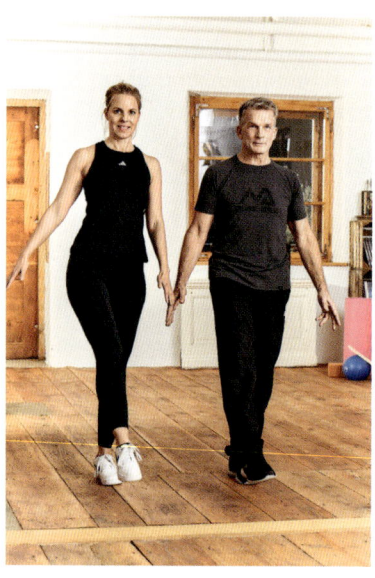 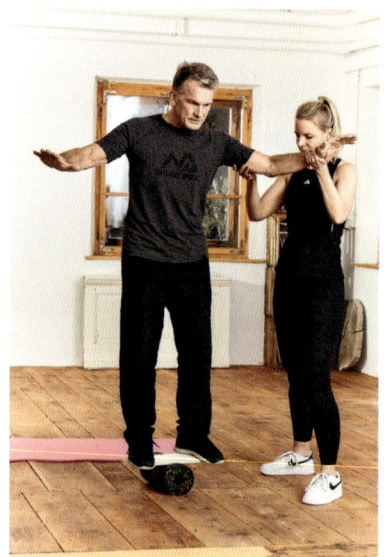 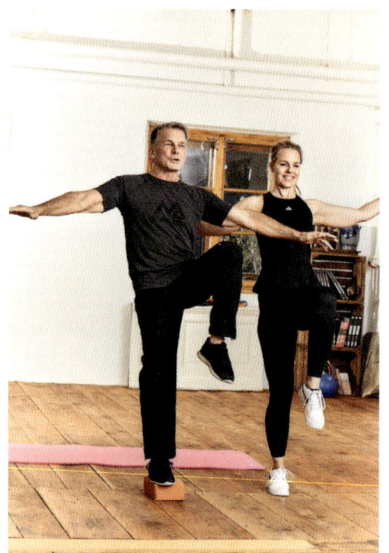

Tandemstand/Linienstand

Ziel:
Verbesserung des Gleichgewichtssinns, Fußkontrolle

Ausgangsposition:
Stellen Sie die Füße voreinander. Dabei sollten die Zehen des einen Fußes die Ferse des anderen Fußes berühren.

Richten Sie den Blick geradeaus nach vorn und fixieren Sie einen Punkt.

Ausführung:
Halten Sie die Position möglichst lange, ohne zu wackeln.

Bleiben Sie in dieser Stellung für 20 Sekunden stehen. Wiederholen Sie diese Übung anschließend zweimal.

Progression:
Üben Sie ...
- barfuß,
- mit geschlossenen Augen,
- indem Sie den Kopf in den Nacken legen,
- indem Sie einen Fuß abwechselnd hinter und vor den Standfuß setzen.

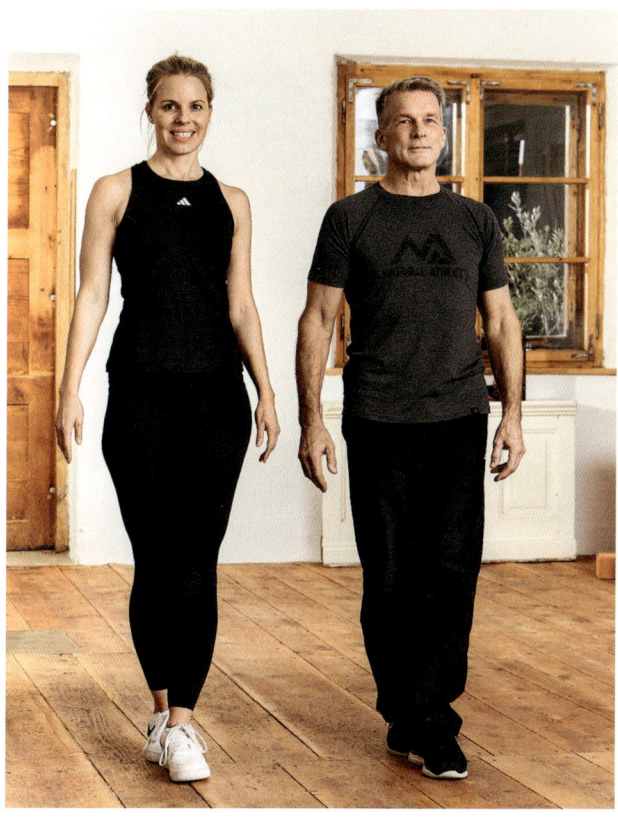

Standwaage

Ziel:
Verbesserung des Gleichgewichtssinns, Dehnung der Oberschenkelrückseite, Stabilität und Kräftigung der Beinmuskulatur, Kräftigung der Gesäßmuskulatur

Ausgangsposition:
Verlagern Sie das Gewicht im aufrechten Stand auf ein Bein. Breiten Sie die Arme auf Schulterhöhe zu beiden Seiten aus.

Ausführung:
Beugen Sie den aufrechten Oberkörper nach vorn. Strecken Sie dabei das andere Bein nach hinten. Halten Sie Bein und Rücken parallel zum Boden, halten Sie Spannung in der Gesäßmuskulatur des Standbeins und kontrollieren Sie die Beinachsen.

Führen Sie zwei Durchgänge à je 10 Wiederholungen aus.

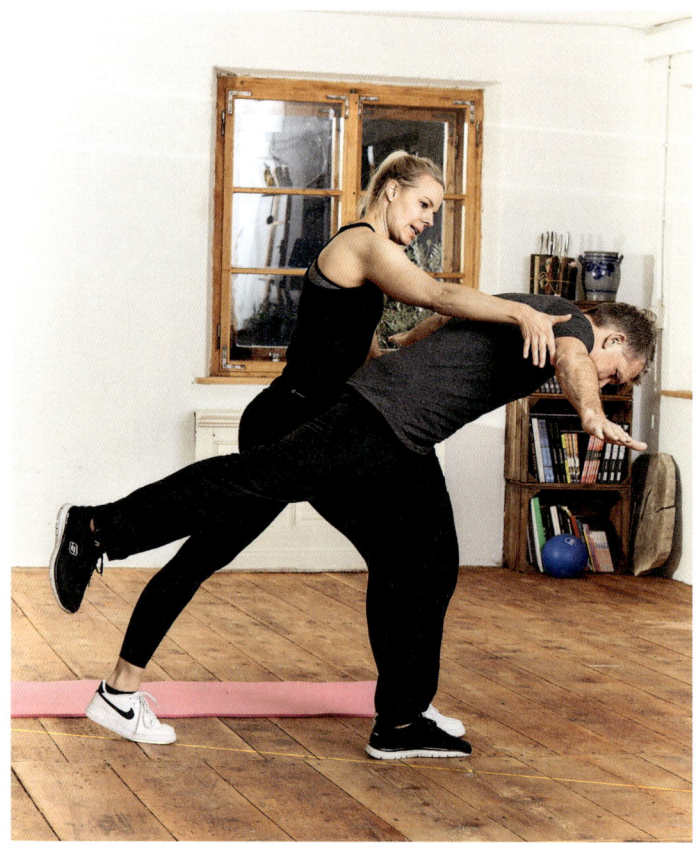

Ausfallschritt

Ziel:
Verbesserung des Gleichgewichtssinns, Kräftigung von Gesäß- und Oberschenkelmuskulatur, Kontrolle der Beinachse, Dehnung der Hüftbeuger

Ausgangsposition:
Stellen Sie sich in Schrittstellung auf, beide Füße zeigen nach vorn. Halten Sie den Oberkörper aufrecht.

Ausführung:
Beugen Sie Ihr beide Beine, das vordere Knie bleibt beim Tiefgehen über der Ferse, das heißt, Sie müssen darauf achten, dass sich beide Knie in einem 90-Grad-Winkel befinden. Spannen Sie die Bauchmuskulatur an und kontrollieren Sie Ihre Lendenwirbelsäule, sie bleibt lang.

Wenn Sie Unsicherheit verspüren, halten Sie sich bitte zum Beispiel mit einer Hand an einem stabilen Stuhl fest.

Führen Sie zwei Durchgänge à je 10 Wiederholungen aus.

Progression:
Üben Sie …
- indem Sie die Füße schmaler aufsetzen,
- indem Sie den vorderen oder hinteren Fuß auf eine unebene oder wackelige Unterlage stellen,
- indem Sie die Augen schließen.

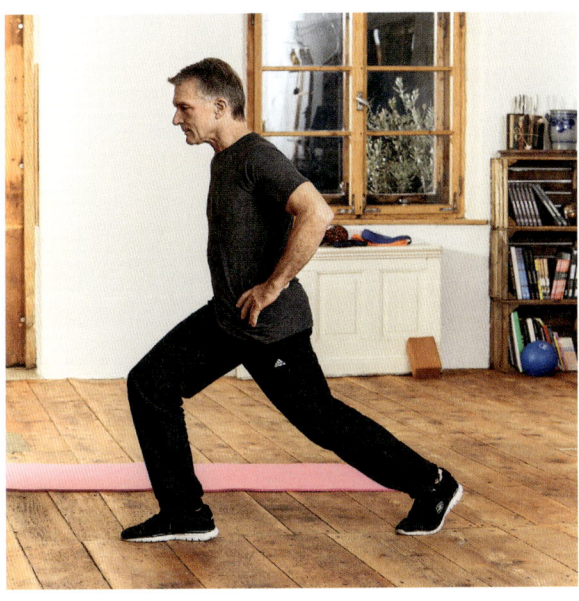
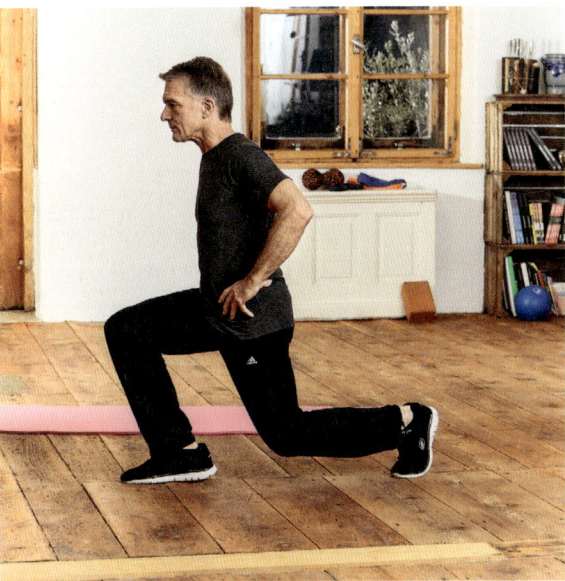

Brücke mit Inboard oder Wackelbrett

Ziel:
Verbesserung des Gleichgewichtsinns, Kräftigung von Gesäß und Oberschenkelrückseite, Ganzkörperspannung

Ausgangsposition:
Legen Sie sich auf den Rücken, winkeln Sie die Beine an und stellen Sie die Füße auf, die Zehen zeigen nach vorn. Wenn Sie ein Inboard oder Wackelbrett benutzen, achten Sie bitte darauf, dass dann nur die Fersen Kontakt zum Inboard oder dem Wackelbrett haben. Verschränken Sie die Arme vor der Brust.

Ausführung:
Heben Sie Becken und Gesäß an. Spannen Sie dabei die Gesäßmuskulatur dauerhaft an. Knie, Hüfte, Schultern und Kopf bilden eine gerade Linie. Halten Sie das Gleichgewicht und das Inboard oder Wackelbrett stabil, indem Sie es gleichmäßig belasten. Senken Sie das Becken wieder ab, aber legen Sie es nicht am Boden ab.

Führen Sie zwei Durchgänge à je 10 bis 15 Wiederholungen aus.

Progression:
Heben Sie das Becken an und strecken Sie zusätzlich ein Bein nach oben. Auch hier bildet der restliche Körper eine gerade Linie vom Fuß über die Hüfte bis zum Kopf.

Wichtig:

- Safety First: Achten Sie auf Ihre Sicherheit und halten Sie sich bei Bedarf fest.

- Trainieren Sie abwechslungsreich.

- Wählen Sie die Trainingsreize überschwellig.

- Trainieren Sie nicht im müden Zustand. Stellen Sie Gleichgewichtsübungen an den Trainingsanfang.

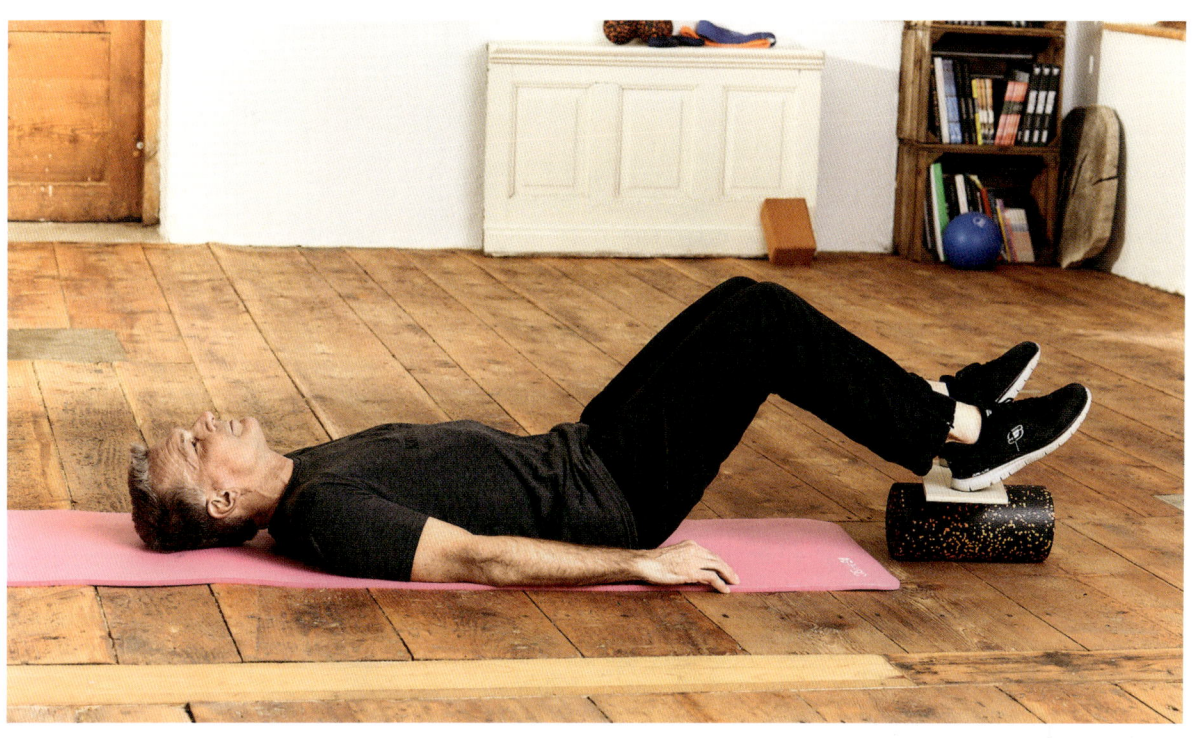

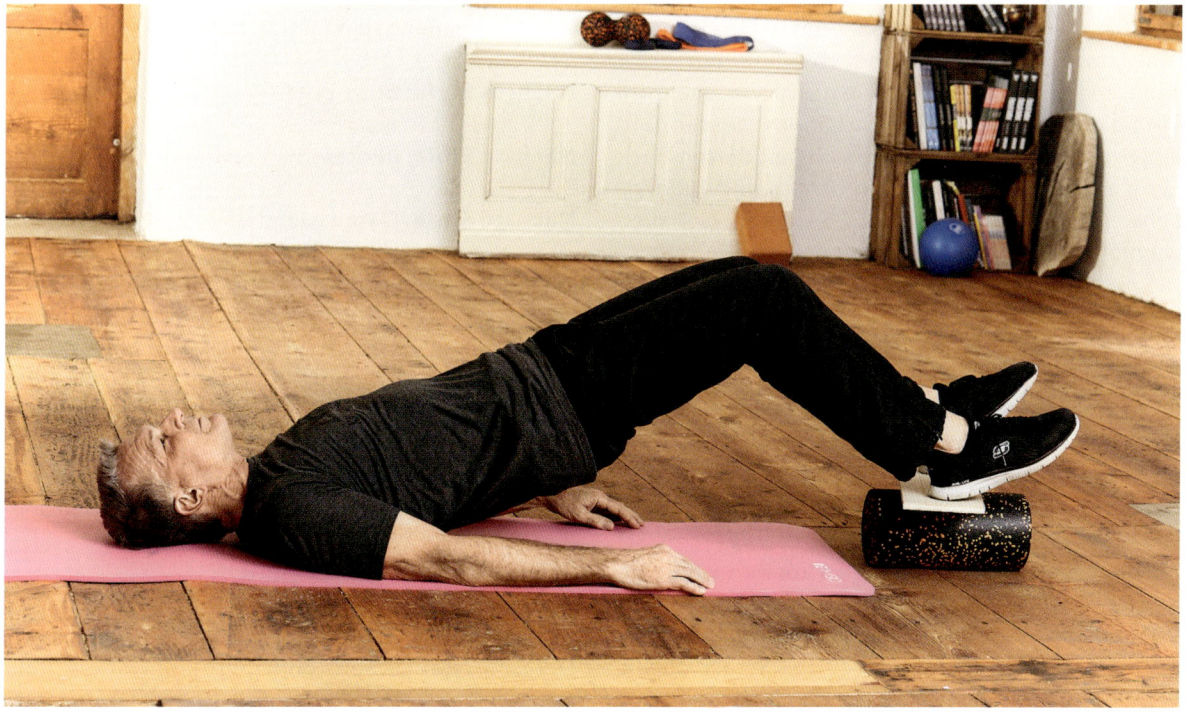

Depression

Psychische Erkrankungen wie Ängste oder Depressionen sind in Deutschland ein immer noch ein totgeschwiegenes Problem, da es mit »Schwäche«, mit »Versagen«, gleichgesetzt wird.

In Deutschland kommt es jedes Jahr zu circa 10 000 bis 12 000 erfolgreichen Selbstmorden. Man schätzt, dass etwa das Zehnfache an gescheiterten Versuchen dazukommt. Eine Depression ist in den meisten Fällen die Ursache für diesen finalen Schritt. Damit sterben mehr Menschen an einer Depression als im Straßenverkehr. Trotzdem wird in den Medien darüber kaum berichtet. Es sei denn, ein bekannter Sportler begeht Suizid, so wie im Jahr 2010. Danach vervierfachte sich die Zahl der Selbstmorde. »Ja, wenn der das kann, dann kann ich das auch.«

Die Zahl der depressiven Patienten hat in den letzten Jahrzehnten in den Industrienationen drastisch zugenommen, obwohl es uns, vor allem im Vergleich mit den Nachkriegsjahren, besser geht als je zuvor. Die Altersgruppen, die mit diesem Problem am meisten zu kämpfen haben, sind Jugendliche, junge Erwachsene und Senioren. Schauen wir nicht weg, sehen wir genauer hin.

Die Hauptsymptome der Depression sind gedrückte Stimmung, Interesselosigkeit beziehungsweise Freudlosigkeit und Antriebsstörung. Die Zukunft wird nicht mehr rosig gesehen, das Interesse an anderen Dingen lässt nach, nichts macht mehr Spaß und es fehlt einfach die Kraft für die kleinsten Aufgaben.

Neben diesen Hauptsymptomen können eine ganze Reihe von Nebensymptomen dazukommen: Minderwertigkeitsgefühle, Schuldgefühle, Konzentrationsstörungen, Gedankenkreisen, Ängstlichkeit, verminderte emotionale Schwingungsfähigkeit und Schlafstörungen. Mehr als die Hälfte aller Schlaf-

störungen ist auf psychische Probleme wie Ängste und/oder Depressionen zurückzuführen!

Jeder von uns hatte schon einmal eine depressive Verstimmung. Jeder von uns musste schon eine Trennung verkraften, den Arbeitsplatzverlust oder den Verlust eines geliebten Menschen. Das führt zu einer depressiven Verstimmung, aus der wir, in den meisten Fällen, wieder allein oder mit Unterstützung der Familie oder der Freunde herauskommen. Aber eben nicht immer.

Der Übergang von der depressiven Verstimmung zur behandlungsbedürftigen Depression ist fließend. Ich würde den Anfang noch viel früher setzen, in einem Bereich, der noch zu keiner Besorgnis Anlass gibt, für mich aber die leichteste Form der depressiven Verstimmung darstellt: »Ich bin urlaubsreif!«

Nächste Stufe: Burn-out.

Nächste Stufe: depressive Verstimmung.

Nächste Stufe: Depression.

Wer urlaubsreif ist, ist leicht gereizt, explodiert beim geringsten Anlass und empfindet Probleme, die normalerweise nebenbei erledigt werden, als große Hürde: »Ja, muss ich das denn jetzt auch noch machen?«

Nach dem Urlaub kann das Chaos am Arbeitsplatz herrschen, trotzdem wundert man sich über das eigene »dicke Fell«.

Wie kommt das?

Der Schlüssel ist Serotonin. Serotonin ist ein Hormon und Neurotransmitter, also ein Botenstoff zwischen den Nervenzellen. Serotonin kommt an vielen Stellen im Körper vor, vor allem im Magen-Darm-Trakt, und hat unterschiedlichste Funktionen. Beim Thema Depression reicht es, das Serotonin und seine Funktionen im Gehirn zu betrachten, denn die Blut-Hirn-Schranke, also die Trennlinie zwischen Körper und Gehirn, kann das Serotonin nicht überwinden.

Unser Nervensystem mit dem Gehirn und dem Rückenmark besteht aus Nervenzellen. Diese haben einen Zellkörper mit dem Zellkern und Axone, bis zu 30 Zentimeter lange Ausläufer, mit denen die Nervenzellen untereinander in Kontakt stehen. Jede Nervenzelle hat Kontakt mit 10 000 anderen Nervenzellen. Ein extrem dichtes Geflecht also. Diese Axone enden in einer stempelartigen Verdickung, in denen in Vorratsbläschen, den sogenannten Vakuolen, Neurotransmitter (Nervenbotenstoffe) gelagert sind. Einer dieser Neurotransmitter ist Serotonin. Wenn ein Nervenimpuls ein Axon herunterläuft, wird Serotonin freigesetzt, überbrückt den winzigen Spalt (Synapse) zur nächsten Nervenzelle, dockt dort an und vermittelt so den Impuls weiter, bevor es wieder in die Vakuolen aufgenommen wird.

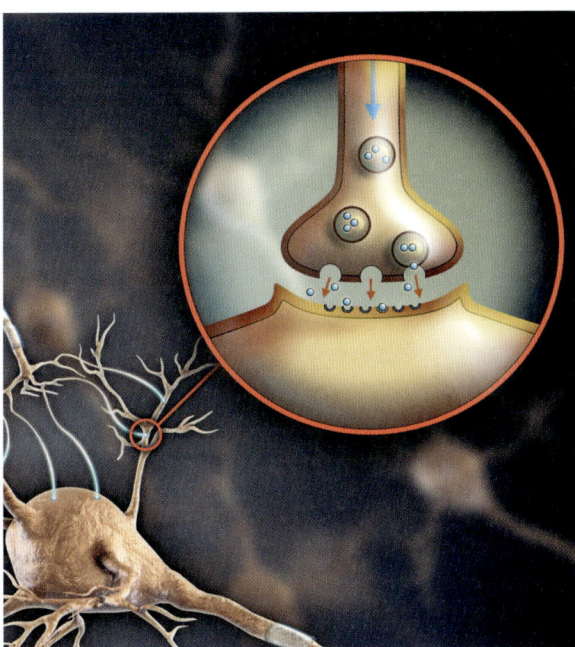

Wenn Serotonin fehlt oder in zu geringer Menge vorhanden ist, ist der Kontakt zwischen den Nervenzellen gestört und der Patient depressiv. Die Depression ist also keine psychische Erkrankung, sie ist eine organische Erkrankung. Dabei gibt es verschiedene Wege, einen Serotoninmangel zu erleiden:

- **Stress:** Bei akutem Stress werden die Hormone Adrenalin und Noradrenalin freigesetzt. Das soll den Körper auf einen möglichen Kampf oder eine Flucht vorbereiten. Bei länger dauerndem Stress werden Glukokortikoide (Kortison) aus der Nebenniere freigesetzt. Glukokortikoide blockieren die Nutzung der Aminosäure Tryptophan, die zur Bildung von Serotonin erforderlich ist.

- **Genetische Faktoren:** Wenn depressive Erkrankungen in der Familie bekannt sind, steigt das Risiko, selbst daran zu erkranken, bei eineiigen Zwillingen auf über 50 Prozent. Insofern ist eine mögliche genetische Ursache, die eine Störung der Neurotransmitter im Gehirn bedingt, anzunehmen.

- **Soziale Faktoren:** Ein ängstlich-überbehüteter Erziehungsstil der Eltern oder mangelndes Selbstwertgefühl führt zu einer subjektiv empfundenen Hilflosigkeit und zur Unfähigkeit, mit Stress oder dem eigenen Scheitern klarzukommen. Auch der frühe Verlust eines Elternteils und schwere psychische Verletzungen (Missbrauch, Katastrophen) begünstigen das Entstehen von Depressionen.

Weitere mögliche Risikofaktoren sind:
- Singledasein (jeder dritte Münchner lebt alleine)
- Wenige soziale Kontakte
- Weibliches Geschlecht
- Leben in der Großstadt

Eine Kombination dieser Faktoren kann, zusammen mit einer akuten Belastungssituation (Trennung vom Partner/von der Partnerin, Arbeitsplatzverlust), zum akuten Auftreten einer Depression führen.

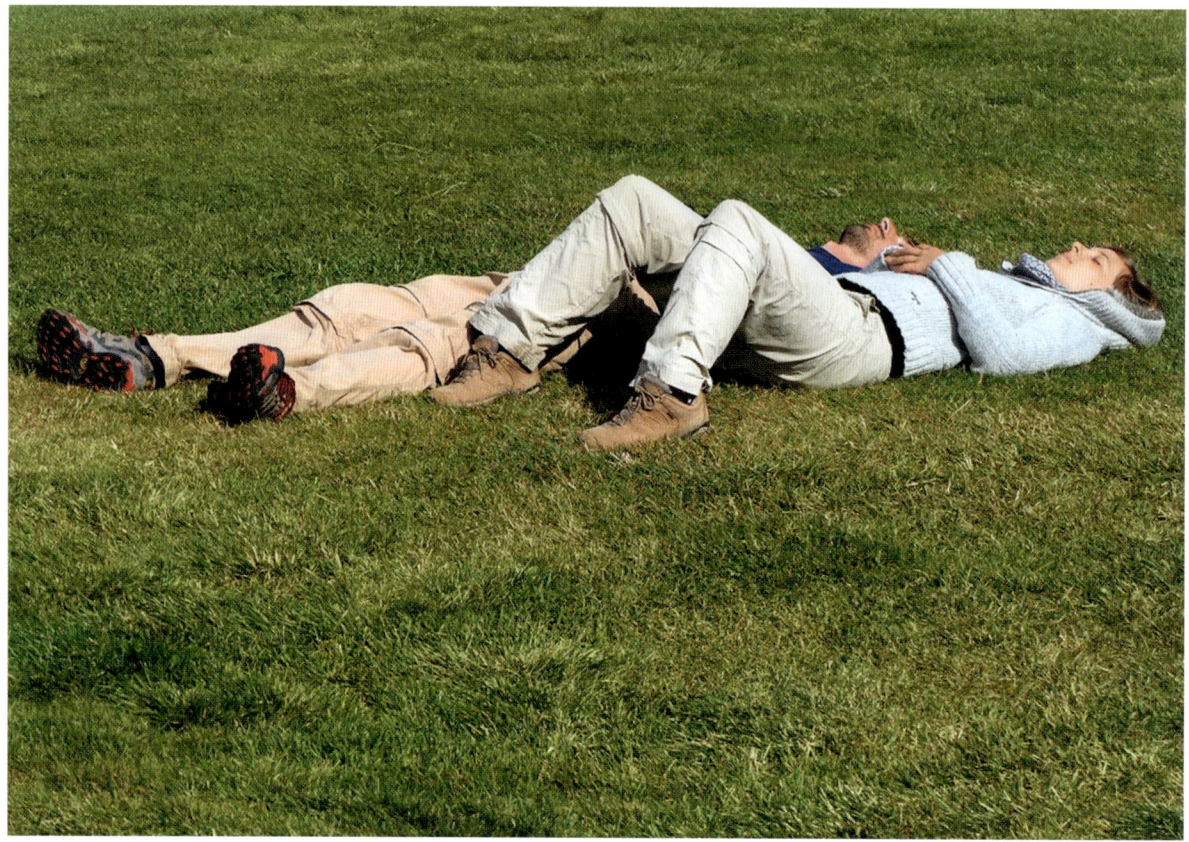

Es gibt eine ganze Reihe von Wegen, eine Depression zu vermeiden oder aus ihr wieder herauszukommen.

Warum etwa machen diese zwei jungen Menschen im Bild oben das, im Gras liegen? Weil es ihnen guttut. Es tut ihnen gut, weil Sonnenlicht die körpereigene Serotoninproduktion unterstützt. In der Sonne zu sitzen oder zu liegen, ist nicht »Nichtstun«, es ist »Energietanken«.

Wie fühlt man sich nach einem Spaziergang, nach dem Sport oder nach einer Bergwanderung? Definitiv besser. Bewegung baut Spannungen (körperlicher und psychischer Natur) ab und regt die Serotoninproduktion an.

Was haben Schokolade, Bananen, Avocados und Haselnüsse gemeinsam? Sie sind »Gute-Laune-Nahrungsmittel«. Diese und viele andere Nahrungsmittel enthalten die Aminosäure Tryptophan, ein wichtiger Baustein für die körpereigene Serotoninproduktion.

Warum fühlt man sich nach einem guten Essen mit Freunden oder nach einem schönen »Mädelsabend« beschwingt? Weil soziale Kontakte einen guten Schutz vor Depressionen darstellen.

Dauerstress vermeiden. Wer das Handy ständig bei sich trägt und glaubt, in ständiger Rufbereitschaft sein zu müssen, produziert Dauerstress »Marke Eigenproduktion«. Nicht erreichbar zu sein, ist ein unschätzbarer Luxus und fördert den Serotoninaufbau.

Wenn diese Maßnahmen nicht ausreichen, kann man auch medizinisch vorgehen.

Hochdosiertes Johanniskraut (900 Milligramm pro Tag) hat, wissenschaftlich bewiesen, eine stimmungsaufhellende und problemdistanzierende Wirkung. Daher wird die Verschreibung auch von den Krankenkassen übernommen. Allerdings dauert es gut vier Wochen, bis eine spürbare Wirkung eintritt.

Wenn das nicht reicht, gibt es gute Medikamente aus der Gruppe der SSRI oder der MAO-Hemmer. MAO-Hemmer (Monoaminooxidasehemmer) bremsen den Abbau des körpereigenen Serotonins. SSRI (selektive Serotonin-Wiederaufnahmehemmer) gelten als der Goldstandard in der Behandlung von Depressionen. Daher möchte ich etwas genauer darauf eingehen. Vorweg: Ein Antidepressivum macht weder abhängig noch verändert es die Persönlichkeit. Wie oben angesprochen, wird bei einer Informationsvermittlung zwischen den Nervenzellen Serotonin freigesetzt, es dockt an der nächsten Nervenzelle an, bevor es wieder in die Vakuolen aufgenommen wird. SSRIs lassen das verbliebene Serotonin länger an der nächsten Nervenzelle wirken, bevor es wieder aufgenommen wird. Sie unterstützen also einen körpereigenen Prozess, der nicht mehr richtig funktioniert. Allerdings müssen diese Milliarden von Synapsen erst erreicht werden. Daher braucht auch das schnellste SSRI, das Escitalopram, mindestens zehn Tage, bevor eine Wirkung, Schritt für Schritt, eintritt. Weitere positive Effekte der SSRI: Sie machen nicht müde und sie sind auch angstlösend. Ängste wegzudrücken kostet Kraft, die gerade in der Depression nicht vorhanden ist.

Langfristig, vor allem wenn Entwicklungsstörungen aus der Kindheit, ein mangelndes Selbstwertgefühl, Ängste und andere Ursachen bestehen, kann eine Gesprächstherapie beim psychologischen Psychotherapeuten helfen. Das ist eine Gesprächsstunde pro Woche, in der Regel für ein halbes bis ein Jahr, in der Tiefenpsychologie noch länger. Es dauert, bis die Gesprächstherapie Wirkung zeigt, es ist aber die Behandlungsmethode, die nebenwirkungsfrei das ganze Leben lang hilft. Und: Sie hilft nicht nur dem Patienten selbst, sie hilft auch dem Partner oder den Kindern.

Depression und Bewegung

Ein weiterer wichtiger Bestandteil in der Therapie ist die Physiotherapie, insbesondere Ausdauer- und Kraftübungen. Bewegung kann (als ergänzende Maßnahme), durch die Freisetzung von Endorphinen (Glückshormone) und die verbesserte Sensibilität für den Neurotransmitter Serotonin, helfen, den Hirnstoffwechsel etwas zu regulieren. Durch die freigesetzten Endorphine wird gleichzeitig der Cortisolspiegel im Körper gesenkt, der bei Depressionen erhöht ist.

Training und Bewegung helfen auch gegen die körperlichen Symptome der Depression – wie Verspannungen, Steifheit, Schmerzen. Durch die soziale Anbindung während der Therapie beziehungsweise Gruppentherapie werden die Patienten aus ihrer Isolation herausgeholt. Durch die verschiedenen Angebote der Bewegungstherapie, wie Physiotherapie, Trainingstherapie, Tanztherapie, Kunsttherapie oder Hippotherapie, erlernt der Patient wieder wichtige Funktionen und Erfahrungen. Diese sind unter anderem:

- Stärkung der Selbstständigkeit und des Selbstbewusstseins
- Körperliche Anstrengung und Erholung durch Bewegung
- Erfolgserlebnisse
- Interaktion in der Gruppe
- Verbesserung und Stabilisierung des Alltags
- Verbesserung des Tagesrhythmus
- Mehr Tageslicht und eventuell mehr Zeit an der frischen Luft

Auch ein regelmäßiger Tagesablauf hilft vielen Patienten, ihr seelisches Gleichgewicht wieder besser ins Lot zu bringen. Zum Beispiel Aufstehen – Duschen – Frühstück – Sport/Übungen – Mittagessen und so weiter. Am besten immer zur selben Uhrzeit, aber ohne Stress und Termindruck. Deshalb bitte die Termine nicht zu dicht setzen und nicht zu viele Termine an einem Tag planen.

Bruxismus: Das Zähneknirschen

Bruxismus ist ein Problem, das wesentlich weiter verbreitet ist, als allgemein angenommen wird. Viele bemerken es erst, wenn Dauerschäden entstanden sind. Diese sind, vor allem im Bereich der Kiefergelenke, irreparabel.

Die »Knirscher« und auch die »Presser« knirschen und pressen vor allem nachts die Zähne aufeinander, oft aber auch schon tagsüber. Dadurch werden die Zähne abgewetzt, bis die Nerven freiliegen und bis sie ihre Stabilität im Kieferknochen verlieren. Das Kiefergelenk blockiert immer häufiger, bis irgendwann eine normale Mundöffnung nicht mehr möglich ist.

Die Zähne lassen sich teuer reparieren, das Kiefergelenk nicht.

Was steckt dahinter und was kann man dagegen machen?

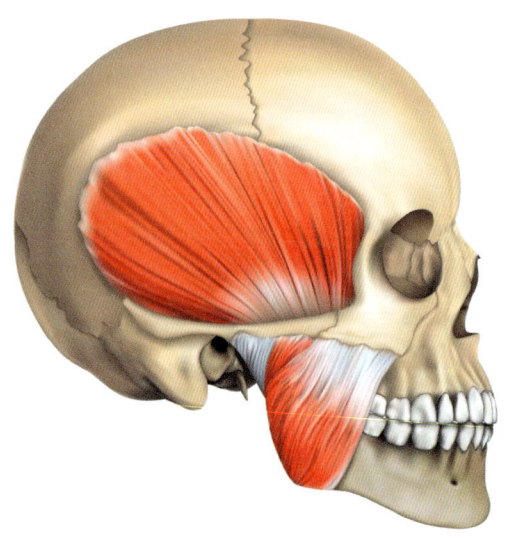

Der Kaumuskel ist, gemessen an seinem Durchmesser, der stärkste Muskel am Körper. Das muss er auch sein. Dadurch, dass er relativ weit hinten am Unterkiefer ansetzt, erzeugt die Hebelwirkung viel Druck auf das Kiefergelenk. Er ist wesentlich größer, als man gemeinhin denkt, wie das Schaubild zeigt.

Er hat, zusammen mit dem Ober- und Unterkiefer, mit den Zähnen die Aufgabe, die Nahrung zu zerkleinern und, zumindest früher, mal eine Nuss zu knacken. Doch er hat nicht die Aufgabe, nachts in stundenlangen mahlenden Bewegungen die Zähne abzuwetzen. »Hör auf mit deiner Knirscherei, ich kann nicht schlafen!« Das haben schon viele von ihren Partnern gehört. Dass der Partner oder die Partnerin nicht schlafen kann, ist das kleinere Problem. Wer nachts mit den Zähnen knirscht, zerstört die Zahnsubstanz und das Kiefergelenk. Komplizierend kommt dazu, dass die Kaumuskulatur im Schlaf einen bis zu zehnmal höheren Druck entwickeln kann als tagsüber.

Das Kiefergelenk ist eine spezielle Konstruktion. Das Kieferköpfchen, das hintere obere Ende des Unterkiefers also, gleitet bei der Mundöffnung auf einer Knorpelscheibe, dem Meniskus im Knie nicht unähnlich, über einen Knochenhöcker am Schädel nach vorne. Diese Knorpelscheibe ist vorne und hinten angewachsen, damit sie in ihrer anatomisch richtigen Position bleibt.

Wachen Sie morgens mit dem Gefühl auf, dass die Kaumuskeln beidseits total verspannt sind? Knackt es womöglich schon beim Gähnen? Dann haben Sie sich bereits ein Loch in diese Knorpelscheibe gebissen und es gilt, keine Zeit mehr zu verlieren!

Deutlich schwieriger zu entdecken sind die »Presser«. Sie knirschen nicht nervtötend, sie pressen still die Kiefer aufeinander, schädigen aber Zähne und Kiefergelenk nicht weniger.

Aber auch die Presser klagen über Verspannungen der Kaumuskulatur morgens. Solche Patienten gehen oft wegen Ohrenschmerzen zum HNO-Arzt. Der kann aber nichts finden, die Ursache der Ohrenschmerzen liegt im Kiefergelenk, circa 10 Millimeter vor den Ohren.

Schauen Sie sich mal Ihre Zähne im Spiegel an. Sind die Schneidezähne des Unterkiefers abgeschliffen, scharfkantig und in etwa gleich lang? Die Eckzähne des Unterkiefers gelten als die »Stoßdämpfer« des Kiefers. Sind auch sie schon auf das Niveau der Schneidezähne abgewetzt?

Haben Sie des Öfteren das Gefühl, dass der Kiefer blockiert oder dass es beim Öffnen des Mundes knackt? Dann ist die Knorpelscheibe im Kiefergelenk schon erheblich geschädigt.

Früher hat man versucht, durch das operative Entfernen des zerstörten Knorpels das Problem zu lösen. Es hat nicht funktioniert. Es braucht auch nicht Jahre, diese Schäden zu verursachen. Ich habe eine 26-jährige Patientin, die den Mund nur noch 2 Zentimeter weit öffnen kann. Das Kiefergelenk ist derart zerstört, dass man überlegt, ihr Rippenknorpel in das Kiefergelenk zu transplantieren. Was steckt hinter diesem tückischen Problem?

Es gibt zwei Erklärungsansätze:

1. Der Körper registriert bereits Zahnschmelzhöcker von 0,1 Millimeter an der falschen Stelle als störend. Die Passform der Ober- und Unterkieferzähne ist nicht optimal. Er versucht sie möglicherweise »abzuschleifen«.

2. Man versucht, sich nachts »durch seine Probleme durchzubeißen«.

Das erste Problem kann der Zahnarzt relativ leicht lösen. Er lässt die Patienten auf ein Durchschlagpapier beißen um am Farbabrieb zu erkennen, wo störende Schmelzhöcker sind. Diese lassen sich abschleifen. Wenn größere Fehlstellungen bestehen, kann man kieferchirurgisch vorgehen, um einen guten Zahnschluss herzustellen. Zahnspangen sind möglicherweise erforderlich und nützlich.

Das zweite Problem ist in meinen Augen wesentlich häufiger, leider aber auch deutlich schwieriger zu beheben. Wenn der Zahnarzt oder Kieferorthopäde Schliffspuren an den Zähnen oder im Röntgenbild, in einem sogenannten Orthopantomogramm, Schäden an den Kiefergelenken erkennt, kann er die Patienten mit einer Aufbiss- oder Knirscherschiene versorgen. Diese Schienen schützen die Zähne und entlasten die Kiefergelenke. Vorerst. Denn sie beseitigen das zugrunde liegende Problem nicht. Ich habe Patienten, die ihre Knirscherschiene regelmäßig durchbeißen.

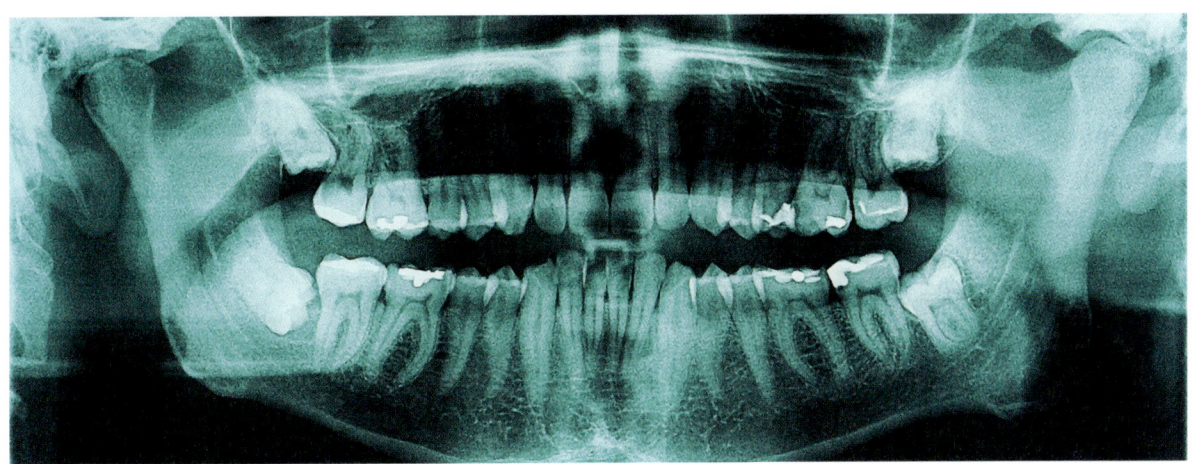

Was kommt als Auslöser für das Knirschen oder Pressen infrage? Alkohol, Nikotin, Koffein und einige Medikamente werden verantwortlich gemacht. Aber wenn ich Probleme habe, Stress, Sorgen, Ängste, Stimmungstiefs, dann muss ich die »Zähne zusammenbeißen«, um durchzukommen. Und genau das macht man dann auch, aber es löst die Probleme nicht.

Physiotherapie, um die Kaumuskulatur zu lockern, ist hilfreich. Oft hängen Verspannungen der Kaumuskulatur und der Nackenmuskulatur zusammen, aber das erkennt ein guter Physiotherapeut schnell.

Medikamentös würde ich nicht über Johanniskraut bei depressiven Phasen oder Lavendel bei Ängsten hinausgehen. Autogenes Training, Yoga, Stressbewältigungsprogramme, progressive Muskelentspannung nach Jacobson und Vergleichbares sind deutlich nützlicher.

Wenn man mit den bisher genannten Maßnahmen nicht weiterkommt, weil tiefgründige Probleme wie Versagens- oder Verlustängste, Minderwertigkeitsgefühle, Abgrenzungsprobleme oder selbstunsichere Persönlichkeitsstörungen dahinterstecken, hilft langfristig eine Gesprächstherapie beim psychologischen Psychotherapeuten.

Vergessen Sie nicht: Wenn das Kiefergelenk zerstört ist, ist der Schaden nahezu irreparabel.

Bruxismus in der Physiotherapie

Auch in der Physiotherapie spielen Schmerzen im Kiefergelenk und Funktionsstörungen im Kiefergelenk eine bedeutende Rolle.

Bruxismus bedeutet das unwillkürliche Zähneknirschen oder Zusammenpressen der Zähne. Sowohl in der Nacht, wenn Anspannung und Stress verarbeitet werden – Forscher sind heutzutage davon überzeugt, dass das zentrale Nervensystem das

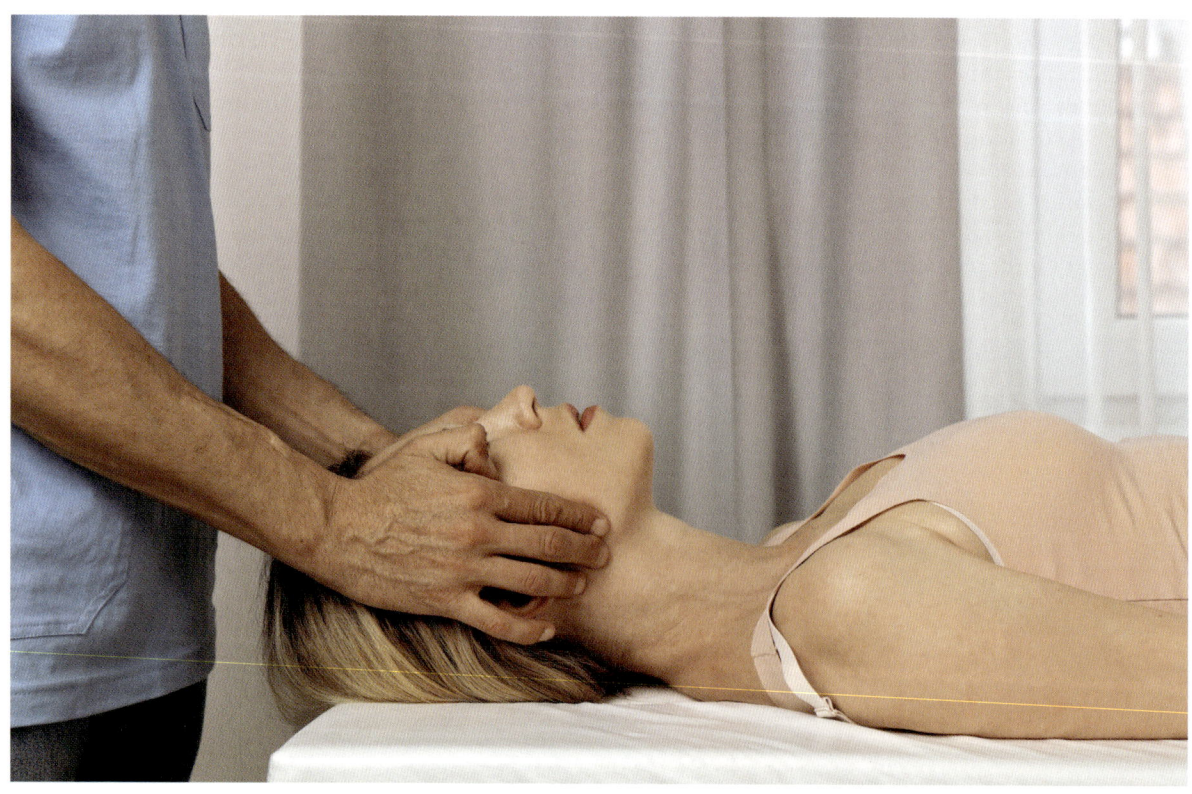

unnötige Beißen steuert –, als auch tagsüber, wenn an einem stressigen Tag die Zähne fest zusammengebissen werden. Ein verspannter Kiefer kann zu Kopfschmerzen und in der Folge zu Verspannungen im Schulter-Nacken-Bereich oder zu Rückenschmerzen führen. Aber die Anzahl der Leiden und Symptome wird immer größer.

Die Folgen des Bruxismus können den gesamten Körper betreffen. Häufig durchlaufen Patienten einen langen Leidensweg, bis schließlich die richtige Diagnose gestellt wird. Die Liste der Symptome ist lang:

- Schmerzen im Kiefergelenk und/oder in der Kaumuskulatur
- Kopfschmerzen/Schläfenschmerzen
- Schmerzen und Verspannungen im Schulter-Nacken-Bereich
- Rückenschmerzen
- Nicht erholsamer Schlaf
- Ohrenschmerzen
- Schwindel
- Tinnitus
- Knackgeräusche im Kiefergelenk
- Zahnabrasion/Zahnschmerzen/Zahnlockerung
- Eingeschränkte und schmerzhafte Mundöffnung

Das Verschreiben von starken Schmerzmedikamenten oder Muskelrelaxantien führt in den meisten Fällen nur zu einer kurzfristigen, symptomatischen Linderung. Besser ist es, durch eine genaue Diagnostik eine zielgerichtete, individuelle Behandlung zu erstellen.

Das Kiefergelenk zählt zu den kompliziertesten Gelenken im Körper. Durch die Überbelastung und Überspannung der Kaumuskulatur und die Verklebung der Faszien vermeiden wir automatisch, unseren Mund weit zu öffnen. In der Folge nimmt die Fähigkeit zur Mundöffnung immer mehr ab und die Kaumuskulatur verkürzt noch mehr. Ein Teufelskreis.

Hält diese schmerzhafte und bewegungseinschränkende Situation im Kiefergelenk über einen längeren Zeitraum an, kommt es zu einer Fehlsteuerung zwischen Muskel- und Gelenkfunktion. Das nennt man CMD (= craniomandibuläre Dysfunktion). Auch Beckenschiefstand und Skoliose können durch eine gestörte Kiefergelenkstätigkeit entstehen. Um reibungslos zu funktionieren, muss das Kiefergelenk komplexe Bewegungen ausführen. Ist dies gestört, kann es zu weiterführenden schmerzhaften oder einschränkenden Auswirkungen im gesamten Körper kommen.

Um langfristig die Überspannungen der Kaumuskulatur und die Verklebungen der Faszien im Gesicht zu lösen, empfehle ich Ihnen die Übungen auf den folgenden Doppelseiten:

Verbesserung der Mundöffnung

Ziel:
Dehnung des Kiefergelenks und der Kaumuskulatur

Ausgangsposition:
Setzen Sie sich aufrecht hin und ziehen Sie die Schultern entspannt von den Ohren weg.

Ausführung:
Bitte benutzen Sie beide Hände, legen Sie dabei eine Hand auf die Stirn und die andere wie folgt auf dem Kinn.

Spreizen Sie den Daumen von den restlichen Fingern ab und legen Sie die so aufgespannte Hand unterhalb der Unterlippe auf das Kinn (der Daumen liegt auf der einen Seite des Mundwinkels und die restlichen Finger am anderen Mundwinkel).

Beginnen Sie nun, langsam den Mund so weit es geht zu öffnen.

Erhöhen Sie, durch die Unterstützung beide Hände, leicht die Spannung und die Mundöffnung

Halten Sie diese Position 1 bis 2 Minuten, atmen Sie ruhig weiter, auch wenn es etwas unangenehm ist.

Sie werden die Dehnung deutlich spüren.

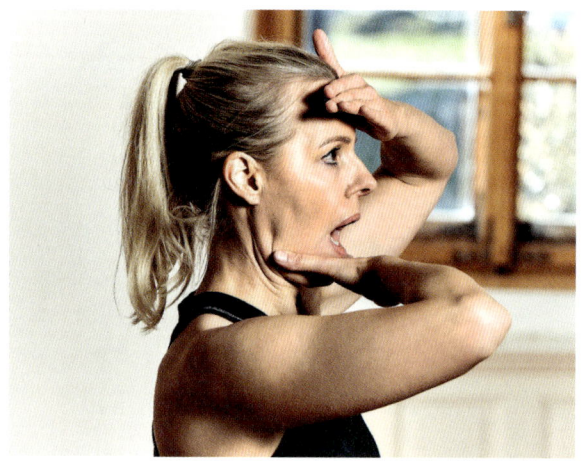 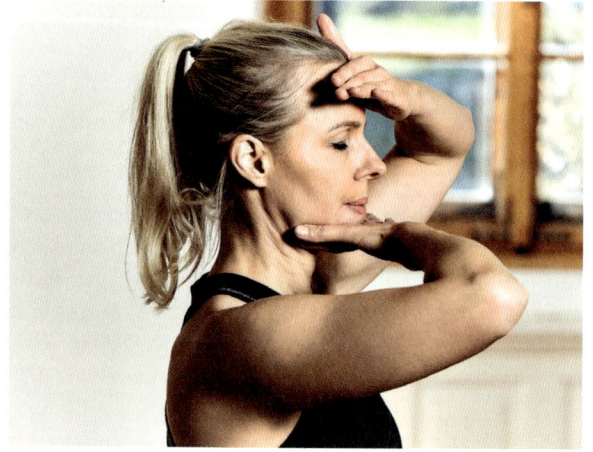

Verbesserung der Beweglichkeit

Ziel:
Dehnung des Kiefergelenks und der Kaumuskulatur

Ausgangsposition:
Setzen Sie sich aufrecht hin und ziehen Sie die Schultern entspannt von den Ohren weg.

Ausführung:
Legen Sie die Hände seitlich an Stirn (Schläfe) und Kinn, zum Beispiel die rechte Hand an die rechte Schläfe und linke Hand auf den Unterkiefer.

Öffnen Sie erneut den Mund und schieben den Unterkiefer diagonal nach rechts unten.

Halten Sie diese Position 1 bis 2 Minuten, atmen Sie dabei ruhig.

Wechseln Sie die Seite und spüren Sie die Dehnung im Kiefer und in der Muskulatur.

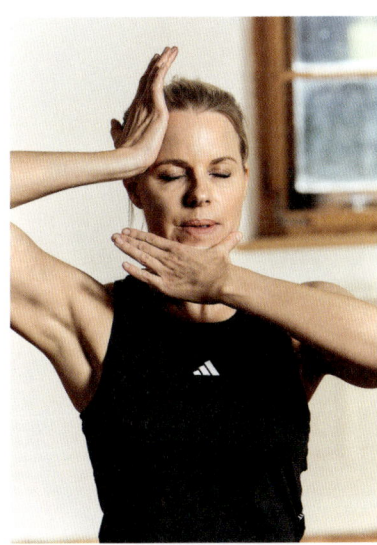
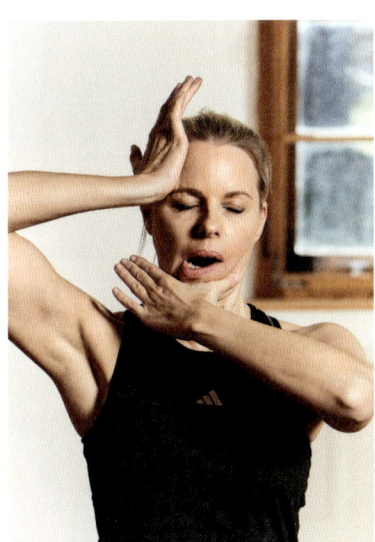
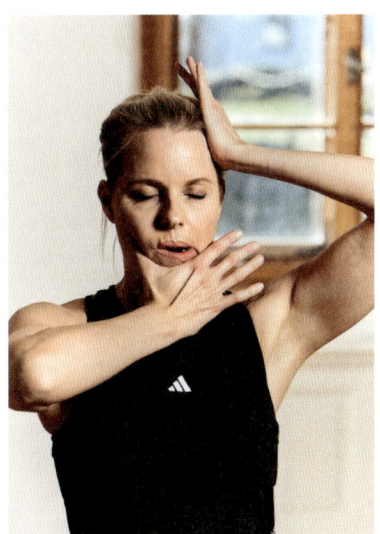

Entspannungsübung

Ziel:
Entspannung der Muskulatur und der Faszien-stränge

Ausgangsposition:
Setzen Sie sich aufrecht hin und ziehen Sie die Schultern entspannt von den Ohren weg.

Ausführung:
Ertasten Sie Ihr Kiefergelenk. Das ist die kleine Ein-wölbung neben dem Ohr.

Wenn Sie Ihren Mund öffnen und wieder schließen, können Sie diese Bewegung des Kiefergelenks an dieser Stelle deutlich spüren.

Massieren Sie diese Stelle ganz leicht, während Sie den Mund öffnen und schließen.

Bitte drücken Sie nicht zu fest.

Führen Sie diese Übung circa 20 Sekunden lang aus.

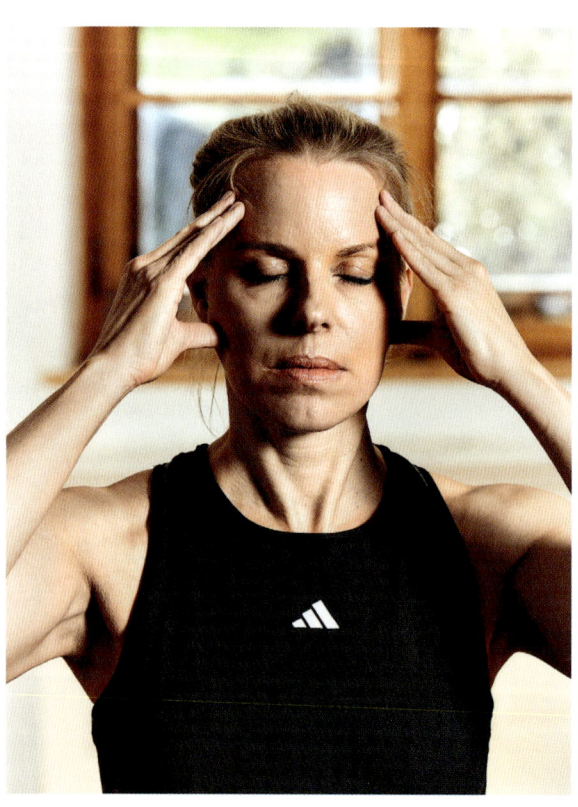 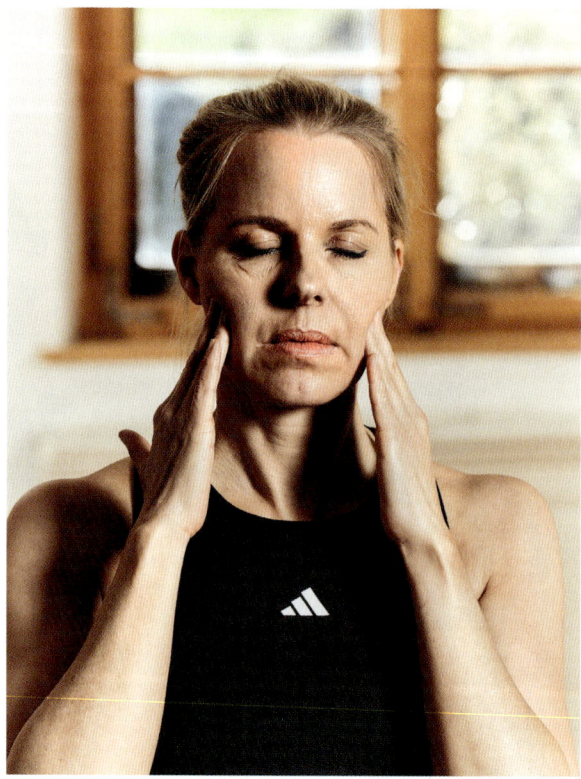

Entspannungsübung
mit der Faszienkugel (kleiner Ball)

Ziel:
Entspannung der Muskulatur und der Faszien-stränge

Ausgangsposition:
Setzen Sie sich aufrecht hin und ziehen Sie die Schultern entspannt von den Ohren weg.

Ausführung:
Massieren Sie mit der Faszienkugel Ihren Unter-kiefer.

Bearbeiten Sie den gesamten Unterkiefer Stück für Stück an der Außenseite entlang mit kreisenden und spiralförmigen Bewegungen um die Schmerz-punkte mit leichtem Druck.

Verweilen Sie an den empfindlichen Stellen etwas länger, bis sich die Spannung aus dem Gewebe löst und somit die angestaute Flüssigkeit im Gewebe abgebaut werden kann.

Wechseln Sie nach 1 bis 2 Minuten die Seite.

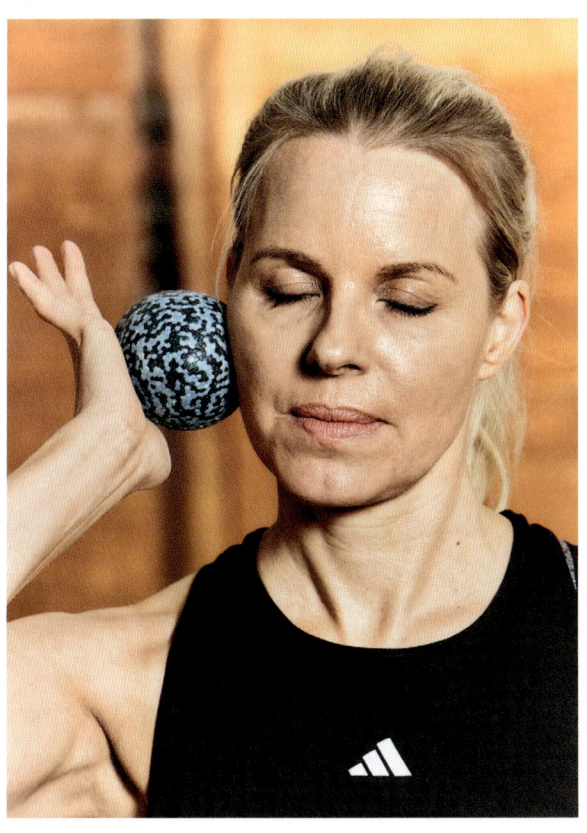 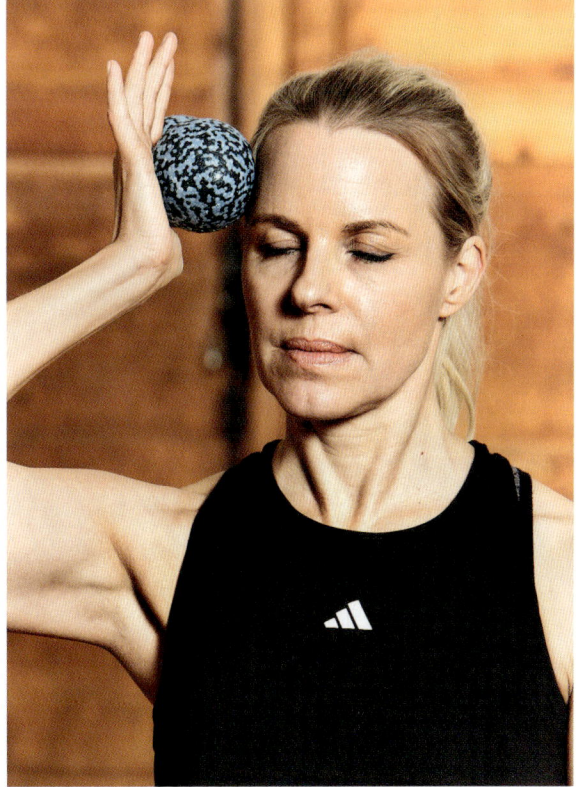

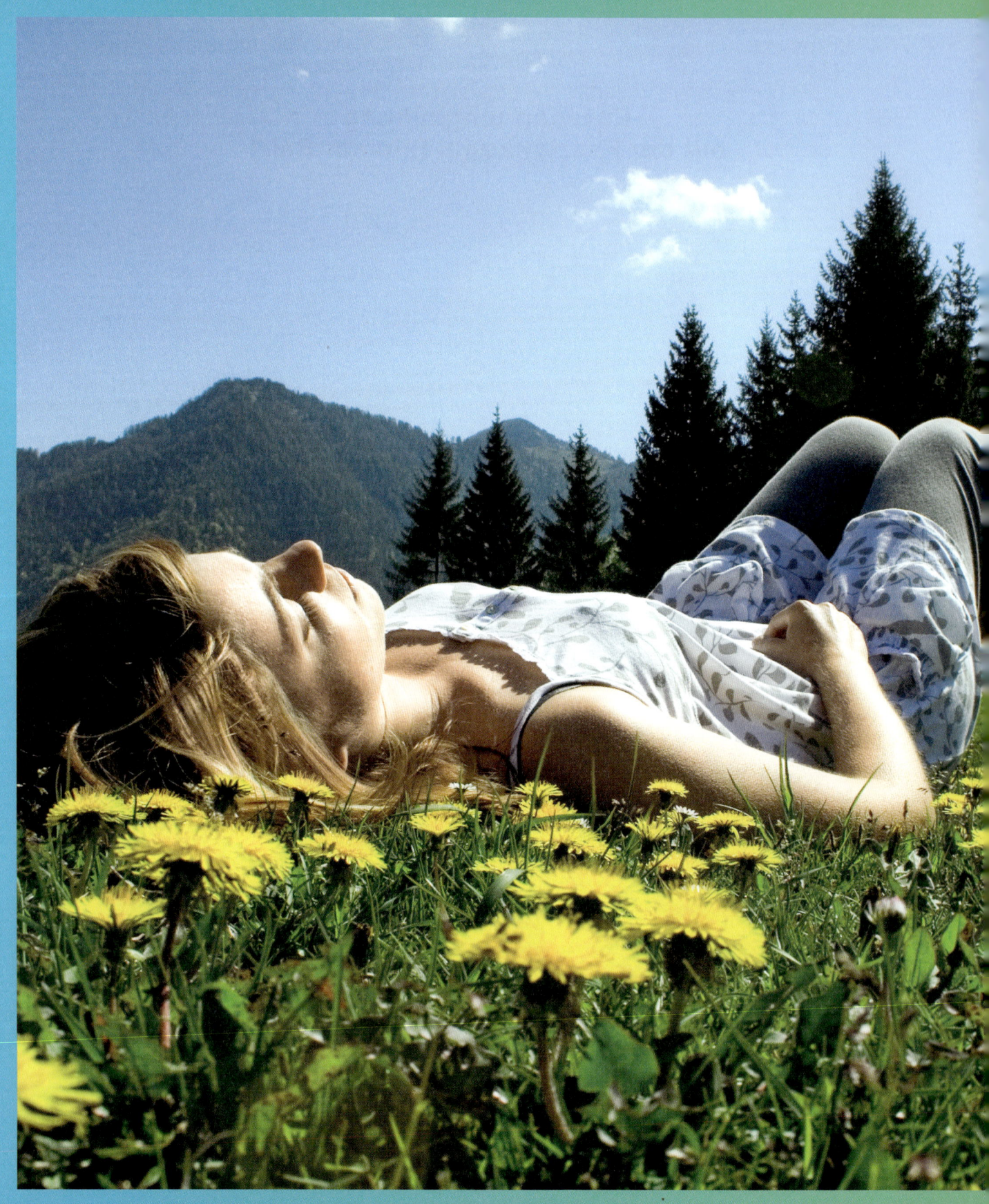

Kapitel 4

LEBENSQUALITÄT

Entspannt mit einem Grashalm im Mund auf
der Wiese liegen und den Wolken zuschauen –
das ist schon ziemlich nahe an guter
Lebensqualität. Aber auch einige gesundheitliche Faktoren müssen stimmen ...

Inkontinenz – das Problem, den Urin zu halten

Es ist überhaupt nicht peinlich, wenn man mit der Kontinenz, also mit der Fähigkeit, den Urin zu halten, Probleme hat. Dass beim Husten oder Niesen, beim Heben von Lasten oder auch beim Lachen Urin tröpfchenweise abgeht, ist weitverbreitet, aber jeder schämt sich. Grundlos.

Ich möchte mich hier auf die Harninkontinenz, also die Unfähigkeit, in gewissen Situationen den Urin halten zu können, beschränken. Die Stuhlinkontinenz ist wesentlich seltener, aber auch wesentlich komplizierter zu behandeln.

Es ist auch nicht ausschließlich ein Problem von Frauen im höheren Alter. Es trifft auch junge Frauen.

Eine Patientin, eine 32-jährige Mutter einer fünfjährigen Tochter, hat mich in der Sprechstunde aufgesucht und mir Folgendes berichtet: Sie war am Wochenende mit ihrer Tochter in einem Erlebnispark und bei dieser Gelegenheit ist das Mädchen auf ein großes Trampolin geklettert. Die 32-jährige Mutter hinterher, schließlich war sie ja eine junge Frau.

»Da bin ich aber gleich wieder runter«, hat sie mir erzählt, denn jedes Mal, wenn sie nach einem Sprung wieder aufkam, ist etwas Urin abgegangen.

Was im Allgemeinen als Problem der Senioren angesehen wird, kann auch jüngere Menschen treffen.

Woher kommt dieses Problem und wie kann man es beseitigen?

Das Becken stellt einen Ring aus drei Knochen dar; dem Kreuzbein und den zwei Darmbeinschaufeln. Diese drei Knochen sind (einigermaßen) gelenkig miteinander verbunden über die Kreuz-Darm-bein-Gelenke (Iliosacralgelenke) und über die Schambeinfuge. In der Mitte ist eine Öffnung, das kleine Becken, die ein Kind bei der Geburt passieren muss. Deswegen ist diese Öffnung bei Frauen rund, damit der Kopf des Kindes auch durchpasst. Bei Männern ist sie dreieckig.

Diese Öffnung im kleinen Becken ist von einer Muskelplatte verschlossen. Solange diese Muskelplatte, der Beckenboden, Spannkraft hat, ist alles in Ordnung. Wenn die Spannung nachlässt, der muskuläre Beckenboden anfängt durchzuhängen, vergrößert sich der Winkel zwischen dem Harnblasenboden und der Harnröhre. Das kann passieren durch eine oder mehrere Schwangerschaften, bei der die Gebärmutter (*Uterus*) monatelang den Beckenboden belastet. Es kann aber auch durch die Entbindung passieren, bei der sich der Kinderkopf durch diese Muskelplatte zwängt und sie (über-) dehnt.

Ein weiterer Grund ist der aufrechte Gang, den sich unsere Vorfahren aus irgendeinem Grund vor Jahrmillionen angewöhnt haben. Bei den Tieren liegt das Gewicht der Eingeweide in der elastischen Hängematte der Bauchmuskeln, bei uns drückt der Bauchinhalt jahrelang auf den Beckenboden.

Je größer beispielsweise das Übergewicht ist, umso mehr drückt es auf den Beckenboden – somit ist Übergewicht ein weiterer Faktor, der die Inkontinenz begünstigt.

Wenn der Winkel zwischen Blasenboden und Harnröhre nicht mehr stimmt, haben die Schließmuskeln Probleme, die Harnblase dicht zu halten. Dann entwickelt es die sogenannte »Belastungsinkontinenz«. Urin geht bei plötzlichen Druckbelastungen ab: beim Husten, Niesen, Lachen oder Trampolinspringen.

Oder es handelt sich um die sogenannte »Urgeinkontinenz«. Alles wird leichter, wenn man das Ziel vor Augen hat, nur auf dem Weg zur Toilette wird es immer schlimmer, je näher man dem rettenden Örtchen kommt. Der Urin ist kaum noch zu halten.

Im Fernsehen, im Vorabendprogramm, läuft oft Werbung für Inkontinenzprodukte, von der Einlage bis zur Windel für Erwachsene. Es gibt eine Menge Personen mit diesem Leiden. Den abgehenden Urin in Inkontinenzeinlagen aufzufangen, ist eine Lösung.

Man kann dem Problem aber auch anders begegnen. Der Beckenboden ist ein Muskel und Muskeln kann man bekanntermaßen auch trainieren. Diesen Muskel kann man so diskret trainieren, dass es keiner merkt. Wenn der Beckenboden durch das Training seine Spannkraft wiedererlangt, hebt er den Blasenboden wieder an und die Inkontinenz wird besser oder verschwindet sogar ganz. Wenn das Training allein nicht ausreicht, bestehen weitere Behandlungsmöglichkeiten.

Muskeln wie auch der Beckenboden werden über die versorgenden Nervenfasern elektrisch stimuliert und trainiert. Das lässt sich auch unterstützend durch spezielle TENS-Geräte (transkutane elektrische Nervenstimulation) erreichen. Dabei handelt es sich um etwa zigarettenschachtelgroße Geräte mit einer Batterie und speziellen Elektroden. Diese Geräte lassen sich dezent am Gürtel tragen. Über die Elektroden wird ein frei einstellbarer Strom geleitet, der den Beckenboden auf diese Weise trainiert.

Viele Patienten haben Probleme, den Beckenboden willentlich anzuspannen. Hier hilft die Biofeedback-Therapie. Dabei informiert eine kleine Sonde den Patienten, ob die willentliche Muskelanspannung funktioniert.

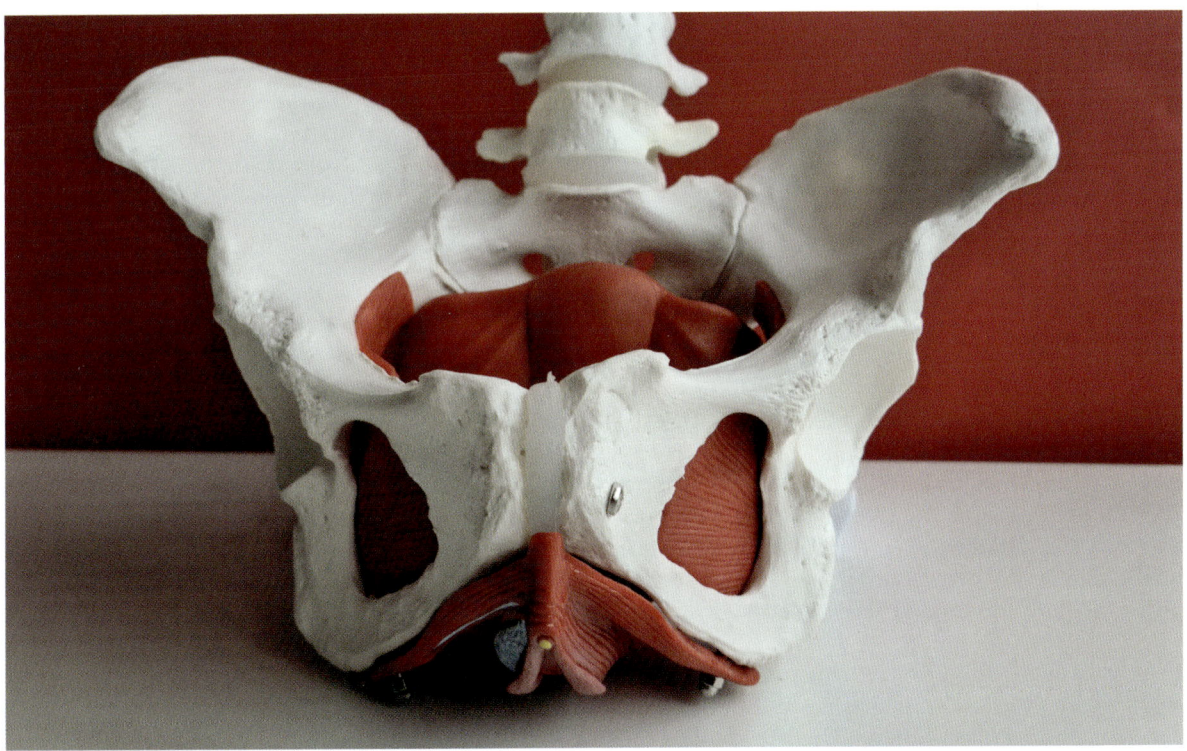

Langfristig ist bei Adipositas eine Gewichtsreduktion sehr erfolgreich.

Medikamentös gibt es zwei Wirkansätze. Zum einen gibt es Medikamente, die die Spannung der Blasenschließmuskeln erhöhen. Hier gibt es Duloxetin, das gut wirkt, es wird aber auch in der Behandlung von Depressionen eingesetzt. Insofern sind bei der Anwendung von Duloxetin auch psychische Wirkungen möglich.

Das Weiteren kann man die Wandspannung der Blase erniedrigen. Ist die Wandspannung hoch, kann das die Schließmuskeln überfordern. Solche Medikamente zählen zu den Anticholinergika. Mundtrockenheit ist eine häufige Nebenwirkung.

Bei Frauen nach der Menopause können östrogenhaltige Zäpfchen oder Cremes angewendet werden. Seit 2014 ist der nebenwirkungsarme Stoff Mirabegron für das Problem Inkontinenz auf dem Markt. Als letzte Möglichkeit gibt es einige Möglichkeiten, operativ, auch minimalinvasiv vorzugehen.

Bei Männern (vor allem nach einer Prostata-OP) kann man einen künstlichen Schließmuskel implantieren. Dabei handelt es sich um eine flüssigkeitsgefüllte Manschette um die Harnröhre, die man über eine Pumpe, die unter der Haut liegt, entleeren kann. Dadurch ist normales Wasserlassen wieder möglich. Nach Entleeren der Blase füllt sich die Manschette wieder selbstständig und die Harnblase ist dicht.

Eine weitere Möglichkeit ist, durch eine implantierte Schlinge den Widerstand gegen den Urindruck zu erhöhen und so die Kontinenz wiederherzustellen.

Bei Frauen gibt es das TVT (Tension Free Vaginal Tape), ebenfalls eine Schlinge, die minimalinvasiv und zum Teil unter örtlicher Betäubung eingesetzt werden kann und die Harnröhre stützt und so den unfreiwilligen Urinabgang verhindert.

Inkontinenz und Physiotherapie

Auch in der Physiotherapie ist die Inkontinenz ein häufiges Thema. Das Problem betrifft in Deutschland etwa zehn Millionen Menschen. Fast jede dritte Frau leidet an einer Beckenbodenschwäche. Männer sind vergleichsweise weniger häufig betroffen. Jedoch ändern sich die Prozentzahlen mit zunehmendem Alter.

Demnach leiden bei den 15- bis 64-jährigen Patienten circa 8,5 Prozent der Frauen und nur 1,6 Prozent der Männer unter Stressinkontinenz. Von den über 65-jährigen Patienten sind 11,6 Prozent der Frauen und 6,9 Prozent der Männer inkontinent. Als Ursache gelten bei Männern eine vergrößerte Prostata oder der Zustand nach Prostatektomie. Bei Frauen sind Schwangerschaft und Geburt oft die Ursache für eine Inkontinenz, auch wenn sie erst Jahre später auftritt.

Da es verschiedene Formen der Inkontinenz gibt, ist es sehr wichtig, den genauen Grund, die Ursache und die Diagnose vom Arzt zu bekommen.

Egal ob nach Operation, Schwangerschaft, Entbindung oder Bindegewebsschwäche, der Beckenboden ist ein Muskel und kann durch individuelle Beckenbodenübungen wieder gestärkt werden.

Um das Verlieren von Urin oder Stuhl bei körperlicher Belastung wie Husten, Joggen oder Heben zu vermeiden oder zu verbessern, hilft Ihnen ein auf Sie abgestimmtes und angeleitetes Training der Beckenbodenmuskulatur.

Wichtig ist hierbei, die Arbeitsweise des unteren Harntrakts zu kennen und zu verstehen. Durch die Physiotherapie erlernen Sie (wieder), diese versteckte und kontinenzsichernden Muskeln zu trainieren. Hierbei werden gezielte Anspannungs- und Entspannungsübungen, kombiniert mit der Ein- und Ausatmung, erlernt. Darüber hinaus ist es sinnvoll, die Körperhaltung zu kontrollieren und zu verbessern, um die Beckenorgane und den Beckenboden bei Aktivitäten (dazu gehören auch langes Stehen und Sitzen) nicht zu belasten. Um diese Übungen besser zu verstehen, ist es ratsam, als Erstes mit der Wahrnehmung des Beckenbodens zu beginnen.

Wahrnehmung des Beckenbodens

Ziel:
Erspüren der Lage und der Funktion des Beckenbodens, in Kombination mit der Atmung

Ausgangsposition:
Legen Sie sich auf den Rücken oder setzen Sie sich hin, legen Sie die Hände auf den Bauch oder in die Flanken.

Ausführung:
Lenken Sie Ihre Aufmerksamkeit in den Bauchraum. Lassen Sie sich von Ihrer Atmung leiten und verweilen Sie gedanklich an der unteren Bauchwand, dem Beckenboden. Atmen Sie tief durch die Nase ein, bis in den Bauch. Dabei hebt sich der Bauch, aber pressen Sie nicht, sondern lassen Sie den Atem fließen. Spüren Sie, wie sich Ihr Beckenboden bei der Einatmung nach unten senkt und entspannt.

Atmen Sie danach bewusst durch den leicht geschlossenen Mund (Lippenbremse) aus. Dabei senkt sich der Bauch wieder. Versuchen Sie dabei zu spüren, wie sich Ihr Beckenboden spannt, anhebt und somit kräftigt.

Wiederholen Sie die Übung drei- bis fünfmal.

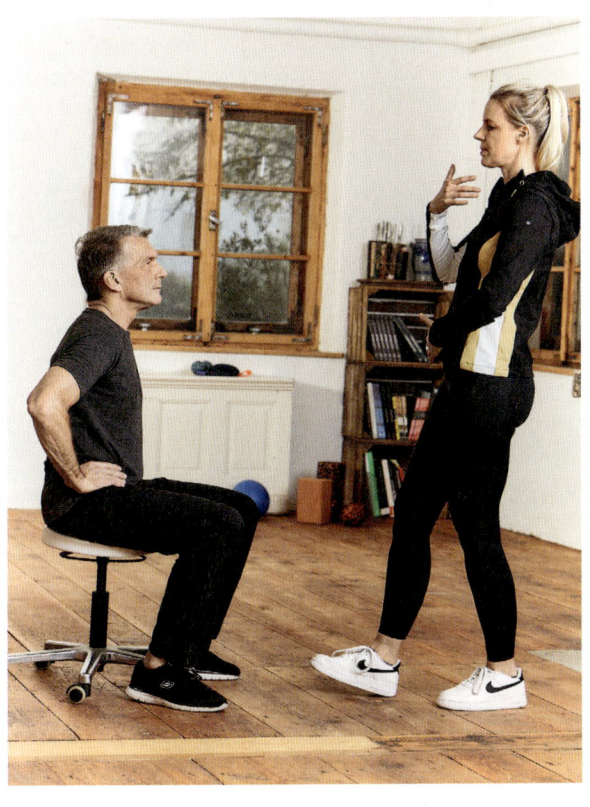 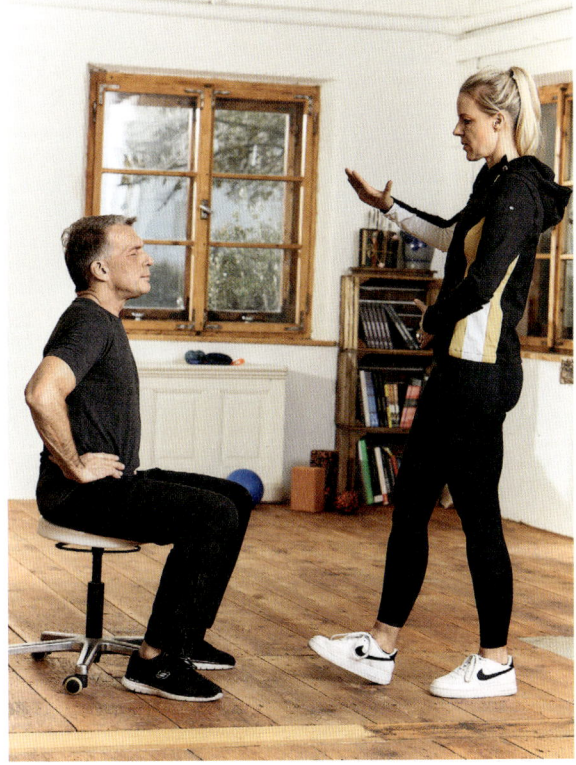

Die »Blume« öffnet und schließt sich

Ziel:
Erlernen der Anspannung und Entspannung des Beckenbodens in Kombination mit der Atmung

Ausgangsposition:
Legen Sie sich mit einem Kissen oder Ballkissen unter dem Bauch auf den Bauch, der untere Rand des Kissens liegt am Schambein. Stellen Sie sich den Beckenboden als Blume vor, die sich, abhängig von der Atmung, öffnet und schließt.

Ausführung:
Atmen Sie ein: Die »Blume« öffnet sich. Entspannen Sie dabei den Beckenboden.

Atmen Sie aus: Die »Blume« schließt sich. Spannen Sie dabei den Beckenboden an, drücken Sie dabei das Schambein leicht in das Kissen.

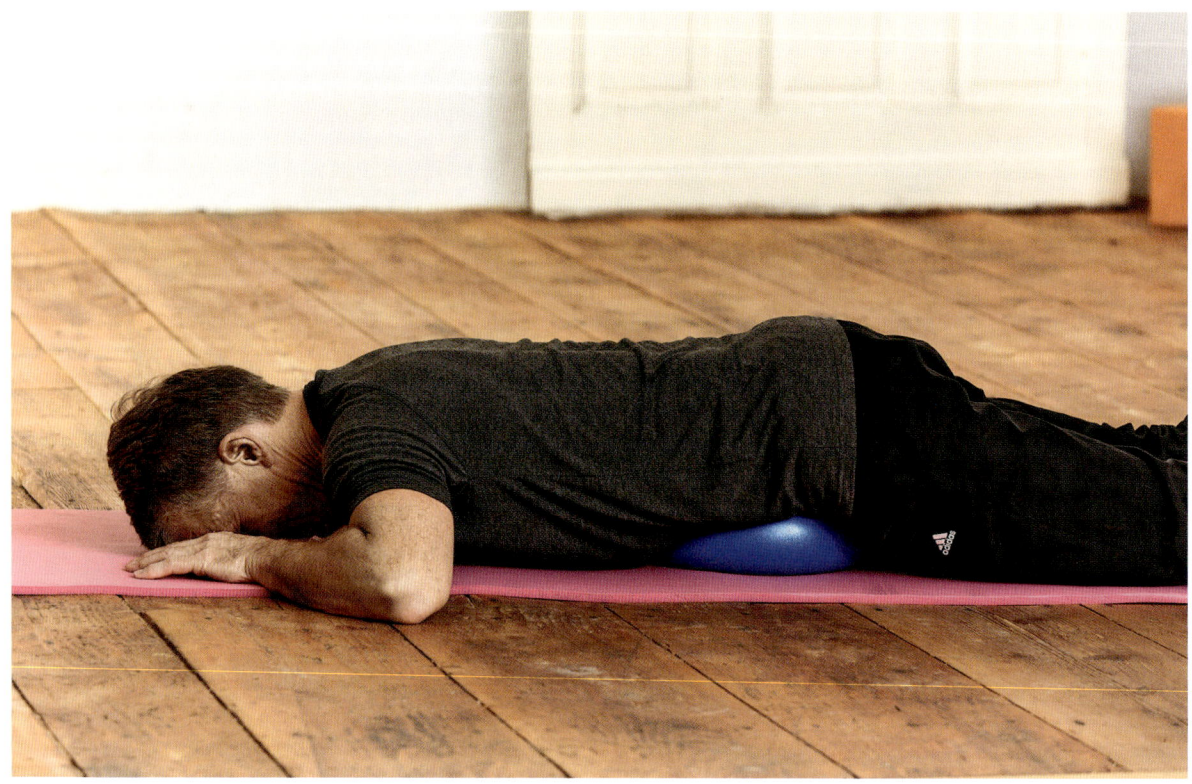

Kontinentes Husten und Niesen

Ziel:
Beim Husten und Niesen kein Urin/keinen Stuhl verlieren

Vermeidung von zu hohem Druck auf die Harnblase und Unterstützung des Sphinkterverschlusses

Ausgangsposition:
Setzen Sie sich auf einen Hocker, öffnen Sie die Beine hüftbreit und stützen Sie die linke Hand leicht auf dem Oberschenkel ab. Halten Sie die rechte Hand locker vor Mund und Nase.

Ausführung:
Husten beziehungsweise niesen Sie, zu Beginn leicht, später etwas kräftiger. Drehen Sie dabei den Kopf über die rechte Schulter nach hinten oben und den Brustkorb zur rechten Seite. Durch diese Drehung (Rotation) und durch die Aufrichtung der Brustwirbelsäule wird die Druckbelastung beim Husten beziehungsweise Niesen auf den Beckenboden und die Harnblase und auf den Sphinkter (Schließmuskel) deutlich verringert, im Gegensatz zu der nach vorn gerichteten Husten- und Nieshaltung.

Wiederholen Sie die Übung drei- bis fünfmal pro Seite.

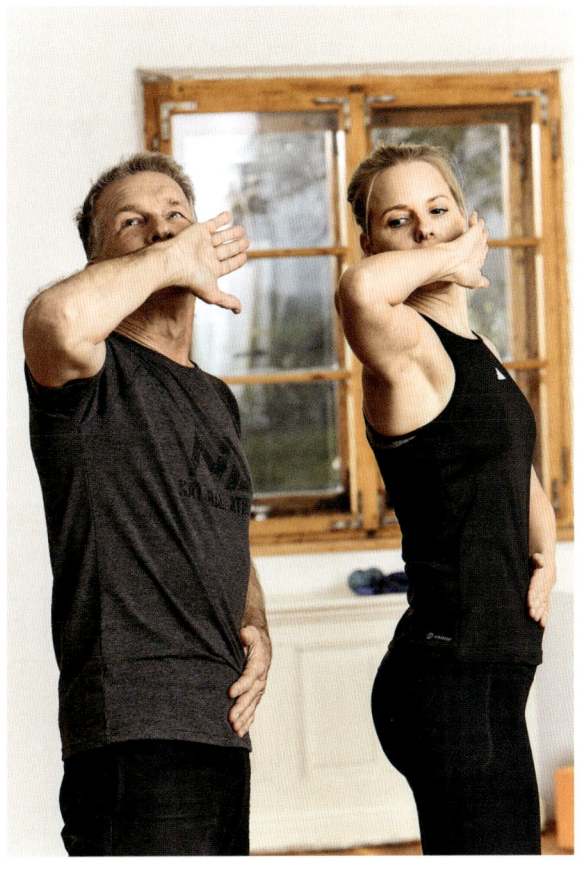

Abnehmen

Normalgewichtig zu sein, hat schon ein paar Vorteile:

- Keine Zuckerkrankheit
  (siehe Kapitel »Diabetes«)
- Niedrigerer Blutdruck
- Niedrigeres Cholesterin
- Weniger Bandscheibenschäden
- Weniger Arthrose in den Gelenken
- Weniger Krebs
- Längeres Leben
- Weniger Kurzatmigkeit
- Weniger Infekte
- Mehr Spaß bei Bergtouren

Alles in allem doch eine verlockende Aussicht.

Doch was ist »Normalgewicht«? Früher galt: Körpergröße minus 100. Aktuell gilt der BMI, der Body-Mass-Index. Der BMI errechnet sich aus dem Körpergewicht dividiert durch die Körpergröße im Quadrat.

Ein wenig hakt es bei dieser Berechnung aber auch. So wäre ein Bodybuilder mit 12 Kilogramm Muskelmasse mehr als Otto Normalverbraucher deutlich übergewichtig und sollte dringend abnehmen. Zuverlässiger, aber wenig in Gebrauch ist die Körper-

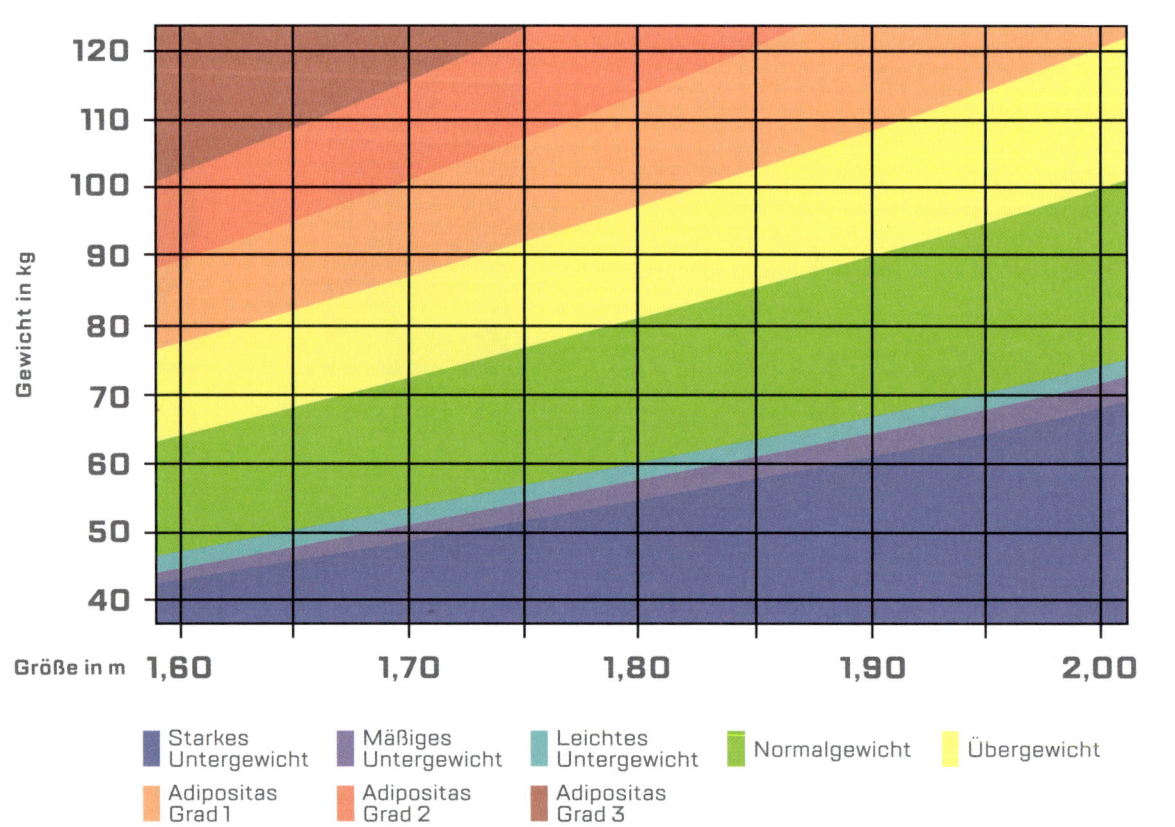

Quelle: https://flexikon.doccheck.com/

Gewicht in kg

Größe in m

Starkes Untergewicht
Mäßiges Untergewicht
Leichtes Untergewicht
Normalgewicht
Übergewicht
Adipositas Grad 1
Adipositas Grad 2
Adipositas Grad 3

fettzange, bei Ärzten auch abschätzig »Speckzange« genannt. Damit misst man an bis zu zehn verschiedenen Stellen die Dicke des Unterhautfettgewebes. Die beliebteste Stelle dafür ist über dem Beckenknochen (im bayerischen Sprachraum: Wammerl).

Allgemein anerkannt ist das Normalgewicht zwischen einem BMI von 19 bis maximal 25. Man hat aber festgestellt, dass mit zunehmendem Alter die leicht »Übergewichtigen« länger leben als die Normalgewichtigen. Daher gestehen einige Wissenschaftler den Menschen ab dem 39. Lebensjahr pro Lebensjahrzehnt eine Einheit mehr zu. Bis 49 Jahre BMI bis 26, bis 59 BMI bis 27 und so weiter.

Normalgewichtig zu sein oder zu werden, hat neben den eingangs aufgeführten gesundheitlichen Vorteilen auch psychische Effekte. Vor allem bei den Frauen ist das »schöne« Erscheinungsbild klar definiert, und wer ist nicht gerne attraktiv? Es trägt also auch zum psychischen Wohlbefinden bei.

Ein Deutscher, der über 40 Jahre alt und normalgewichtig ist, zählt bereits zu einer Minderheit. Übergewicht ist ein gesundheitlich gefährliches, sehr weitverbreitetes Problem.

Wie also abnehmen?

Fallen Sie auf keine Versprechungen à la »10 kg weniger in 2 Wochen« herein! Das geht gar nicht.

Wir brauchen bei normaler Bürotätigkeit circa 2000 Kilokalorien (kcal) pro Tag. 100 Gramm Körperfett haben 800 bis 900 kcal. Bei Nulldiät also bestenfalls 200 bis 250 Gramm pro Tag weniger, der Rest ist Wasser, kein Fett. Sparen Sie Ihr Geld für Shakes und Mixturen zum Abnehmen. Das ist keine Dauerlösung und nebenbei: Der Geldbeutel wird dabei schneller schlank als Sie.

Was Sie brauchen, ist eine Ernährungsform, bei der Sie nicht das Gefühl haben, auf alles Schöne und Leckere verzichten zu müssen.

Wie oft hören wir Ärzte Folgendes: »Ich esse ja sowieso schon so wenig.« Oder: »In meiner Familie sind

alle dick.« Oder: »Ich tue schon keinen Zucker mehr in meinen Kaffee, aber es hilft nichts.« Oder: »Sagen Sie das meiner Frau, die kocht immer so gut.«

Das sind alles Ausreden. Niemand wird zum Essen gezwungen und eine Gleichung gilt für alle: Wer weniger Energie zuführt, als er verbraucht, nimmt ab.

Natürlich nehmen manche Menschen schwerer ab als andere, die Gleichung gilt aber trotzdem.

Wer bereit ist, die Verantwortung für die eigene Gesundheit selbst zu übernehmen, dem stehen einige Wege offen:

Bitte kaufen Sie keine Pülverchen zum Abnehmen, bitte machen Sie keine Radikaldiäten! Sie können nicht ewig von diesen teuren Mitteln leben und auf Dauer ist Diät auch nicht sinnvoll. Sie müssen eine Ernährungsform finden, mit der Sie auf längere Zeit klarkommen.

Meine 5-Sekunden-Ernährungsberatung: Wir Deutschen essen zu viel, zu fett, zu süß.

Setzen Sie das, was Sie aktuell essen, auf 100 Prozent fest und lassen Sie davon 10 Prozent weg. Das ist die letzte Scheibe Wurst, die angeblich wegmuss, das ist die letzte Kartoffel, mit der man noch durch den Soßenrest fährt, obwohl man schon satt ist …

Fett ist ein guter Geschmacksträger und obendrein billig. Es wird uns viel Fett heimlich untergeschoben (Landjägerwurst: 48 Prozent, Cabanossi: 37 Prozent, Lyoner: 25 Prozent, Chicken Nuggets: 20 Prozent, Emmentaler: 32 Prozent, Camembert: 30 Prozent).

Zucker: 1 Liter Cola hat 35 Stück Würfelzucker, Schokolade enthält 60 Prozent Zucker, Gummibären 45 Prozent.

Vergessen Sie aber nicht: Alles, was Sie an Energie zuführen, wird in Blutzucker umgewandelt. Da sind alle energiereichen Nahrungsmittel gefährlich: Fett, Zucker, Kohlenhydrate (Reis, Nudeln, Kartoffeln) und Alkohol. Alkohol hat genauso viel Energie wie reines Fett. Um die Energie von zwei Flaschen Weißbier zu verbrennen, müssen Sie 12 Kilometer weit laufen. Vier Bier = ein Halbmarathon.

Eine Stunde erschöpfendes Training im Fitnessstudio verbrennt circa 400 kcal. Eine Stunde Laufen brennt etwa 600 kcal und eine Stunde Radfahren (flott!) etwa 800 kcal.

1 Pizza al formaggio: 1420 kcal, Schnitzel mit Pommes: 950 kcal, Gänsebraten mit Knödel und Rotkohl: 1430 kcal.

Das zeigt schon, wo man am leichtesten abnehmen kann: In der Küche ist man erfolgreicher als beim Sport.

Natürlich bringt es noch mehr, weniger Energie zuzuführen und gleichzeitig mehr zu verbrauchen.

Übergewicht und Physiotherapie

Als Adipositas wird ein starkes beziehungsweise krankhaftes Übergewicht bezeichnet. Hierbei wird zwischen Normal-, Übergewicht und Adipositas unterschieden.

Starkes Übergewicht kann zu verschiedenen Problemen, Einschränkungen und Schmerzen führen. Diese können sein:
- Diabetes
- Haltungsschäden
- Herz-Kreislauf-Erkrankungen
- Verminderte Leistungsfähigkeit
- Abnützungserscheinungen an Gelenken
- Schmerzen

Die Ursachen für starkes Übergewicht sind meist mangelnde Bewegung und eine ungesunde, fettreiche und hochkalorische Ernährungsweise.

Die drei wichtigen Säulen, um das Gewichtsproblem langsam und anhaltend in den Griff zu bekommen, sind:
- Bewegungstherapie/Sporttherapie
- Ernährungsumstellung
- Psychologische Betreuung

Die Physiotherapie hat hierbei einen besonderen Stellenwert. Zum einen ist sie die Verbindung der verschiedenen Therapien, zum anderen kümmert sich die Physiotherapie auch um die »Nebendiagnosen«, welche oftmals mit der Adipositas einhergehen. Solche Nebendiagnosen können sein:
- Bewegungseinschränkungen
- Durchblutungsstörungen
- Stauungen des Lymphsystems
- Gelenkschmerzen
- Haltungsschäden

Diese Nebendiagnosen unter therapeutischer Betreuung zu behandeln und zu beobachten, ist für den Erfolg des Abnehmens wichtig.

Die für die Physiotherapie wirksamste Maßnahme zur Behandlung von Adipositas ist jedoch die Bewegungstherapie.

Damit Sie die Übungen mit der korrekten Körperhaltung ausführen und keine schädlichen Ausweichbewegungen machen, ist die kompetente Unterstützung durch den Physiotherapeuten oder die Physiotherapeutin ein großer Vorteil.

Diese bieten eine Kombination aus Erfahrung, physiotherapeutischer Befundung und der Erstellung eines individuellen und darauf angepassten Trainingsprogramms.

Am besten bewährt hat sich dabei eine Kombination aus Ausdauersport und Kräftigungsübungen. Je nach Gewicht, Nebendiagnosen, Schmerzen und Leistungsstand wird Ihr Arzt und Therapeut den perfekten Plan für Sie erarbeiten.

Folgende Ausdauersportarten empfehle ich für den Beginn:
- Spazierengehen
- Walken
- Schwimmen
- Radfahren
- Beinachsentraining
- Leichte Kraftübungen

Der gute Schlaf

Wir verbringen mehr als 24 Jahre unseres Lebens schlafend. Etwa 20 bis 30 Prozent der Deutschen klagen über Schlafstörungen, 10 Prozent haben schwere Störungen des Schlafes – Grund genug, sich diesem Thema zu widmen.

Der Schlaf ist so komplex, dass es den Rahmen dieses Buches sprengen würde, ihn eingehend zu erläutern. Es ist aber nicht erforderlich, jedes Detail zu kennen, um eine bessere Schlafqualität zu erreichen.

Der Schlaf verläuft in vier Phasen über die Einschlafphase bis zur Tiefschlafphase. Ein wichtiger Teil ist am Ende der Tiefschlafphase der sogenannte REM-Schlaf. REM bedeutet »Rapid Eye Movement«, also »schnelle Augenbewegungen«. Der REM-Schlaf wird auch Traumschlaf genannt. Wie wichtig die Schlafphasen und auch der Traumschlaf sind, zeigt, dass allein der Entzug der Traumschlafphasen zu Halluzinationen (Wahnvorstellungen) führt.

Es ist naheliegend, dass eine Störung dieses Systems, das unserer körperlichen und geistigen Erholung dient, weitreichende Folgen hat. Man kann auch viel falsch machen: »Ich schlafe nachts

Schlafstadien

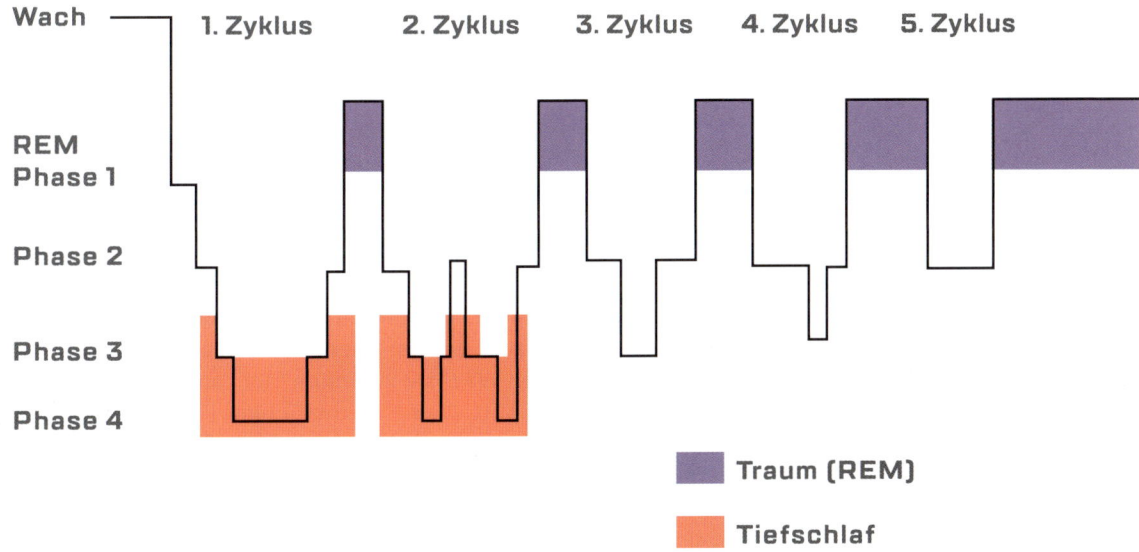

Quelle: netdoktor.de

so schlecht, da muss ich mich mittags mindestens zwei Stunden hinlegen!« Es ist wohl naheliegend, dass der Nachtschlaf dadurch nicht besser, sondern eher schlechter wird, weil die erforderliche Müdigkeit fehlt.

Die Ursachen für Schlafstörungen können in organischen oder psychischen Gesundheitsstörungen liegen oder auch im Verhalten. Bei den meisten Schlafstörungen können wir selbst erfolgreich aktiv werden, meist ohne medikamentöse Unterstützung. Natürlich gibt es Fälle, bei denen es ohne Tabletten nicht geht.

Wenn mich Gelenkschmerzen wie zum Beispiel bei Rheuma, ein Hexenschuss oder Wadenkrämpfe nicht schlafen lassen, ist die Ursache klar. Da wird man um »Unterstützung« aus der Pharmaindustrie nicht herumkommen. Man kann sanft anfangen:

Im sauren Milieu laufen Entzündungen stärker ab und Schmerzen werden intensiver wahrgenommen. Wenn ich also basische Puffersubstanzen (Nahrungsergänzungsmittel) zuführe und eine unterschwellige Übersäuerung ausgleiche, kann es sein, dass die Schmerzen nachlassen.

Es gibt auch eine Reihe homöopathischer Mittel, die ohne Nebenwirkungen helfen können. Wenn das nicht hilft, hat die Natur einiges im Angebot.

Weidenrindenextrakt und Teufelskralle, Grünlippmuschelpulver, Bromelain und Rutosid, sie wirken alle entzündungshemmend und schmerzlindernd.

Eine Schublade weiter oben finden sich Diclofenac, Ibuprofen, Naproxen, Etoricoxib, Celecoxib oder Piroxicam. Hier ist aber eine ärztliche Begleitung und Beratung sinnvoll und erforderlich.

Infekte, auch unterschwellige, können Probleme bereiten. Ebenso das »Syndrom der unruhigen Beine«. Leicht wird eine Schilddrüsenüberfunktion oder hormonelle Störung übersehen, lässt sich aber durch einen Arztbesuch mit Blutentnahme schnell ausschließen oder bestätigen und behandeln.

Schnarchen Sie? Hat Ihr Partner oder Ihre Partnerin nach den Schnarchphasen bemerkt, dass Ihr Atem für einige Zeit nicht mehr zu hören ist? Fühlen Sie sich tagsüber müde? Ja? Dann könnten Sie unter einer sogenannten Schlafapnoe leiden. Gehen Sie zum Arzt!

Oft liegen die Störfaktoren für einen guten Schlaf auch im psychischen Bereich. Wenn ich mit Sorgen oder Ängsten ins Bett gehe, schlafe ich möglicherweise schnell ein, werde aber in der ersten Leichtschlafphase wach und jeder von uns weiß, dass nachts die Probleme größer wirken als tagsüber. Grübelnd im Bett zu liegen, verhindert den Schlaf effektiv. Versagensängste oder das Gefühl der Überforderung erzeugt Stress und Stress erzeugt eine Grundspannung, die den Schlaf stört. Wussten Sie, dass Fachleute annehmen, dass bei jedem zweiten Patienten mit chronischen Schlafstörungen eine unterschwellige Depression dahintersteckt? Diese Möglichkeit für sich selbst in Erwägung zu ziehen, ist ein Brocken, der schwer zu schlucken ist. Wer diese mögliche Ursache aber vehement leugnet, vergibt unter Umständen eine ursachenbezogene Behandlungsoption. Mein Tipp: Fragen Sie Ihren Lebenspartner oder -partnerin. Das sind Personen, die Sie besser kennen als jeder andere, die sagen können, ob Sie im Schlaf von der Arbeit reden, ob das Bett morgens total zerwühlt ist oder ob Sie nachts mit den Zähnen knirschen. Einem Partner, einer Partnerin liegt Ihr Wohlergehen am Herzen. Ich kann mich als Arzt nicht nachts neben Ihr Bett setzen, um das herauszufinden.

So, das war jetzt schwere Kost. Glücklicherweise sind die Schlafprobleme aber oft nur »Verhaltensfehler« und leicht zu korrigieren.

1. Alkohol. Natürlich macht Alkohol müde, leider macht er aber auch die »Schlafarchitektur«, diesen Wechsel zwischen Tief- und leichtem Schlaf, kaputt. Damit ist der Schlaf nicht erholsam. Also bitte keinen »Schlummertrunk«. Und wenn Sie Probleme haben und das Glas Wein am Abend oder den halben Liter Bier brauchen, um »runterzukommen«, mein Hinweis: Da will man seine Probleme im Alkohol ertränken, bis man merkt, dass die Mistviecher schwimmen können!

2. Der Tag-Nacht-Rhythmus ist verschoben. Bekannt als »Jetlag«, wie er bei Flugreisen über mehrere Zeitzonen, vor allem von West nach Ost, auftritt. Die innere Uhr passt nicht zur aktuellen Uhrzeit. Dazu muss ich nicht reisen, es reicht, wenn ich bis spät in der Nacht am Computer sitze. Melatonin ist das Hormon im Gehirn, das mich müde macht und den Schlaf einleitet. Dieses Hormon wird über den Lichteinfall über die Augen gesteuert und wenn es hell ist, wird es nicht ausgeschüttet. Das gilt im Übrigen auch für helle Schlafräume, für helle Wecker mit LED-Beleuchtung. Weg mit dem Wecker aus dem Sichtbereich, weg mit dem Fernseher im Schlafzimmer (das Stand-by-Licht!), bitte gut abdunkelnde Vorhänge oder notfalls eine Schlafbrille benutzen.

3. Der Alarmschlaf. Eltern von kleinen Kindern kennen das: Der Sprössling hustet im Kinderzimmer, und schon sind Mutter oder Vater hellwach. Okay, das lässt sich nicht verhindern, aber was soll das Handy eingeschaltet neben dem Bett auf dem Nachttisch? Sind Sie der Notarzt oder bei der Feuerwehr? Nein? Weg mit dem Ding.

4. Die Temperatur. 16 bis 18 Grad Celsius wird als die richtige Temperatur für einen guten Schlaf erachtet. Das ist ganz schön frisch, aber gut.

5. Die Zäsur fehlt. Eine Zäsur ist eine Pause zwischen zwei Verszeilen. In unserem Fall ist sie die trennende Phase zwischen der Arbeit und dem Schlaf. Wenn Sie bis spätabends am Computer oder an der Steuererklärung sitzen, um dann den Laptop oder den Ordner mit den Steuerunterlagen zuzuklappen, dann wird das nichts mit dem guten Schlaf. Der Zentralrechner in unserm Kopf, das Gehirn, läuft noch eine Zeit lang auf Hochtouren und verhindert den Schlaf. Bauen Sie eine Zäsur ein! Gehen Sie spazieren, machen Sie etwas Schönes, was Sie beschäftigt, aber nicht belastet, lesen Sie ein entspannendes Buch (bitte nicht das Buch »Tipps für die Steuererklärung«!). Fernsehen, vor allem im Schlafzimmer, bringt nichts. Sport am Abend bringt Sie auch auf Hochtouren, und das schadet dem Schlaf.

6. Positive Gedanken. Bevor ich einschlafe, suche ich mir gedanklich noch eine schöne Szene aus. Etwas Schönes, was ich bereits erlebt habe oder noch erleben will. Es hilft wirklich.

7. Die Höhle des Bären. Das Schlafzimmer und vor allem das Bett soll die Höhle des Bären sein, in die er sich zum Winterschlaf zurückzieht. Und alle Probleme dieser Welt bleiben vor der Schlafzimmertüre zurück. Hier sind Sie in Ihrer Höhle, die Sie vor allem schützt. Das bedeutet aber, dass das Bett gedanklich immer positiv besetzt sein muss. Wenn man mit dem Gedanken ins Bett geht, dass man sich hier die letzten Nächte schlaflos und stundenlang herumgewälzt hat, dann wird das nichts. Es ist besser, wenn man nicht schlafen kann, aufzustehen oder auch in einem anderen Zimmer zu schlafen. Das Schlafzimmer muss die schützende Höhle bleiben.

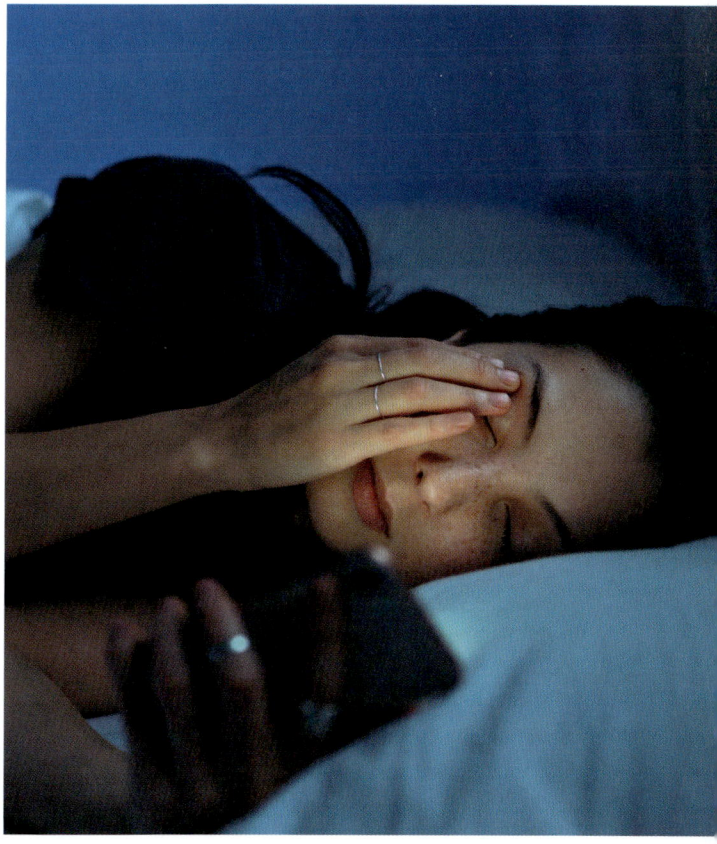

Guter Schlaf aus physiotherapeutischer Sicht

Aus physiotherapeutischer Sicht ist Schlaf ein wichtiger Bestandteil der psychischen und physischen Gesundheit und der Regeneration. Erholsamer Schlaf ist essenziell, um nach einem Unfall, nach einer Verletzung, bei Krankheit oder nach einem anstrengenden Arbeitstag wieder leistungsfähig zu sein.

Wir haben jetzt schon gehört, welche äußeren Einflüsse den erholsamen Schlaf stören und beeinträchtigen können. Doch gerade auch körperliche Schmerzen können am Einschlafen oder Durchschlafen hindern.

Zum Beispiel Rückenschmerzen im Hals-, Brust- oder Lendenwirbelsäulenbereichoder auch Schulterschmerzen. Zur Abhilfe gibt es einige Tipps.

1. Kontrolle der Matratze. Ist Ihre Matratze zu hart, zu weich oder gar durchgelegen?

2. Auswahl des passenden Kopfkissens. Es gibt verschiedene Modelle, ergonomisch geformte Kopfkissen, Seitenschläferkissen, Hörnchen, Gelkissen. Lassen Sie sich in einem Fachgeschäft beraten und nutzen Sie die Chance, verschiedene Modelle »Probe zu liegen«.

3. Wie schlafen Sie? In der Seitenlage mit angezogenen Beinen? Dann sollten Sie beachten, dass Sie dabei wie ein sitzender Mensch schlafen. Falls Sie im Alltag auch schon viel Zeit im Sitzen – im Auto, am Schreibtisch, beim Essen, auf dem Sofa – verbringen, ist Schlafen in Rückenlage eine gute Alternative. Für die meisten von uns ist die Rückenlage ungewohnt und fühlt sich anfangs unbequem an. Versuchen Sie zu Beginn, auf dem Rücken einzuschlafen, Sie werden merken, dass Sie von Mal zu Mal länger in der Rückenlage ruhen können.

4. Die richtige Lagerung bei Schmerzen, am Beispiel der Schulter: Oftmals verhindert der Schmerz, dass Sie gut schlafen. Hierbei ist es wichtig, das betroffene Körperteil, hier die Schulter, durch eine gute Lagerung zu entlasten.

a) Die schonendste Schlafposition für die Schulter ist die Rückenlage. Legen Sie den betroffenen Arm auf ein Kissen oder auf eine Decke, sodass der Arm etwas angehoben und dadurch entlastet wird. Einige Patienten finden es hilfreich und schmerzlindernd, wenn der Arm mit gebeugtem Ellbogen auf dem Bauch liegt.

b) Seitlage mit betroffener, schmerzender Schulter oben: Legen Sie die Kissen so unter Ihren Arm, dass der Oberarm und das Schultergelenk auf gleicher Höhe sind. Achten Sie darauf, dass der Kopf, die Schulter und die Hüfte in einer Linie liegen und die Schulter nicht nach vorn fällt. Dann sind sie in einer neutralen Stellung.

c) Bauchlage mit Kissen oder Decke unter der betroffenen, schmerzenden Schulter: Dabei ist es wichtig, die Lagerung nicht zu hoch und nicht zu niedrig zu wählen. Achten Sie darauf, dass die Schulterblätter auf gleicher Höhe sind und die Schulter nicht nach vorn fällt.

5. Falls Sie der Schmerz oder aber auch andere Ursachen wie innere Unruhe, Nervosität oder negative Gedanken am Einschlafen hindern, gibt es verschiedene Methoden und Entspannungstechniken, die Ihnen helfen können.

a) Die progressive Muskelentspannung nach Jacobson: Hierbei werden verschiedene Körperteile angespannt und wieder entspannt. So kann ein gutes Körpergefühl entstehen mit der Folge von mehr Ruhe und Gelassenheit. Das Internet und der Buchhandel bieten dazu eine Fülle von weiterführenden Anleitungen. Die Originalmethode ist etwas zeitaufwendig, in der Praxis haben sich aber auch kürzere Einheiten von jeweils 30 Minuten bewährt, ein- bis zweimal täglich an einem ruhigen und entspannten Ort.

b) Die 4-7-8-Atemtechnik: Das Einhalten eines bestimmten Atemrhythmus wirkt sich positiv und beruhigend auf das vegetative Nervensystem aus.

Nehmen Sie sich vor dem Einschlafen etwas Zeit, und Sie werden merken, wie Sie immer schneller zur Ruhe kommen. Im Einzelnen gehen Sie wie folgt vor:

→ Atmen Sie durch die Nase ein und zählen Sie bis 4.

→ Halten Sie den Atem an und zählen Sie bis 7.

→ Atmen Sie durch den Mund aus und zählen Sie dabei bis 8.

→ Halten Sie dabei die Lippen leicht geschlossen, sodass die Luft nur langsam und mit einem lauten »Pfffff«-Geräusch entweichen kann. Das nennt man die »Lippenbremse«.

→ Wiederholen Sie diesen Atemzyklus circa fünfmal.

c) Vielen meiner Patienten hilft auch eine kurze Meditation. Sie hilft, Stress zu reduzieren und die Konzentrationsfähigkeit zu erhöhen. Meditieren ist einfacher, als Sie denken. Sie brauchen nur etwas Geduld und Ruhe, um die Fähigkeit des Meditierens zu erlernen. Die abendliche Meditation kann Ihnen helfen, wenn das Gedankenkarussell in Ihrem Kopf nicht aufhört, sich zu drehen. Fangen Sie in kleinen Schritten an, zwei Minuten, dann fünf Minuten, zehn Minuten bis zu 30 Minuten. Geben Sie sich alle Zeit, die Sie brauchen, um das Meditieren zu erlernen. Der Erfolg wird sich einstellen. Setzen Sie sich nicht unter Druck, sondern schaffen Sie sich auch hier eine entspannte und ruhige Atmosphäre, die Sie sich verdient haben. Vielleicht holen Sie sich einen Ratgeber oder besuchen einen Meditationskurs. Alles kann, nichts muss.

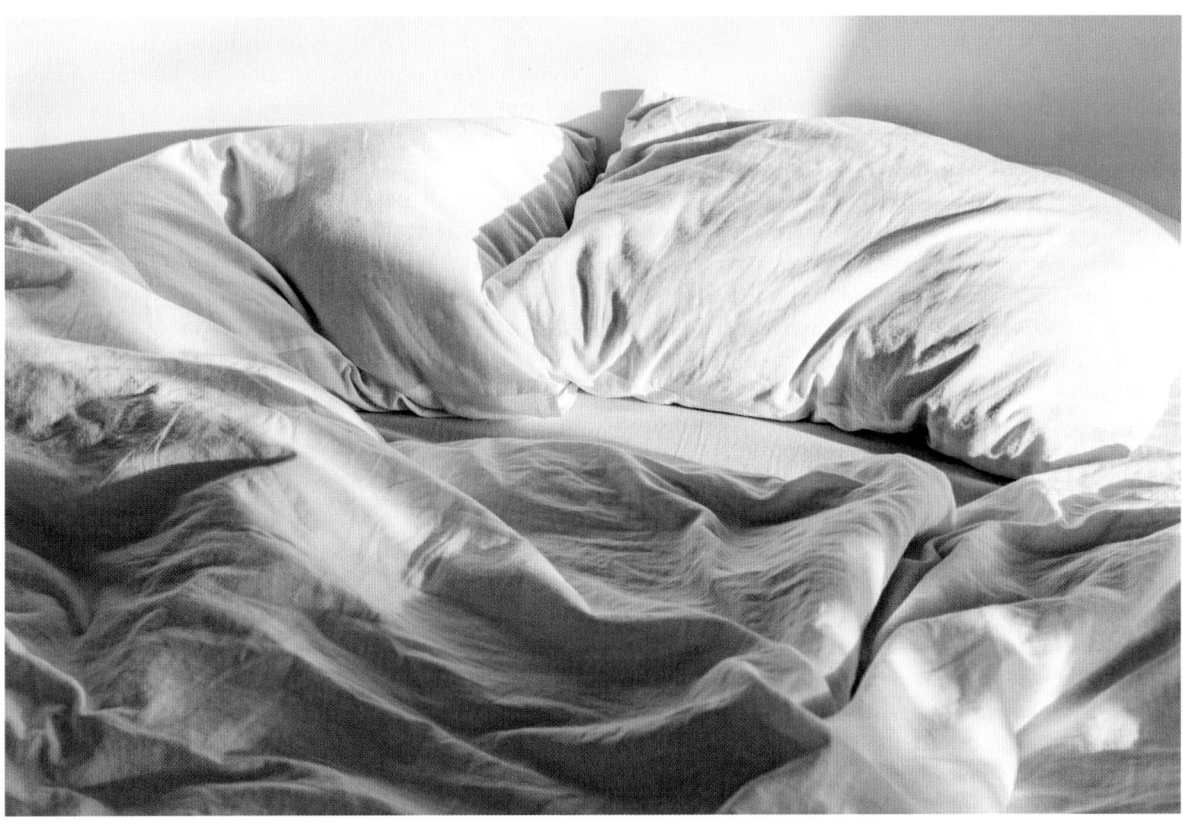

Die unterschwellige Übersäuerung

Um es gleich vorwegzunehmen: Das »sauer«, das hier gemeint ist, hat nichts mit dem stimmungsmäßigen »sauer sein« zu tun. Obwohl der Volksmund treffend das Negative daran benennt, auf beiden Seiten.

Es geht um die Chemie im Körper. Der Chemiker würde sagen: Alles im Körper ist Chemie, sogar die Liebe und das Verliebtsein. Damit hat er leider auch noch recht, aber so erklärt verliert die Liebe komplett die Romantik.

Es geht um das, was mit der dürren Abkürzung »pH« beschrieben wird. pH steht für *Potentia hydrogenii* oder *Pondus hydrogenii*, aber das muss man sich nicht merken.

Im Körper herrscht (oder besser: sollte herrschen) ein Gleichgewicht zwischen Säuren und ihren Gegenspielern, den Basen. Bei einem pH-Wert von 7 herrscht ein Gleichgewicht, die Lösung ist neutral. Je niedriger der pH-Wert wird, umso saurer ist das Milieu; je höher der pH-Wert ist, umso basischer ist es. Das Blut ist leicht im basischen Bereich bei einem pH-Wert von 7,4. Ein Abweichen des pH-Wertes im Blut von mehr 0,05 gilt als krankhaft. Dieses Gleichgewicht ist demzufolge sehr empfindlich und extrem wichtig für das Funktionieren der Enzymketten im Körper.

Ein unangenehmes, aber harmloses Beispiel für ein Abgleiten in den basischen Bereich und seine Auswirkung auf den Körper ist die Hyperventilation. Oft ausgelöst durch Aufregung, kommt es zu einer übermäßig tiefen Atmung. Mehr Sauerstoff kommt dadurch nicht ins Blut, aber das aus den Stoffwechselprozessen der Körperzellen stammende Kohlendioxid (CO_2) wird vermehrt abgeatmet. Kohlendioxid im Blut ist erforderlich, um den pH-Wert im normalen Bereich zu halten.

Der pH-Wert im Blut verschiebt sich in den basischen Bereich. Dadurch verringert sich der Anteil an freiem Kalzium im Blut. Kalzium hat eine stabilisierende Wirkung auf die Zellmembranen. Die Muskel- und Nervenzellen werden übererregbar. Der Betroffene spürt ein Kribbeln um den Mund und in den Fingern, das sich auf die Arme ausbreitet. Die Muskeln beginnen tetanisch zu verkrampfen, die Finger gehen in die »Pfötchenstellung«, die Handgelenke und Ellbogen werden willentlich nicht beeinflussbar maximal gebeugt. Die Angst des Patienten steigert sich, die Atmung wird noch tiefer, die Symptome noch schlimmer. Die Behandlung ist einfach: Man beruhigt den Patienten durch Zuwendung und lässt ihn in eine Tüte atmen. Damit wird Kohlendioxid rückgeatmet, der pH-Wert normalisiert sich, die Symptome verschwinden.

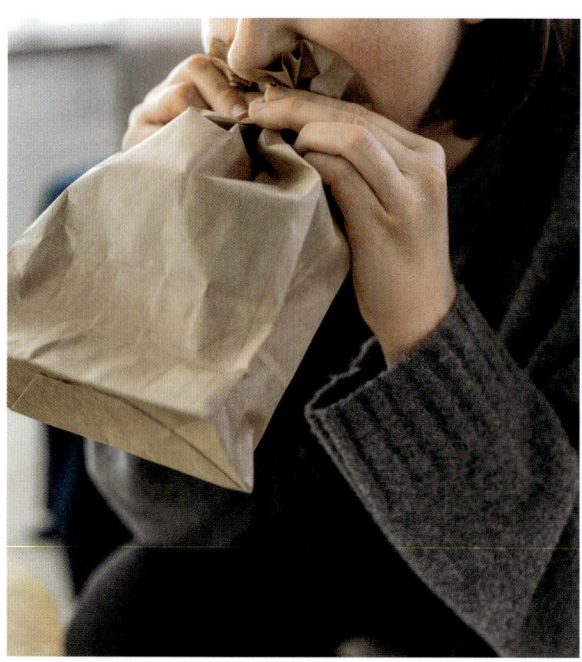

Das Abgleiten in den sauren Bereich kann ausgelöst werden durch ein unzureichendes Abatmen sauren Kohlendioxids (bei chronischen Lungenerkrankungen) oder durch einen vermehrten Anfall saurer Abfallstoffe. Wenn zum Beispiel bei einem Diabetiker der Zucker nach oben entgleitet und er Werte von 500 oder gar 1000 Milligramm pro Deziliter (mg/dl) erreicht (normal wäre um 100 mg/dl), fällt der Patient durch eine unbeeinflussbare, tiefe und schnelle Atmung auf. Der Körper versucht damit – über das Abatmen des sauren CO_2 – den pH-Wert einigermaßen normal zu halten. Das ist ein Zustand, der eine schnelle intensivmedizinische Behandlung erfordert.

Daneben gibt es die latente, die unterschwellige Übersäuerung, der wir uns in diesem Kapitel widmen wollen. Es gibt Schulmediziner, die das Problem der latenten Übersäuerung als nicht existent erachten. Am Ende dieses Kapitels können Sie selbst urteilen.

Der Körper hat eine Reihe von Puffersystemen, um dieses sensible Gleichgewicht zu halten. Das Wichtigste sind die Nieren. Über sie scheidet der Körper, falls nötig, Säuren aus. Wie oben beschrieben, können wir auch über die Abatmung von Kohlendioxid über die Lungen den Säure-Basen-Haushalt stabil halten. Das Muskelgewebe und vor allem die Knochen dienen als weitere Puffer, um Störungen abzufangen.

Man sollte also meinen, der Körper sei gut gerüstet, er käme also mit Störungen im Säure-Basen-Haushalt gut zurecht. Für die bedrohlichen Situationen gilt das auch in den meisten Fällen.

Japanische Forscher haben nachgewiesen, dass eine nur leichte Verschiebung des pH-Wertes zum sauren Bereich dazu führt, dass Schmerzen wesentlich intensiver wahrgenommen werden. Die Schmerzrezeptoren werden durch die H+-Ionen gereizt. Auch Entzündungen, vor allem in den Gelenken, laufen im sauren Milieu deutlich stärker ab. Wenn im Bindegewebe Säuren anfallen, ändert sich die Elastizität und die Wasserbindungskapazität. Das Gewebe wird steifer. Für

Sportler interessant: Im basischen Milieu erholt sich der Körper schneller.

Wie kommen eigentlich Säuren und Basen in den Körper oder wie entstehen sie im Körper?

Reines Wasser ist neutral. Kein Problem also. Wenn ich mich körperlich belaste, spazieren gehe, arbeite oder Sport treibe, kommt es durch den Stoffwechsel im Muskel zu einem Anfall von Säuren. Selbst lockeres Gehen führt zu einem Abfall des pH-Wertes in der Wadenmuskulatur, die bis zu einer halben Stunde besteht, bis das Gleichgewicht wiederhergestellt ist.

Das Gleiche gilt für Krankheiten, chronische Entzündungen wie bei Rheuma und bei fieberhaften Infekten. Der massenhafte Zelltod ist für die Anflutung der Säuren verantwortlich.

Ganz wesentlich für die Zufuhr an Säuren ist unsere moderne Ernährung. Unsere Vorfahren in der Steinzeit waren auf das an Essbarem angewiesen, was die Savanne hergab. Das waren vorwiegend Wurzeln, Blätter, Obst, eine Handvoll Getreidesamen. Nur hin und wieder ein Stück Fleisch. Für eine derartige Nahrungszusammensetzung sind die Enzymsysteme unseres Darmes ausgelegt. Die frühe Nachkriegsgeneration wird sich erinnern: Fleisch gab es nur einmal in der Woche und das bekam der Papa, denn der musste ja schwer arbeiten.

Abgesehen von den Säuren, die im Körper entstehen, bei Rheuma, Arthrose, Infekten oder körperlicher Belastung, besteht unsere Nahrung jedoch heute im Übermaß aus säurebildenden Anteilen.

Beispiel Fleisch. Tierisches Eiweiß enthält die schwefelhaltigen Aminosäuren Cystin und Methionin. Bei deren Abbau entsteht schlussendlich Schwefelsäure. In sehr verdünnter Form, aber eben Säure.

Um die Säurelast von 250 Gramm Fleisch abzupuffern, müsste man ein Kilogramm Gemüse dazu essen. Das ist schlicht unmöglich. Um das abzupuffern, hat der Körper unter anderem den Knochen. Säuren werden dort »untergebracht«. Das regt aber unglücklicherweise die Osteoklasten, die knochenabbauenden Zellen, an. Kalzium wird freigesetzt und über die Nieren ausgeschieden. Das ist der Weg in die Osteoporose.

Amerikanische Wissenschaftler haben bei Jugendlichen, die sich ausschließlich mit Fast Food und Cola ernähren, bereits Osteoporose nachgewiesen. Coca-Cola Classic hat durch die enthaltene Phosphorsäure einen pH-Wert von 2,5. Der saure Geschmack wird durch die Zugabe von Zucker unterdrückt. Magensäure hat einen pH-Wert von 1,0 bis 1,5. Eistee hat einen pH-Wert von 2,9.

Was Sie gegen Übersäuerung tun können

Ich bin kein Vegetarier, muss aber zugeben, dass sie sich unter dem Aspekt Säure-Basen-Balance vernünftiger ernähren als ich. Außerdem betreibe ich mindesten fünfmal pro Woche Sport, und dabei fallen Säuren zuhauf an.

Es sind eine Reihe Basenpulver auf dem Markt und in den Apotheken verfügbar. Als Pulver zum Einrühren als sogenannte Stix für die Faulen (wie mich). Ich bevorzuge für den Einkauf der Produkte Apotheken, der Beratung und der Kompetenz wegen.

Wer eine »Basenkur« durchführen will, sollte eine solche Kur über mindestens sechs Wochen durchziehen, damit der Körper Zeit hat, die Schieflage in den Pufferspeichern auszugleichen. Mein Tipp: Halten Sie schriftlich fest, wie Sie sich fühlen. Fragen Sie sich vorher: Wie fühle ich mich? Fragen Sie sich nach der Kur ebenfalls: Wie fühle ich mich jetzt?

Teststreifen, die den pH-Wert des Urins messen, sind leider sehr ungenau. Sie können nur den Anteil freier $H+$-Ionen messen, und das ist nur ein verschwindend kleiner Teil der ausgeschiedenen Säuren. Leider gibt es keine präzisere Methode, um im Alltag den pH-Wert zu bestimmen. Nachdem der menschliche Körper aber viele Hunderttausend Jahre ohne wissenschaftliche Messmethoden auskommen musste, hat er ganz gute Signale entwickelt, dem Besitzer des Körpers zu vermitteln, was gut und was nicht gut ist.

Übrigens: Der »saure Magen« hat nichts mit den Säuren und Basen in den Körperflüssigkeiten zu tun. Die Magensäure hat die Aufgabe, eingedrungene Krankheitserreger abzutöten und die Nahrung verdaubar zu machen. Wer sauer aufstößt, hat ein Problem mit dem Schließmuskel zwischen Magen und Speiseröhre. Es läuft Säure in die Speiseröhre zurück, deren Schleimhaut nicht dafür ausgelegt ist, der Magensäure standzuhalten.

Nahrungsmitteltabelle

Basisch

Milliäquivalente / 100 Gramm

-20	-15	-10	-5

GETRÄNKE

BROT

GETREIDE UND MEHL

TEIGWAREN

Säurebildend

Milliäquivalente / 100 Gramm

	10	15	20	25	30	35

GETRÄNKE

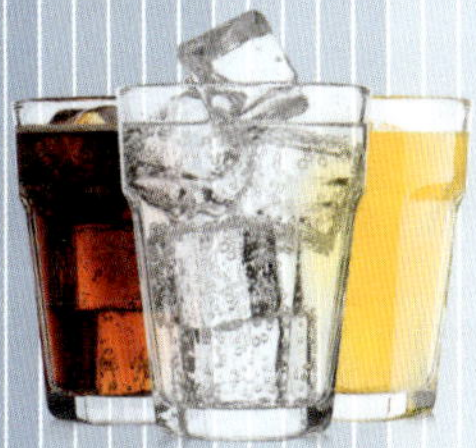

• Apfelsaft, ungesüßt
• Bier, Pilsener
• Cola
• Espresso
• Gemüsesaft (Tomate, Rote Rübe, Möhre)
• Kaffee, Aufguss
• Kakao, aus Milch (3,5%)
• Mineralwasser
• Orangensaft, ungesüßt
• Rote-Rübe-Saft
• Tee (Grüner, Schwarz-, Früchte-), Aufguss
• Tee (Kräuter-), Aufguss
• Tomatensaft
• Wein, rot
• Wein, weiß
• Zitronensaft

BROT

• Grahambrot
• Pumpernickel
• Roggenbrot
• Roggenknäckebrot
• Vollkornbrot
• Weißbrot
• Weizenbrot
• Zwieback

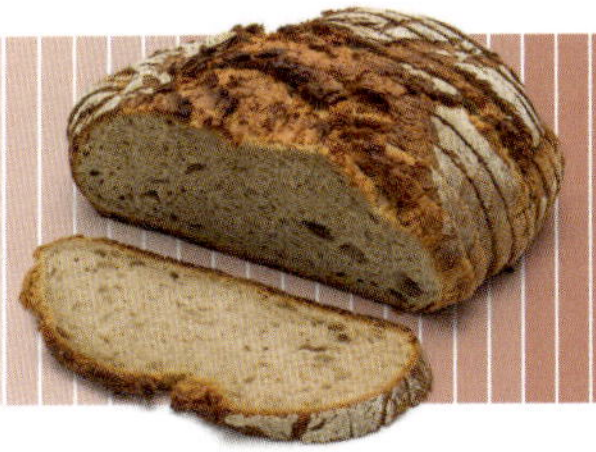

GETREIDE UND MEHL

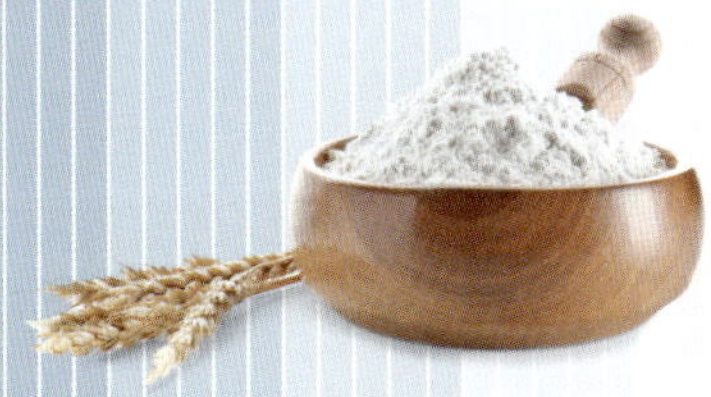

• Amaranth, Samen
• Buchweizen, ganzes Korn
• Cornflakes
• Dinkel, Grünkern
• Gerste, ganzes Korn
• Haferflocken
• Hirse, ganzes Korn
• Mais, ganzes Korn
• Reis, geschält
• Reis, ungeschält
• Roggenmehl
• Weizenmehl

TEIGWAREN

• Eiernudeln
• Spaghetti
• Spätzle
• Vollkornspaghetti

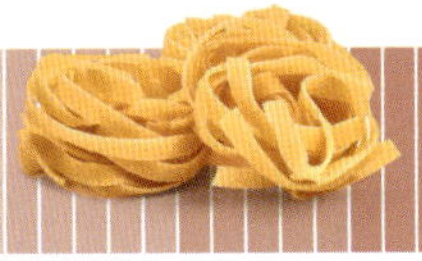

Basisch

-20	-15	-10	-5

Säurebildend

10	15	20	25	30	35

MILCH, MILCHPRODUKTE UND EIER

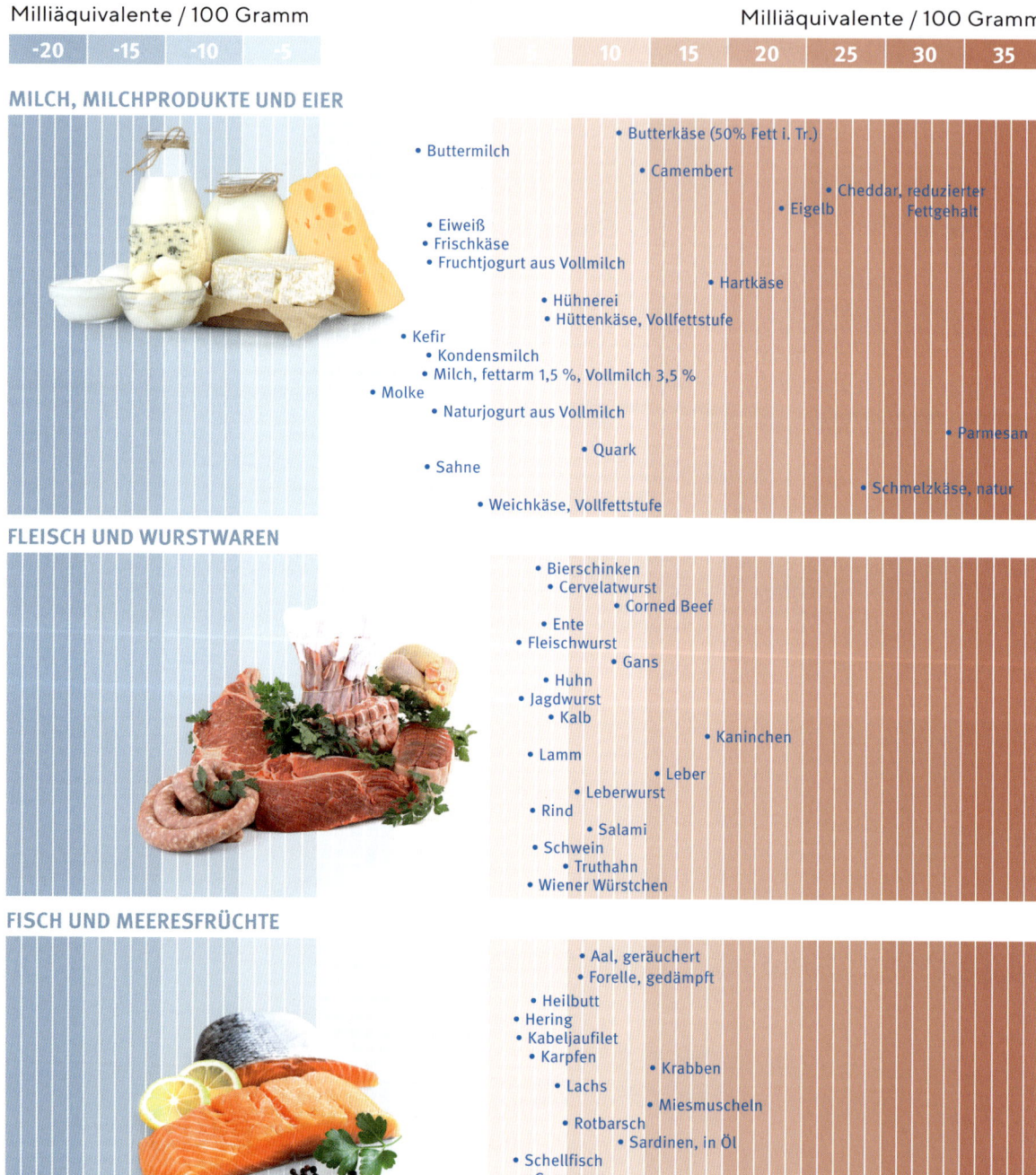

- Buttermilch
- Butterkäse (50% Fett i. Tr.)
- Camembert
- Cheddar, reduzierter Fettgehalt
- Eigelb
- Eiweiß
- Frischkäse
- Fruchtjogurt aus Vollmilch
- Hartkäse
- Hühnerei
- Hüttenkäse, Vollfettstufe
- Kefir
- Kondensmilch
- Milch, fettarm 1,5 %, Vollmilch 3,5 %
- Molke
- Naturjogurt aus Vollmilch
- Parmesan
- Quark
- Sahne
- Schmelzkäse, natur
- Weichkäse, Vollfettstufe

FLEISCH UND WURSTWAREN

- Bierschinken
- Cervelatwurst
- Corned Beef
- Ente
- Fleischwurst
- Gans
- Huhn
- Jagdwurst
- Kalb
- Kaninchen
- Lamm
- Leber
- Leberwurst
- Rind
- Salami
- Schwein
- Truthahn
- Wiener Würstchen

FISCH UND MEERESFRÜCHTE

- Aal, geräuchert
- Forelle, gedämpft
- Heilbutt
- Hering
- Kabeljaufilet
- Karpfen
- Krabben
- Lachs
- Miesmuscheln
- Rotbarsch
- Sardinen, in Öl
- Schellfisch
- Seezunge
- Zander

Basisch

Milliäquivalente / 100 Gramm

-20	-15	-10	-5

Säurebildend

Milliäquivalente / 100 Gramm

10	15	20	25	30	35

GEMÜSE

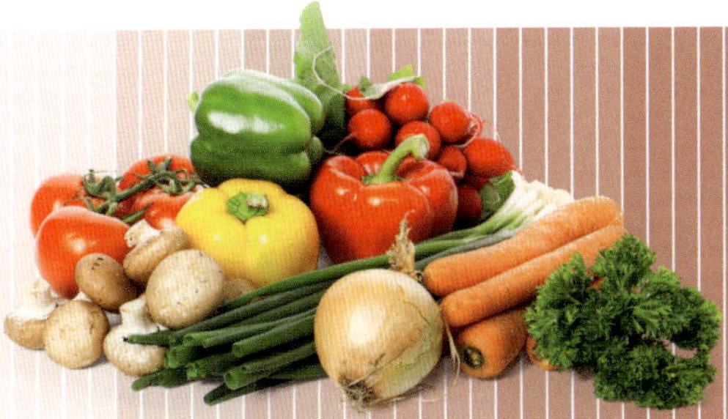

- Auberginen
- Blumenkohl
- Brokkoli
- Chicorée
- Eisbergsalat
- Essiggurken
- Feldsalat
- Fenchel
- Grünkohl
- Gurken
- Karotten
- Kartoffeln
- Knoblauch
- Kohlrabi
- Kopfsalat
- Lauch (Porree)
- Paprika
- Pilze
- Radieschen
- Rosenkohl
- Rucola
- Sauerkraut
- Sellerie
- Spargel
- Spinat
- Tomaten
- Zucchini
- Zwiebeln

HÜLSENFRÜCHTE UND -PRODUKTE

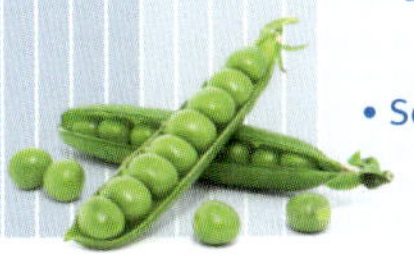

- Bohnen, grün
- Erbsen
- Linsen, grün und braun, getrocknet
- Sojabohnen
- Sojamilch
- Tofu

OBST

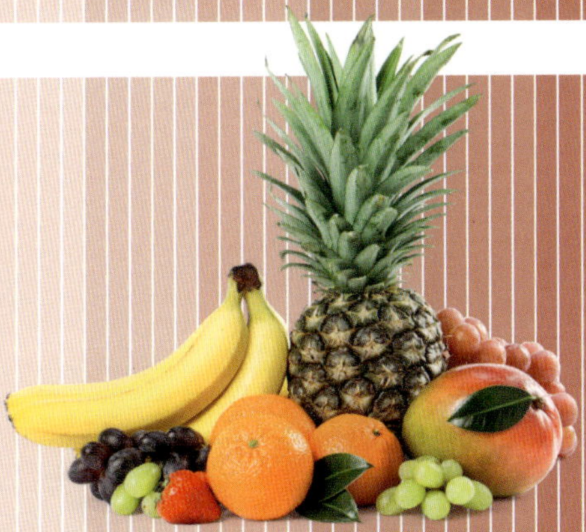

- Ananas
- Äpfel
- Aprikosen
- Bananen
- Birnen
- Erdbeeren
- Feigen, getrocknet
- Grapefruit
- Kiwi
- Kirschen
- Mango
- Orangen
- Pfirsiche
- Rosinen
- Schwarze Johannisbeeren
- Wassermelonen
- Weintrauben
- Zitronen

NÜSSE

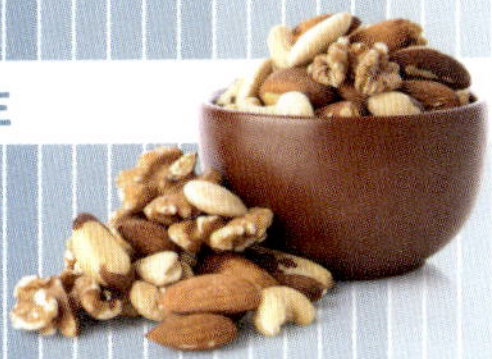

- Erdnüsse, unbehandelt
- Haselnüsse
- Mandeln
- Pistazien, unbehandelt
- Walnüsse

Basisch

Säurebildend

Milliäquivalente / 100 Gramm

-20	-15	-10	-5

Milliäquivalente / 100 Gramm

	10	15	20	25	30	35

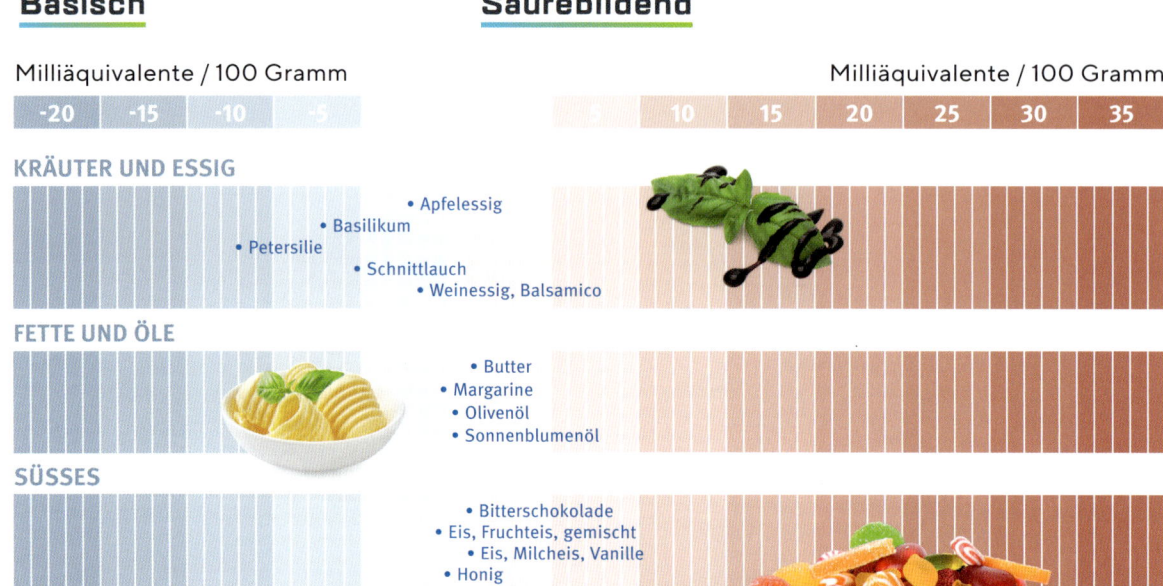

KRÄUTER UND ESSIG

- Apfelessig
- Basilikum
- Petersilie
- Schnittlauch
- Weinessig, Balsamico

FETTE UND ÖLE

- Butter
- Margarine
- Olivenöl
- Sonnenblumenöl

SÜSSES

- Bitterschokolade
- Eis, Fruchteis, gemischt
- Eis, Milcheis, Vanille
- Honig
- Marmelade
- Milchschokolade
- Nussnougatcreme
- Rohrzucker, braun
- Sandkuchen
- Zucker, weiß

Quelle: © 2022 Protina Pharm. GmbH. Alle Rechte vorbehalten. Modifiziert nach Remer T, Manz F (1995) und Remer et al. (2003).

Das lange und gesunde Leben

Nein, es gibt ihn nicht, den Quell ewiger Jugend. Aber gesund sein und damit länger und mit einer entsprechenden Lebensqualität zu leben, das ist schon möglich.

Es gibt etwas, dessen Wirkungen auch wissenschaftlich belegt sind. Dieses Etwas, regelmäßig angewendet, hat folgende Wirkungen:

1. Man ist biologisch mindestens zehn Jahre jünger.
2. Man ist um knapp 20 Prozent intelligenter.
3. Das Krebsrisiko sinkt um 30 Prozent.
4. Die Gefahr, später dement zu werden, sinkt um 37 Prozent
5. Das Herzinfarkt- und das Schlaganfallrisiko sinken um jeweils 50 Prozent.

Der Nachteil: Man muss es regelmäßig anwenden, mindestens dreimal die Woche und mindestens 150 Minuten pro Woche. Manche Wissenschaftler fordern drei Stunden pro Woche. Dann hat es mit Sicherheit die genannten positiven Effekte.

Die Rede ist vom Sport. Aber nicht von jedem Sport. Dazu aber später.

Der Aufwand ist nicht unerheblich, insofern möchte ich es hier etwas näher erläutern.

Punkt 1:

- Wir bewegen uns nicht weniger, weil wir altern.
- Wir altern, weil wir uns weniger bewegen.

Regelmäßiger Sport kurbelt die Fettverbrennung an, schützt also in gewissem Maße vor Übergewicht und den damit verbundenen Risiken. Sport bedeutet ein Training für Herz, Kreislauf und Adern (siehe das Kapitel zum Herz ab Seite 58).

Sport ist eine gute Möglichkeit, Stress abzubauen. Kirchgänger leben in etwa zwei Jahre länger als Nicht-Kirchgänger. Das liegt nicht an der Qualität der Predigt, es liegt nicht am Weihrauch. Es liegt am Glauben. Die Überzeugung »Gott wird es schon richten« nimmt uns Last von den Schultern und reduziert die Sorgen und Probleme. Sorgen und Probleme sind Stress, und Stress ist lebensverkürzend. Beim Sport werden Wirbelsäule, Gelenke und Muskeln trainiert, durchbewegt und erhalten ihre normale Funktion länger. Auch das Gleichgewichtsorgan wird trainiert, die Sturzgefahr sinkt. Stürze sind die häufigste Ursache für den Beginn einer Pflegebedürftigkeit (siehe das Kapitel zum Schwindel). Der Cholesterinspiegel sinkt, der Blutdruck sinkt, der Blutzucker sinkt – alles Risikofaktoren, die unsere Gesundheit bedrohen.

Punkt 2:

In Ruhe ist nur ein Drittel der Kapillaren, der kleinsten Äderchen in den Muskeln, offen und wird durchblutet. Den Rest brauchen wir in Ruhe nicht. In der Bewegung werden die verbleibenden zwei Drittel geöffnet, um den Muskel mit Sauerstoff zu versorgen. Gleiches geschieht in der Bewegung im Gehirn. Der durchschnittliche Deutsche hat einen Intelligenzquotienten (IQ) von 100, der durchschnittliche Student an der Universität hat einen IQ von 117. Wenn sich der durchschnittliche Deutsche bewegt, steigt durch die bessere Hirndurchblutung auch sein Intelligenzquotient auf 117. Hinsetzen und lernen, so wie es in der Schule gefordert wird, am Computer sitzen und arbeiten, wie es im Büro üblich ist, ist medizinisch gesehen grundverkehrt. Wie lassen sich Probleme leichter lösen? Hinsetzen und nachdenken oder spazieren gehen und nachdenken?

Punkt 3:

Untersuchungen von Dr. Quist, Universität Kopenhagen, an Patienten mit Lungenkrebs haben hochsignifikante Verbesserungen ergeben. Ebenso die Studien von Prof. Cheville, USA. Prof. Bartsch, Universität Freiburg, hat Gleiches bei Patientinnen mit Brustkrebs herausgefunden. Entsprechende Ergebnisse gibt es auch zu Darmkrebs und Prostatakrebs, womit positive Effekte auf die vier häufigsten Krebsformen in Deutschland durch Sport belegt sind. Sport kann auf das Fortschreiten einer Krebserkrankung ähnliche Effekte haben wie eine Chemotherapie. Er ersetzt sie natürlich nicht. Auch die Nebenwirkungsrate von Chemotherapien wird durch Sport verringert. Die krebsbedingte Müdigkeit, das Fatigue-Syndrom, wird durch Sport verbessert. Selbst wenn man schon Krebs hatte, lässt sich die Gefahr eines Wiederauftretens mit Sport um bis zu 30 Prozent verringern.

Punkt 4:

Siehe Punkt 2. Die verbesserte Hirndurchblutung erhält die geistige Leistungsfähigkeit länger (siehe das Kapitel zu Demenz ab Seite 90). Selbst wenn man an Alzheimer erkrankt, schenkt einem der Sport zusätzliche Jahre mit Lebensqualität: Wenn der geistige Abbau bei einem IQ von 117 beginnt, treten Defizite logischerweise später auf, als wenn der Abbau bei einem IQ von 100 beginnt.

Punkt 5:

Man kann die Adern trainieren (siehe das Kapitel zum Herz ab Seite 58). Der Körper ist in der Lage, selbst bei bereits bestehenden Verengungen in den Arterien Umgehungskreisläufe zu entwickeln und so die Herz- und Hirndurchblutung sicherzustellen.

Ich fahre regelmäßig Rennrad. Eine Untersuchung im Deutschen Herzzentrum in München im Jahr 2016 hat bewiesen, dass meine Herzkranzgefäße »16 Jahre jünger« sind als bei einem gleichaltrigen Mann, der keinen Sport betreibt.

Aber nicht jeder Sport ist geeignet, das Leben zu verlängern. Dennoch ist jeder Sport besser als gar kein Sport. Er muss ja schließlich auch Spaß machen, sonst wird das nichts mit der Regelmäßigkeit. Die Regelmäßigkeit ist ein ganz entscheidender Faktor. Es bringt wenig, nur im Sommer Rad zu fahren oder zu wandern.

Welche Sportarten sind geeignet, das Leben zu verlängern?

Dazu ein Ausflug in das Innerste unserer Körperzellen, zu den Chromosomen.

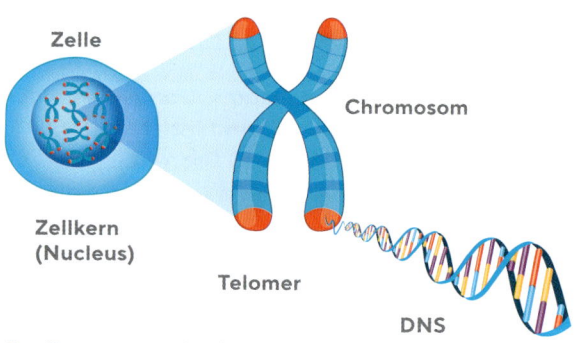

Quelle: news-medical.net

Die Chromosomen sind der Träger unserer Erbinformation und müssen bei jeder Zellteilung weitergegeben werden. Diese x-förmigen Chromosomen tragen an ihren Enden sogenannte Telomere, eine Art Schutzkappe. Allerdings werden diese Telomere bei jeder Zellteilung immer dünner und ab einer gewissen minimalen Dicke ist eine Zellteilung nicht mehr möglich, die Zelle stirbt. Daher können sich die Zellen in unserem Körper etwa 50- bis 60-mal teilen, dann ist Schluss.

Für diese Erkenntnis hat Frau Prof. Elizabeth Blackburn, eine australisch-US-amerikanische Molekularbiologin, 2009 den Nobelpreis für Physiologie und Medizin erhalten.

In einer aktuellen deutschen Studie wurde die Dicke dieser Telomere bei Studienteilnehmern gemessen. Es wurden vier Gruppen gebildet. Gruppe 1 hat keinen Sport ausgeübt, Gruppe 2 hat Kraftsport im Fitnessstudio betrieben, Gruppe 3 Ausdauersport, Gruppe 4 Intervallbelastungen (Sprints). Danach wurde die Telomere untersucht. Bei den Gruppen 1 und 2 hat die Dicke ganz normal abgenommen. Bei den Gruppen 3 und 4 war der Verlust an Dicke der Telomere deutlich geringer.

Damit kann gefolgert werden, dass sich die Körperzellen von Ausdauer- und Intervallsportlern häufiger teilen können, und der zugehörige Mensch lebt länger.

Es gibt aber noch etwas, was das Leben verlängert.

Kennen Sie die »Blauen Zonen«? Das sind fünf Regionen in der Welt, in denen die Menschen ungewöhnlich alt werden. Diese Regionen werden auf entsprechenden Weltkarten oft blau eingekreist, daher der Name. Es sind: Okinawa (Japan), Sardinien (Italien), die Nicoya-Halbinsel (Costa Rica), Ikaria (Griechenland) und das Gebiet der Siebenten-Tags-Adventisten in Loma Linda, Kalifornien.

Natürlich hat die Forscher brennend interessiert, warum die Menschen dort so alt werden. Es wurden neun Gemeinsamkeiten identifiziert, die ganz offensichtlich das Leben verlängern.

1. Körperliche Aktivität. Die »Blauen Zonen« sind Gegenden, in denen die Menschen arm sind, das heißt, sie gehen viel zu Fuß. Interessanterweise sind die Schäfer gesünder als die Bauern. Das liegt daran, dass die Schäfer oft mehrere Hundert Höhenmeter steigen müssen, um zu ihren Herden zu gelangen. Die Alternative dazu sind unsere Alpen.

2. Lebensinhalt. Jeder sollte das an Aufgaben verrichten, zu denen er noch in der Lage ist. Eine Aufgabe zu haben, gibt dem Leben einen Sinn. Ich habe schon viele Patienten im Seniorenheim erlebt, die gesagt haben: »Was soll ich denn noch auf dieser Welt? Mich braucht keiner mehr.«

3. Stressabbau. Stress verkürzt das Leben (siehe Seite 141). Wird der Stau auf der Autobahn auf dem Weg zum Flughafen kürzer, wenn ich mich ärgere? Wird das Wetter besser, wenn ich mich ärgere? Es ist, wie es ist.

4. Mäßig essen. Übergewicht tötet mittlerweile mehr Menschen auf der Welt als Hunger. 2014 starben weltweit 1,7 Millionen Menschen an Unterernährung, 11,3 Millionen an Übergewicht.

5. Ernährung. Die Leute in den »Blauen Zonen« sind arm. Damit ist die Ernährung fleischarm und reich an Gemüse und Obst.

6. Alkohol. Der moderate Weintrinker lebt länger als der Abstinenzler oder der exzessive Alkoholkonsum. Ein kleines Glas Wein pro Tag reicht.

7. Religion. Die Leute dort sind sehr religiös. Ich sehe hier eine Überschneidung mit dem Stressabbau.

8. Familie. Ein Singledasein führt zur Vereinsamung, der Mensch als Herdentier ist in der Familie besser aufgehoben als alleine.

9. Gesellschaftliche Kontakte. Interessanterweise wirkt ein intakter Freundeskreis stärker lebensverlängernd als eine intakte Familie.

Es gibt also eine ganze Reihe guter und wirksamer Methoden, um lange und gesund zu leben. Der einzige Haken daran: Wir müssen selbst aktiv werden, wir müssen die Verantwortung selbst übernehmen.

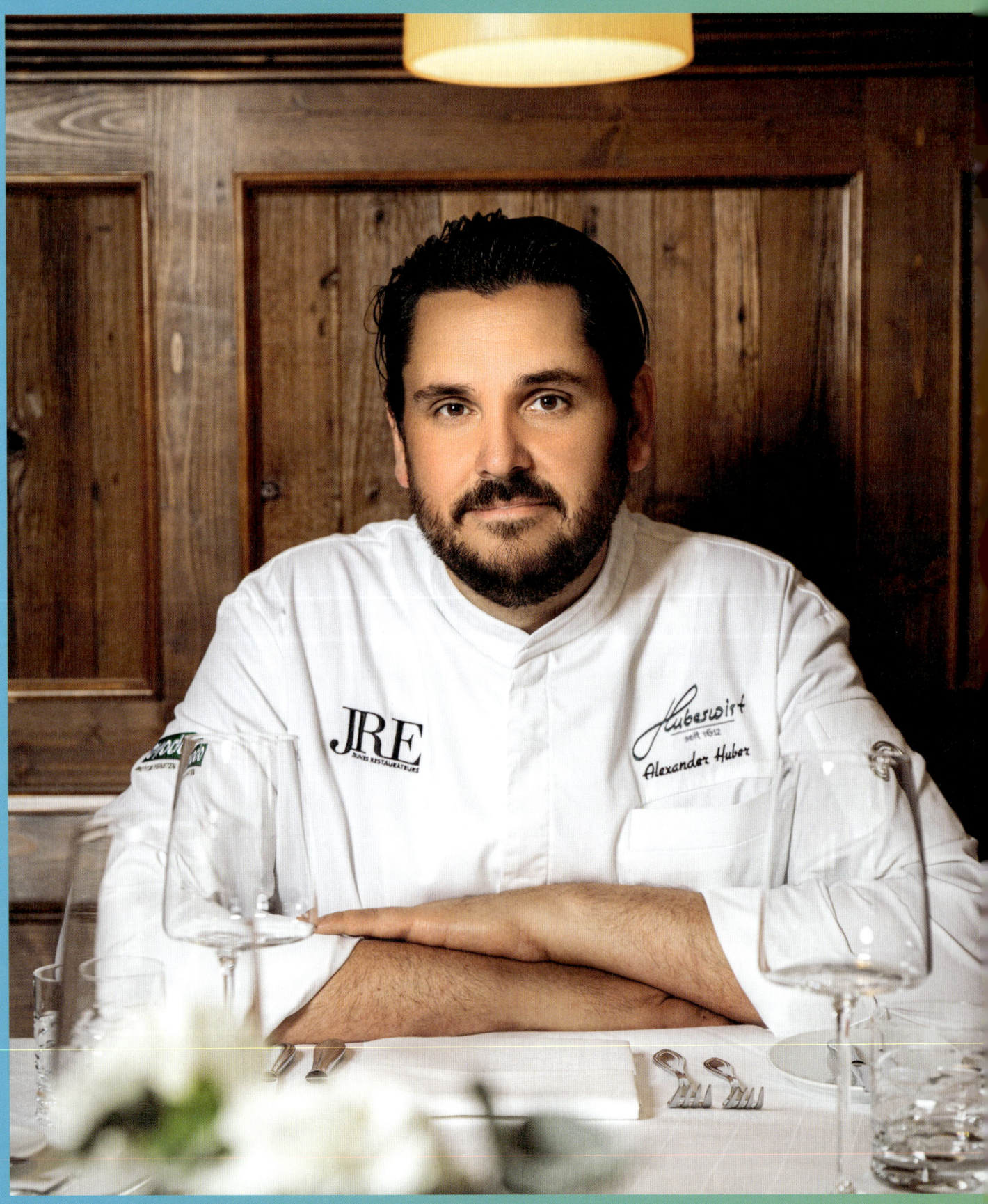

Kapitel 5

REZEPTE

Eine ausgewogene und abwechslungsreiche Ernährung trägt enorm zum Wohlbefinden bei – das weiß schon jedes Schulkind.

Im Folgenden habe ich in Zusammenarbeit mit Dr. Tiedemann einige Rezepte zu bestimmten Beschwerden und Lebenssituationen zusammengestellt. Die wichtigsten Zutaten dabei sind Spaß, Genuss und Lebensfreude. Die sind nämlich auch schon die halbe Miete für ein gutes Gelingen und einen ordentlichen Schub für Ihre Gesundheit.

- Ihr Alexander Huber

Lauwarmer Lachs, marinierte Tomate & grüne Bohnen, Buttermilchsauce

Lauwarmer Saibling
- 10 ml Olivenöl
- 10 ml Rapsöl
- ½ Chilischote, fein geschnitten
- 15 Basilikumblätter
- 10 g Petersilie
- etwas Abrieb von 1 Zitrone
- Salz
- frisch gemahlener schwarzer Pfeffer
- 4 Lachsfilets, entgrätet und enthäutet
- grobes Meersalz
- 1 EL Frühlingslauch, fein geschnitten

Bunte Tomaten
- 1 Ochsenherztomate, in Scheiben geschnitten
- 8 kleine gelbe Tomaten, halbiert
- 8 kleine rote Tomaten, geviertelt
- Basilikum
- 20 ml Rotweinessig
- 2 EL Honig
- 40 ml Olivenöl
- 1 Schalotte, gewürfelt und blanchiert
- Piment d'Espelette
- Salz
- frisch gemahlener schwarzer Pfeffer

Buttermilchsauce
- 200 ml Buttermilch
- 80 g Crème fraîche
- 1 EL Honig
- 2 EL Olivenöl
- Cayennepfeffer
- etwas Abrieb von 1 Zitrone
- etwas Abrieb von 1 Orange
- Salz
- frisch gemahlener schwarzer Pfeffer
- 1 EL Leindotteröl

Zuckerschoten
- 100 g Bohnen, in Streifen geschnitten
- Salz
- 10 g Butter
- 1 EL Schalottenwürfel, blanchiert
- 1 Spritzer Rapsöl
- Zucker

Lauwarmer Saibling
Backofen auf 70 °C vorheizen (Wärmeschublade). Die beiden Öle, Chili, Basilikum und Petersilie sowie etwas Zitronenabrieb, Salz und Pfeffer in einem Mixer geben und fein mixen. Anschließend die Lachsfilets mit der Kräutermarinade einstreichen und die Fischfilets auf einem Teller drapieren. Direkt mit Folie überziehen und den Fisch im vorgeheizten Backofen glasig ziehen lassen. Das Ganze sollte circa 12–15 Minuten dauern.

Den Fisch aus dem Ofen nehmen, die Folie abnehmen und mit Meersalz würzen sowie mit Frühlingslauch bestreuen.

Bunte Tomaten
Die Tomaten waschen, zurechtschneiden, dabei den Strunk entfernen, und das Basilikum fein hacken. Aus dem Essig, dem Honig, dem Olivenöl, der Schalotte und Piment d'Espelette eine Marinade erstellen. Anschließend die Tomaten salzen und pfeffern, mit dem Dressing marinieren und die Basilikumblätter dazugeben.

Buttermilchsauce
Alle Zutaten – mit Ausnahme des Leindotteröls – zusammenrühren und kräftig abschmecken. Kurz vor dem Anrichten das Leindotteröl unterziehen.

Zuckerschoten
Die Bohnen in kochendem Salzwasser blanchieren. Anschließend die Butter in einer Pfanne aufschäumen. Zuerst die Schalotten darin anschwitzen. Nach kurzer Zeit die blanchierten Bohnen zugeben und das Gemüse fein mit Rapsöl und Zucker abschmecken.

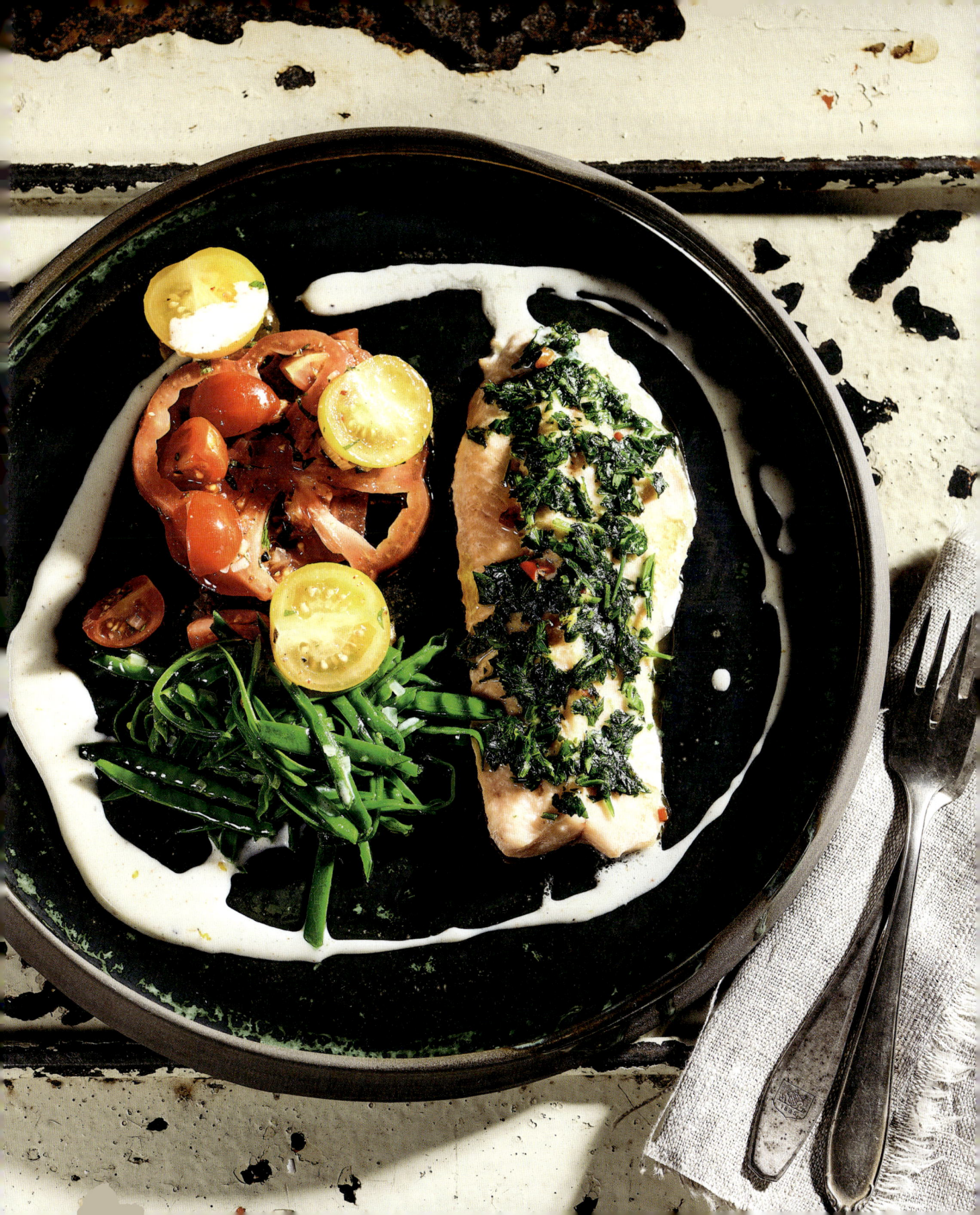

Paprikahendl, Petersilien-Zitronen-Reis, Brokkoli

Paprikahendl
- 3 EL Sonnenblumenöl
- 2 rote Paprika, gewürfelt
- 2 Schalotten, gewürfelt
- ½ Knoblauchzehe, fein geschnitten
- Salz
- frisch gemahlener schwarzer Pfeffer
- Zucker
- 2 Tomaten, gewürfelt
- 20 g Tomatenmark
- 1 TL Paprikapulver
- 1 Spritzer Weißwein
- 200 ml Geflügelfond
- 1 ganzes Bio-Huhn, ausgelöst und in 8 Teile geschnitten (mit Haut)
- 50 g Crème fraîche
- 20 g Butter

Petersilien-Zitronen-Reis
- Salz
- 120 g Reis
- 20 g Petersilie, gehackt
- 10 g Paranüsse, gehackt
- Abrieb und Saft von 1 Zitrone
- 1 EL natives Rapsöl
- frisch gemahlener schwarzer Pfeffer

Brokkoli
- 1 Brokkoli, geputzt
- 2 EL Sonnenblumenöl
- Salz
- frisch gemahlener schwarzer Pfeffer
- 1 Schalotte, in Streifen geschnitten
- 1 paar Spritzer natives Rapsöl

Paprikahendl

Einen Topf mit etwas Öl erhitzen. Anschließend Paprika, Schalotten und Knoblauch anschwitzen. Direkt mit etwas Salz Pfeffer und Zucker würzen und anschwitzen lassen. Anschließend die frischen Tomaten und das Tomatenmark zugeben und weiter schwitzen lassen. Schließlich mit Paprikapulver würzen, mit etwas Weißwein und Geflügelfond auffüllen und circa 15 Minuten köcheln lassen. Währenddessen die Hühnchenstücke würzen und in einer Pfanne scharf auf der Haut anbraten. Die Paprikasauce mit Crème fraîche in der Zwischenzeit fein mixen und etwas abschmecken. Schließlich das Huhn umdrehen, die Butter zugeben und mit der Paprikasauce ablöschen. Das Hendl in der Sauce circa 12–15 Minuten fertig garen.

Petersilien-Zitronen-Reis

Einen Topf mit Salzwasser zum Kochen bringen. Den Reis darin circa 20 Minuten bissfest kochen. Anschließend den Reis abgießen und zurück in den Topf geben. Die restlichen Zutaten untermischen, sodass ein fein säuerlicher Reis entsteht.

Brokkoli

Den Brokkoli In kleine Röschen zerteilen und nebenbei eine Pfanne erhitzen. Das Sonnenblumenöl in die Pfanne geben und den Brokkoli scharf anbraten. Diesen mit etwas Salz und Pfeffer würzen. Die Schalotte zugeben. Schließlich das Gemüse mit halber Hitze bissfest garen und mit etwas nativem Öl beträufeln.

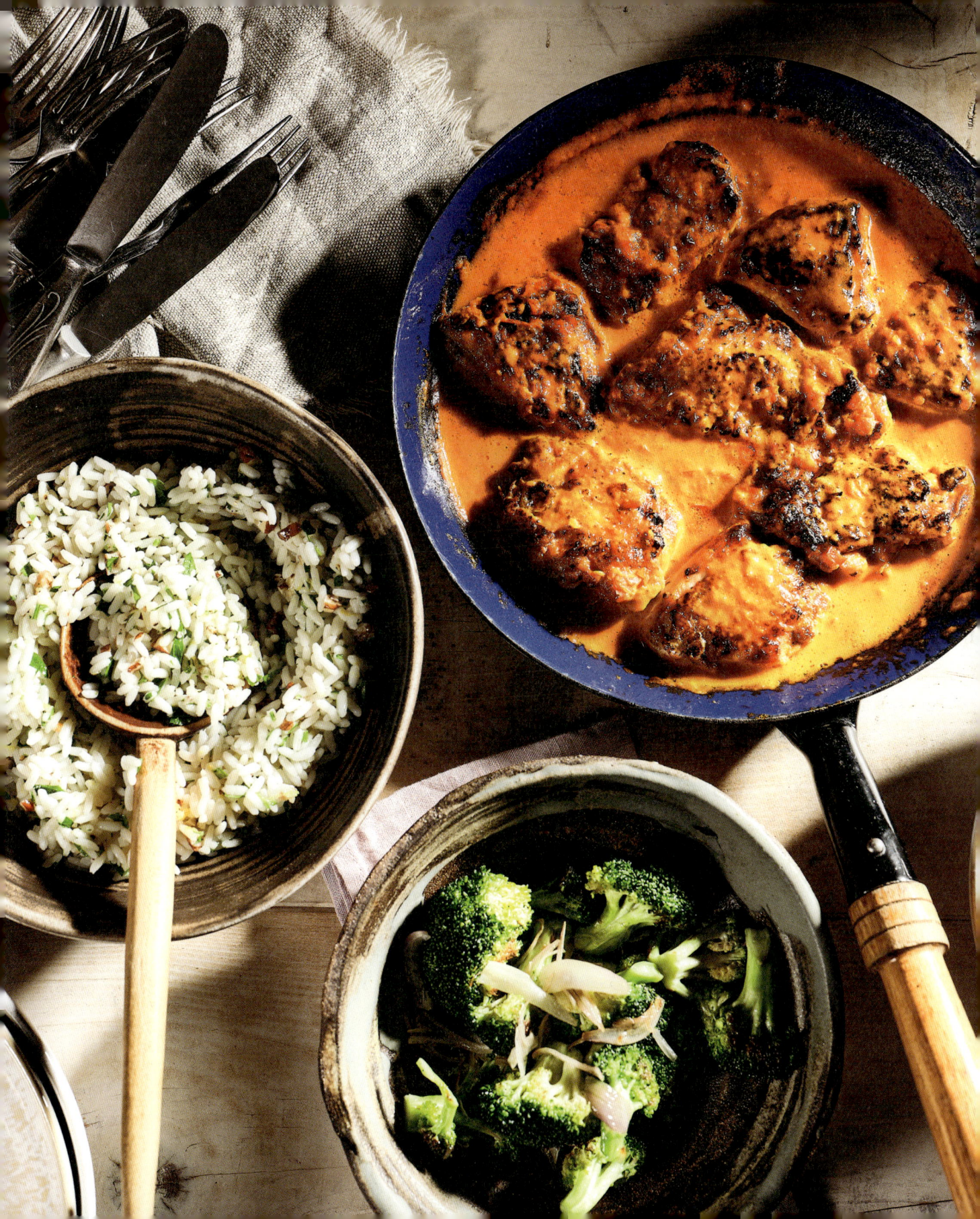

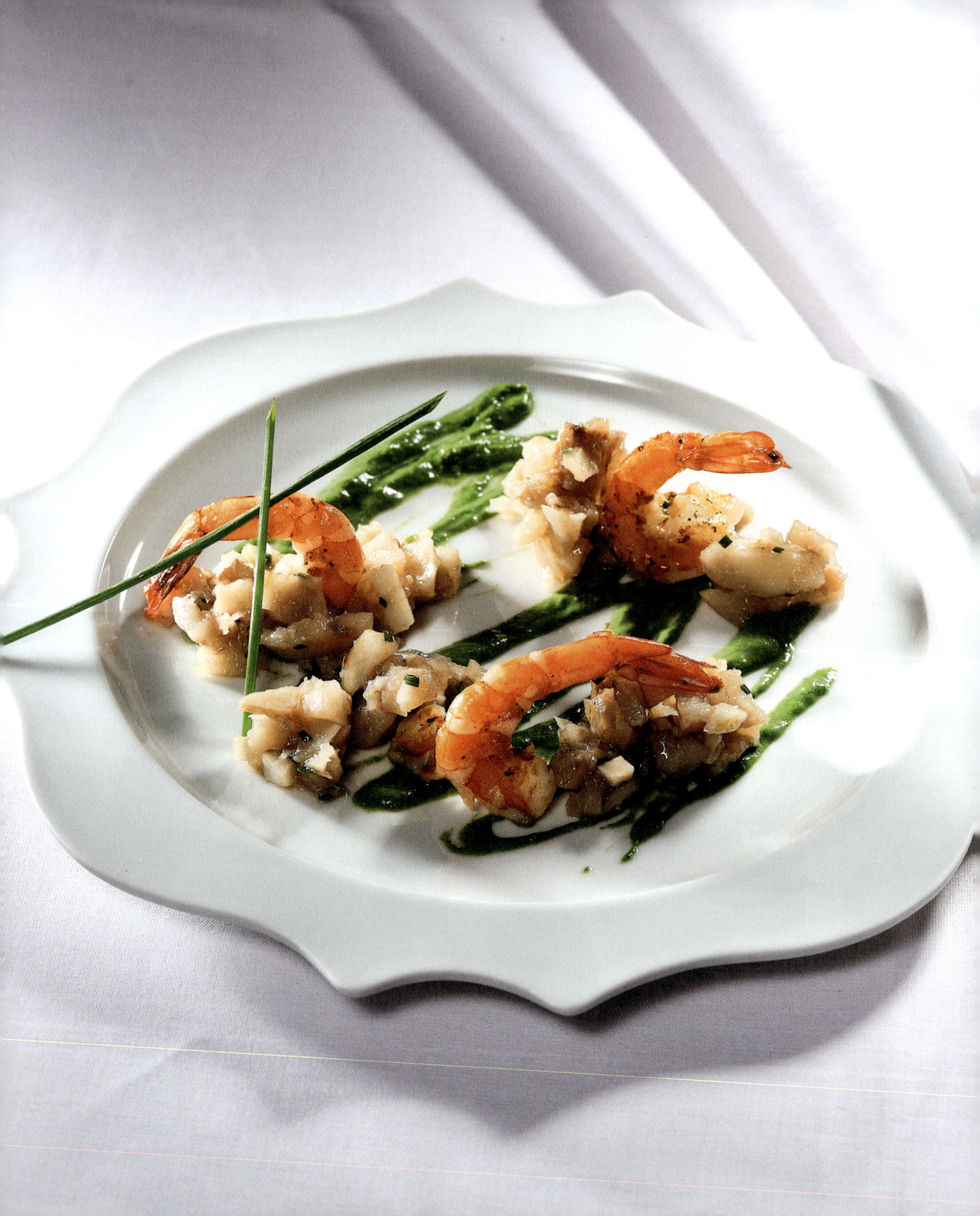

Topinambur-Tatar, gebratene Garnelen, Schnittlauchsauce

Marinierte Topinambur
- 500 g Topinambur, geschält und in Stücke geschnitten
- 2 Schalotten, geschält und in feine Würfel geschnitten
- 20 ml Sonnenblumenöl
- Salz
- frisch gemahlener schwarzer Pfeffer
- 20 ml Madeira
- 20 ml Weißwein
- 1 TL Honig
- 100 ml Gemüsefond
- 30 ml Olivenöl
- 1 Spritzer Himbeeressig
- 50 g Topinambur, geschält und in feine Würfel geschnitten
- etwas Abrieb von 1 Zitrone
- 2 EL Schnittlauch, fein geschnitten

Gegrillte Garnele
- 2 EL Olivenöl
- etwas Abrieb von 1 Zitrone
- 1 Messerspitze gehackter Thymian
- frisch gemahlener schwarzer Pfeffer
- Meersalz
- 8 Garnelen, geputzt und entdarmt

Schnittlauchsauce
- 50 g Schnittlauch
- 10 g Petersilie
- 50 g Spinat
- Salz
- 60 g Gemüsefond
- 50 g Crème fraîche
- 1 gekochtes Ei
- 20 ml natives Rapsöl
- 30 ml Sonnenblumenöl
- 1 Spritzer Himbeeressig
- etwas Abrieb von 1 Zitrone
- frisch gemahlener schwarzer Pfeffer

Marinierte Topinambur
Zuerst das Gemüse vorbereiten und in einem Topf die Schalotten in Sonnenblumenöl anschwitzen. Nach kurzer Zeit die Topinambur zugeben und direkt mit Salz und Pfeffer würzen. Die Topinambur möglichst lange ohne Farbe anschwitzen. Anschließend das Topinamburgemüse mit Madeira, Weißwein und Honig ablöschen und etwas reduzieren lassen. Schließlich mit Gemüsefond auffüllen und die Topinambur aufkochen lassen. Die Topinambur langsam weich schmoren lassen.

Schließlich die Topinambur aus dem Topf nehmen und durchhacken. Zuletzt mit den restlichen Zutaten einen kräftigen lauwarmen Stampf erstellen.

Gegrillte Garnele
Aus dem Olivenöl, dem Zitronenabrieb, Thymian, Pfeffer und Meersalz eine Marinade zubereiten und die Garnelen damit einreiben. Anschließend die Garnelen in einer heißen Pfanne kurz braten. Eventuell mit etwas grobem Meersalz nachwürzen.

Schnittlauchsauce
Den Schnittlauch, Petersilie und Spinat 2 Minuten in kochendem Salzwasser blanchieren und anschließend in Eiswasser abschrecken. Die Kräuter ausdrücken und mit den anderen Zutaten in einen Mixer geben. Die Sauce fein mixen und abschmecken.

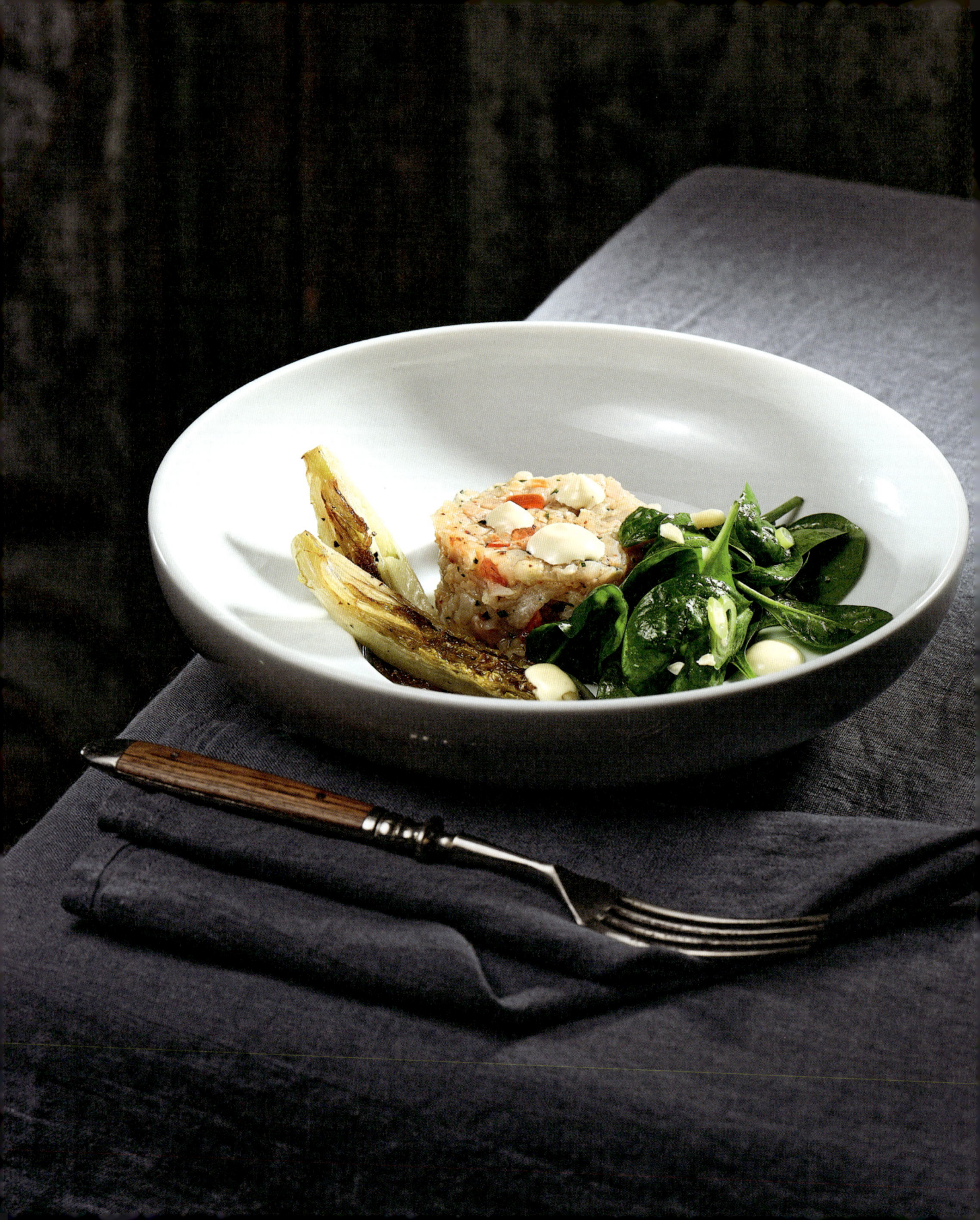

Tatar von der Dorade, gebratener Romanasalat, Zitronenmayonnaise, Spinatsalat

Tatar von der Dorade
- 450 g Doradenfilet, entgrätet und ohne Haut
- 50 ml Olivenöl
- 1 TL Honig
- 1 EL geröstete gehackte Mandelkerne
- 1 EL Tomatenfleischwürfel
- 2 EL Schnittlauch, fein geschnitten
- 1 TL Koriander, fein geschnitten
- Saft von 1 Limette
- ½ Chilischote
- ½ TL Senf
- Salz
- frisch gemahlener schwarzer Pfeffer
- Piment d'Espelette

Gebratener Romanasalat
- 2 Romanasalatherzen oder kleine Romanasalatköpfe
- 1 TL Sonnenblumenöl
- Salz
- frisch gemahlener Pfeffer
- Zucker
- 30 g Butter
- 1 El Honig
- 1 Spritzer Sojasauce
- 1 Spritzer Himbeeressig

Zitronenmayonnaise
- 2 Eidotter
- 1 TL mittelscharfer Senf
- Saft von 1 Zitrone
- 100 ml Sonnenblumenöl
- 20 ml Olivenöl
- Salz
- frisch gemahlener schwarzer Pfeffer

Spinatsalat
- 80 g Babyspinat
- 20 g Mandeln, gehackt
- 1 EL Frühlingslauch, fein geschnitten
- 3 EL Olivenöl
- 1 Spritzer Orangensaft
- 1 Spritzer Limettensaft
- 1 Spritzer Himbeeressig
- frisch gemahlener schwarzer Pfeffer
- grobes Meersalz

Tatar von der Dorade
Das Doradenfilet und alle weiteren Zutaten fein hacken. Alle Zutaten gut miteinander vermengen.

Gebratener Romanasalat
Die groben Blätter des Salats entfernen und die Salate beziehungsweise Salatherzen anschließend der Länge nach vierteln.

In einer Pfanne Sonnenblumenöl erhitzen und den Salat darin anbraten. Salz, Pfeffer, Zucker, Butter und Honig zugeben und etwas karamellisieren lassen. Anschließend mit Sojasauce und Himbeeressig ablöschen. Den Sud etwas einkochen lassen und die Salate glasieren.

Zitronenmayonnaise
Die Eidotter mit Senf und Zitronensaft verrühren. Die beiden Öle langsam einrühren, bis die Mayonnaise eine feste Konsistenz erlangt. Schließlich abschmecken und eventuell mit etwas Wasser cremig rühren. Mit Salz und Pfeffer abschmecken.

Spinatsalat
Den Spinat waschen, trocken schleudern und mit den restlichen Zutaten marinieren. Den Salat mit grobem Meersalz abschmecken.

Bohnen-Hummus, grünes Gemüse, Brin d'Amour

Bohnen-Hummus
- 150 g getrocknete Cannellini-Bohnen (über Nacht eingeweicht)
- 2 Knoblauchzehen
- Saft von ½ Zitrone
- 5 EL Olivenöl
- 2 EL Tahini
- 1 TL Salz
- frisch gemahlener schwarzer Pfeffer
- Kreuzkümmel

Grünes Gemüse & Brin d'Amour
- Salz
- 150 g Brokkoliröschen
- 100 g breite Bohnen
- 6 Stangen grüner Spargel
- 30 g Babyspinat
- 100 g Brin d'Amour, zerbröckelt
- 5 EL Olivenöl
- etwas Zitronenabrieb von 1 Zitrone
- 3 EL Petersilie, fein geschnitten
- grobes Meersalz
- 1 Prise Paprikapulver

Bohnen-Hummus

Die Bohnen über Nacht einweichen. Schließlich die Bohnen in Wasser weich kochen und abpassieren.

Für die finale Zubereitung den Knoblauch klein schneiden und zu allen weiteren Zutaten hinzufügen. Den Hummus so lange pürieren, bis eine weiche Masse ohne Klumpen entstanden ist. Falls die Konsistenz zu dick ist, einfach noch etwas Zitronensaft oder Wasser hinzugeben.

Grünes Gemüse & Brin d'Amour

Einen Topf mit Salzwasser aufstellen und nebenbei das grüne Gemüse vorbereiten und putzen. Die Gemüse im Salzwasser blanchieren und auf eine Platte drapieren, den Spinat darauf verteilen. Schließlich den Käse darüberstreuen und das Gemüse mit allen weiteren Zutaten marinieren.

Dekoration

Pinienkerne

Anrichten

Alles auf einem Teller anrichten und mit Pinienkernen bestreuen.

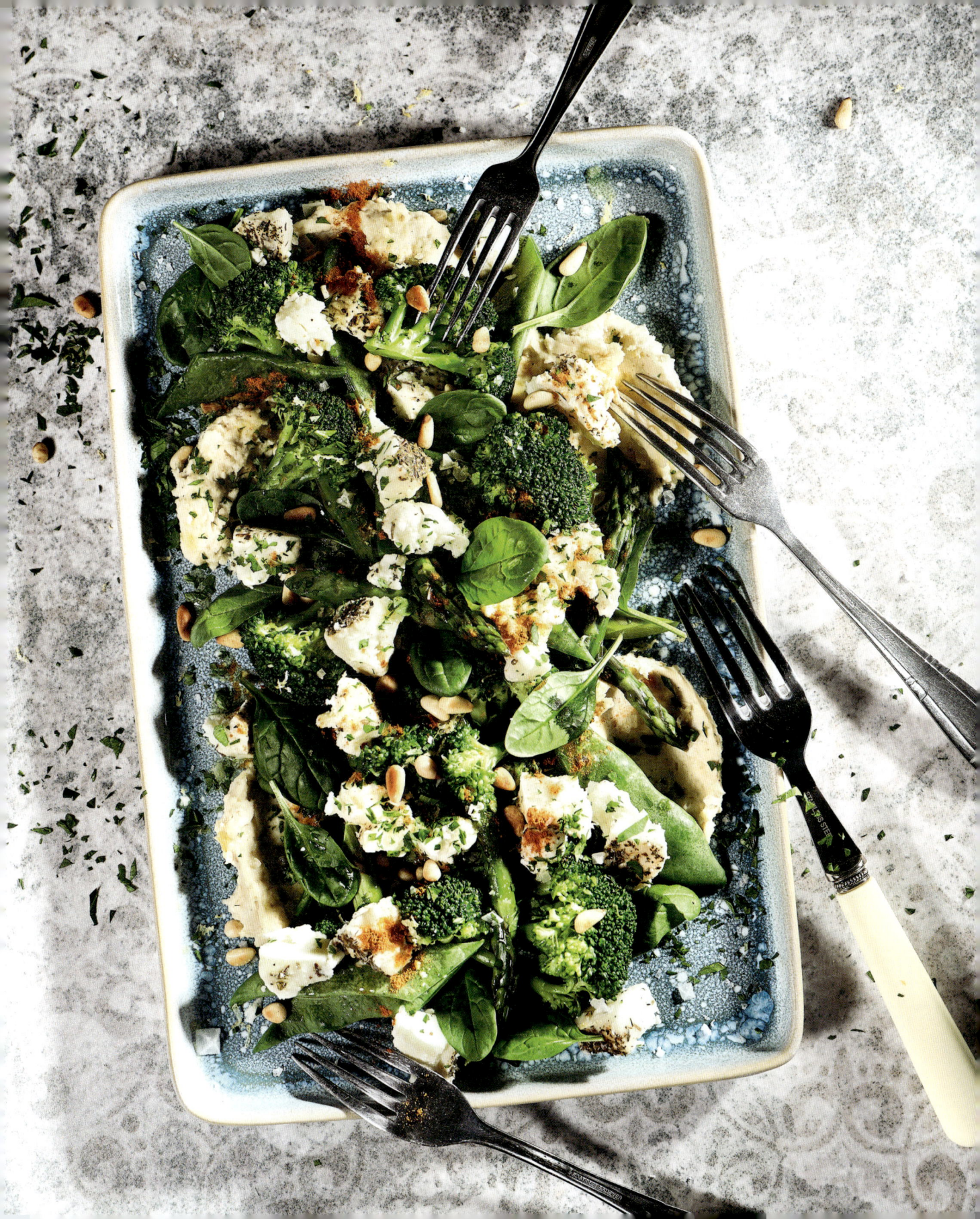

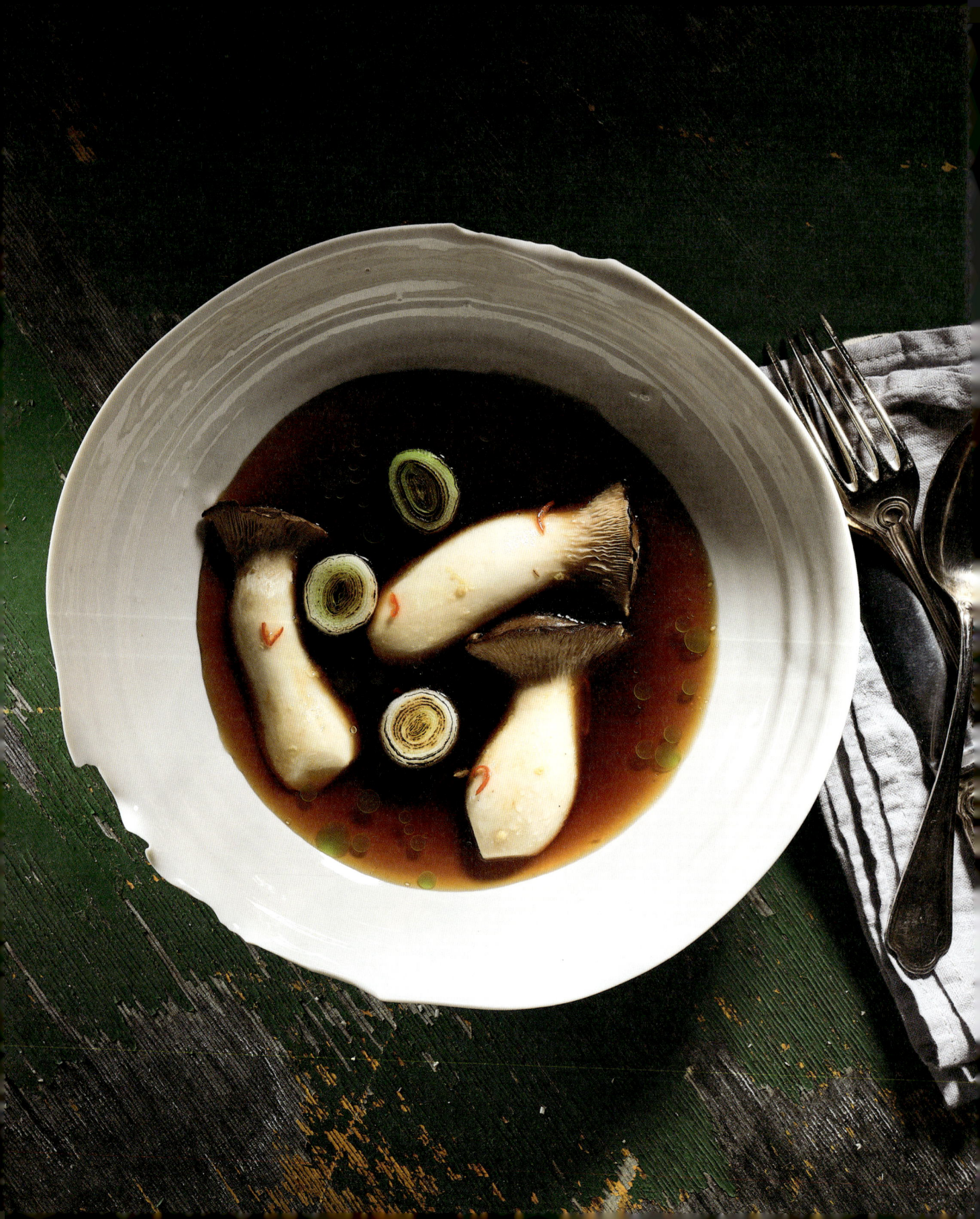

Kräuterseitlinge, Lauch, Schwammerl-Dashi

Im Ofen gegarte Kräuterseitlinge

- 10 große Kräuterseitlinge
- 1 Spritzer Sonnenblumenöl
- ½ TL geriebener Ingwer
- 1 Chilischote, fein geschnitten
- 1 Spritzer Zitronensaft
- Salz
- frisch gemahlener schwarzer Pfeffer

Gebrannter Lauch

- 12 Scheiben Lauch
- 150 ml Mineralwasser
- Meersalz
- Olivenöl

Koriander-Petersilien-Öl

- Salz
- 50 g Koriander
- 50 g Petersilie
- 20 g Spinatblätter
- 200 ml Sonnenblumenöl
- etwas Abrieb von 1 Zitrone

Schwammerl-Dashi

- 1 Stück Kombu-Alge
- 50 g getrocknete Shiitakepilze
- 1 Chilischote
- 2 Kaffirlimettenblätter
- 1 Spritzer Orangensaft
- 50 ml Sojasauce
- 40 g Pilzabschnitte
- 1 Schalotte, in Streifen geschnitten
- Salz (optional)
- 500 ml Gemüsebrühe
- 80 ml grünes Koriander-Petersilien-Öl (siehe Teilrezept)

Im Ofen gegarte Kräuterseitlinge
Den Backofen auf 160° vorheizen.

Die Pilze halbieren und mit allen weiteren Zutaten marinieren. Anschließend die Pilze in Alufolie verpacken und im vorgeheizten Backofen circa 20 Minuten backen. Die Pilze anschließend direkt anrichten und eventuell noch etwas salzen.

Gebrannter Lauch
Die Lauchscheiben in eine kleine Pfanne schichten und mit dem Mineralwasser aufgießen. Das Ganze schnell zum Kochen bringen und das Mineralwasser komplett verkochen lassen. Anschließend das Gemüse auf einen Teller legen und mit dem Bunsenbrenner abflämmen und schließlich mit Salz und Olivenöl marinieren.

Koriander-Petersilien-Öl
In einem Topf Salzwasser zum Kochen bringen. Die Kräuter circa 1 ½ Minuten darin blanchieren und anschließend in etwas Eiswasser mit Salz abschrecken. Die Kräuter aus dem Wasser nehmen und kräftig ausdrücken. Anschließend die Kräuter etwas hacken und mit dem Öl, Zitronenabrieb und Salz in einem Blender 3–5 Minuten mixen. Zu guter Letzt das so entstandene grüne Öl durch ein Passiertuch abpassieren.

Schwammerl-Dashi
Die Kombu-Alge circa 20 Minuten in kaltem Wasser einweichen und danach noch einmal abspülen. Alle weiteren Zutaten bis auf das grüne Öl und die Gemüsebrühe in einen Topf geben.

Die Brühe in einem zweiten Topf langsam erhitzen und dann über die restlichen Zutaten gießen. Die Dashi circa 30–40 Minuten ziehen lassen. Anschließend passieren, nochmals abschmecken und den Fond mit dem grünen Öl quaddeln.

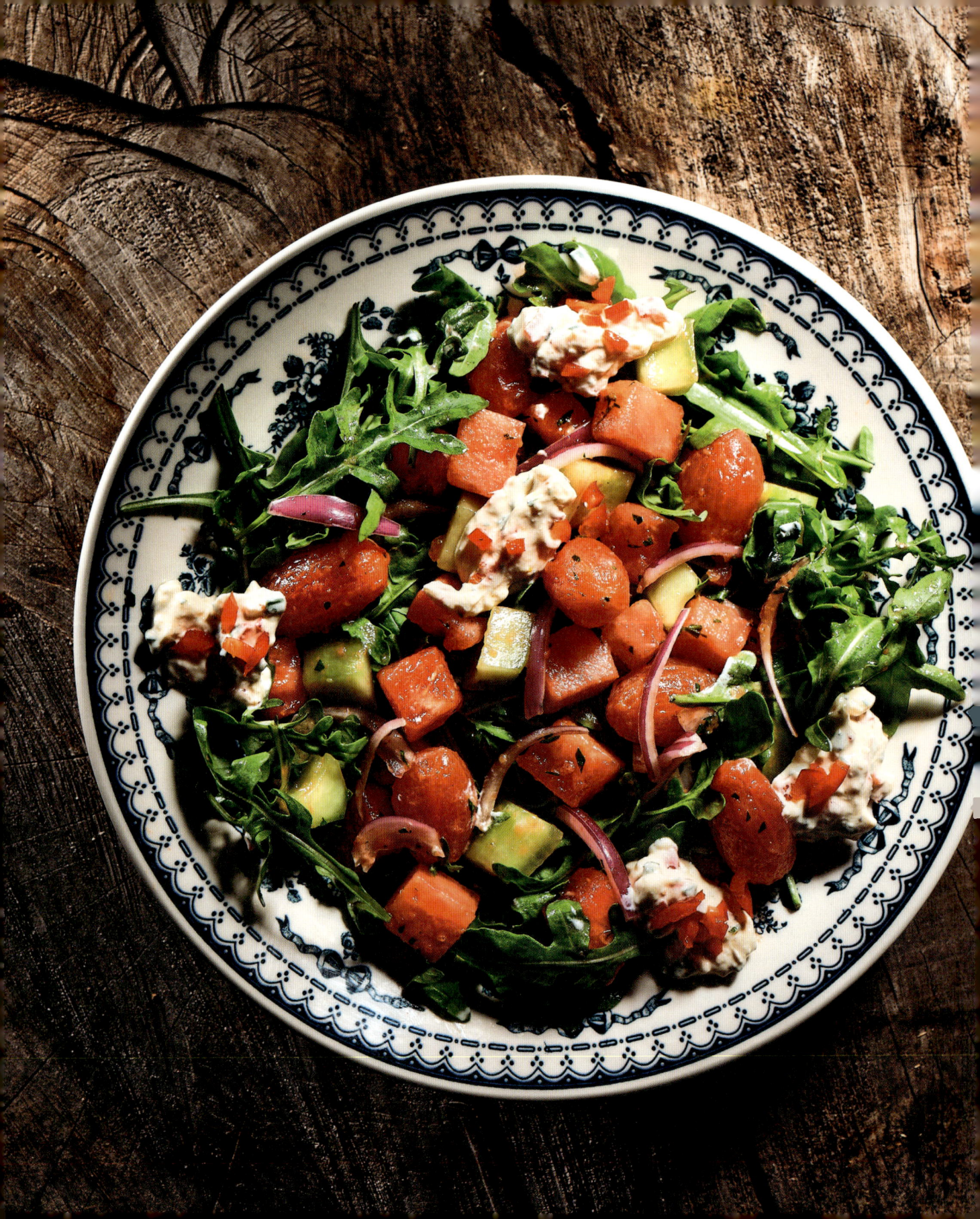

Tomaten-Wassermelonen-Salat mit scharfem Ricotta

Tomaten-Wassermelonen-Salat

- 1 kleine Wassermelone
- ⅓ Gurke, geschält
- 24 Dattelkirschtomaten
- 1 Chili
- 80 ml Tomatensaft
- 1 EL Honig
- 1 EL Tomami (Tomatenwürze)
- 10 Blätter Minze
- 40 ml Olivenöl
- Abrieb und Saft von 1 Limette
- Salz
- frisch gemahlener schwarzer Pfeffer
- 10 Blätter Petersilie
- 1 rote Zwiebel, in Streifen geschnitten

- 1 kleine Schüssel mit Eiswasser

Scharfer Ricotta

- 150 g Ricotta
- 100 g körniger Frischkäse
- 1 Prise Cayennepfeffer
- 1 gehackte Chili
- 1 rote Spitzpaprika, fein gewürfelt
- 2 El Olivenöl
- 2 EL Schnittlauch, fein geschnitten
- 1 EL Koriander, fein gehackt
- Abrieb von 1 Orange
- Salz
- Pfeffer

Tomaten-Wassermelonen-Salat

Zuerst die Wassermelone und die Gurke schälen und in 1,5 cm große Würfel schneiden. Diese in eine große Schüssel geben, die restlichen Abschnitte in einem Mixtopf legen und beiseitestellen. 16 der Tomaten leicht einritzen und nebenbei einen kleinen Topf mit Wasser aufstellen und zum Kochen bringen. Die Tomaten für 10 Sekunden blanchieren und die Tomaten direkt im Eiswasser abschrecken, dann häuten und zu den Wassermelonenwürfel geben.

In den Mixtopf nun Chili, Tomatensaft, Honig, Tomami, Minze, Olivenöl, Limettensaft und Abrieb zugeben. Die Zutaten zu einem feinen Dressing mixen und mit Salz und Pfeffer kräftig abschmecken. Die Petersilie schließlich fein schneiden und zusammen mit den roten Zwiebeln zum Salat geben. Zuletzt den Salat mit dem Dressing anmachen und kräftig abschmecken.

Scharfer Ricotta

Aus allen Zutaten eine cremige scharfe Käsezubereitung erstellen und diese pikant abschmecken.

Green Box Smoothie

Zutaten

- 50 g Babyspinat
- 15 g Blattpetersilie
- 10 g Basilikum
- ½ Gurke
- 1 reife Birne, ungeschält
- ½ Avocado, geschält, entkernt
- Saft von 1 Orange
- 1 Spritzer Zitronensaft
- 1 Daumenkuppe Ingwer, geschält
- 100 ml Wasser
- 30 ml natives Rapsöl

Zubereitung

Babyspinat, Petersilie, Basilikum und Gurke waschen und klein schneiden.

Anschließend die weicheren Zutaten wie Gurke, Birne und Avocado in den Mixbehälter geben und anschließend die restlichen Zutaten hinzufügen.

Mit einem leistungsstarken Mixer etwa 1 Minute mixen, bis der Smoothie eine einheitliche, cremige Konsistenz hat. Den Smoothie in Gläser füllen und sofort genießen.

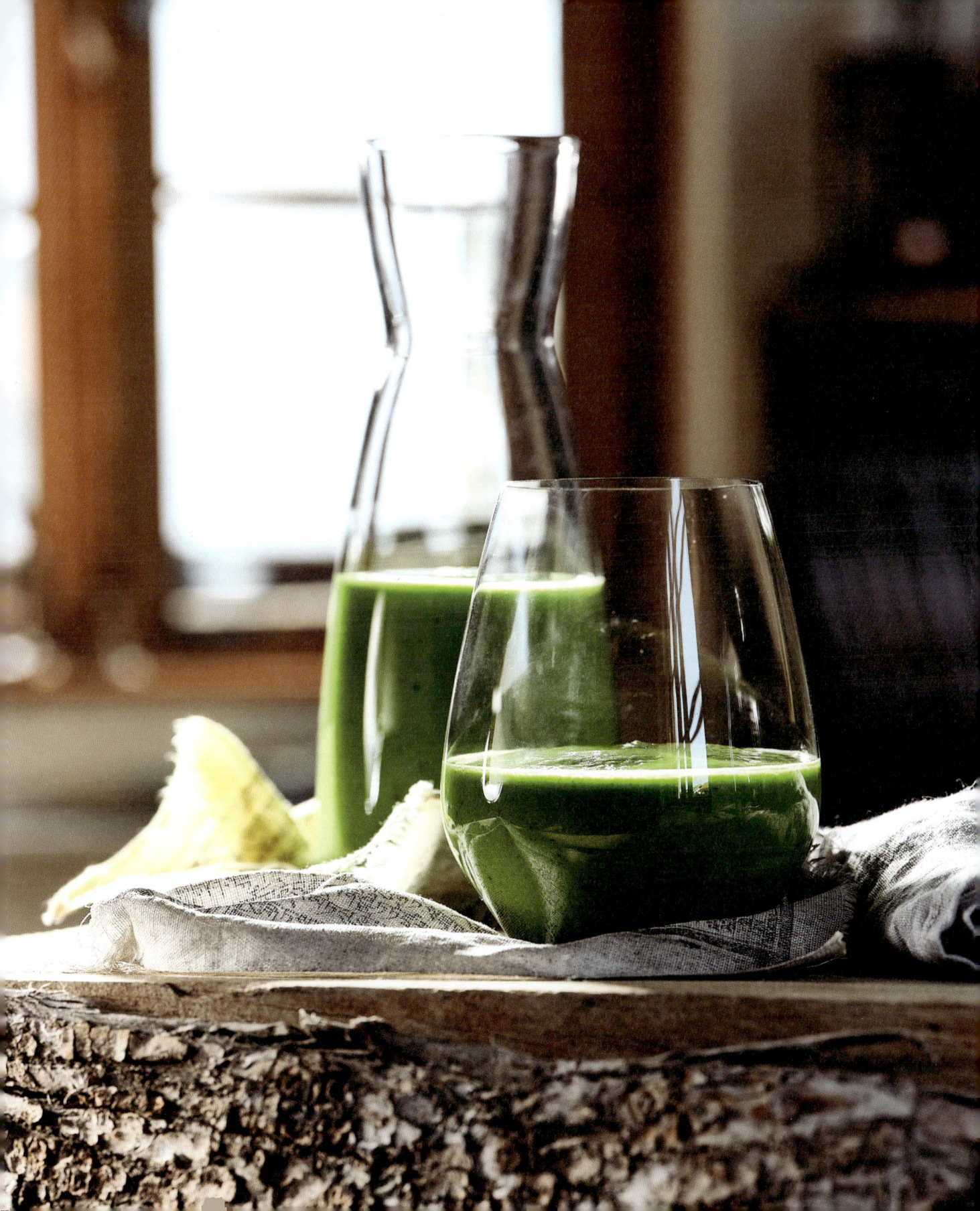

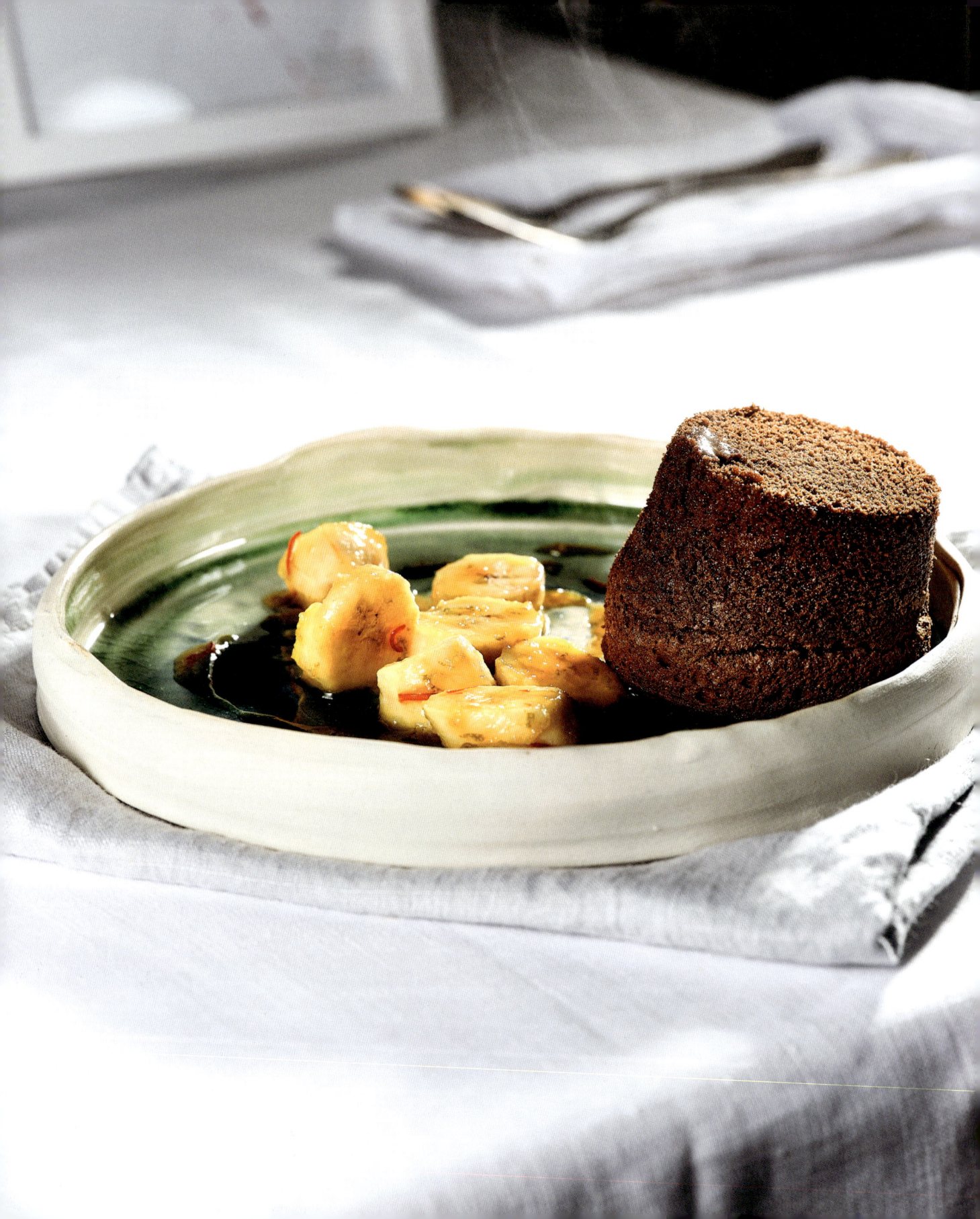

Schokoladensoufflé, Chili-Bananen

Schokoladensoufflé

- 120 g Zartbitterschokolade (72 % Kakaogehalt), gehackt
- 60 g Butter
- 4 Eiweiß
- 60 g Zucker
- 5 Eigelb
- 6 Stücke Schokolade für die Füllung

- 6 gebutterte und gezuckerte Förmchen

Chili-Bananen

- 20 g brauner Zucker
- 10 ml Orangenlikör
- Abrieb und Saft von 1 Limette
- 1 Chilischote, ohne Kerne gehackt
- 80 ml Ananassaft
- 20 g Butter
- 2 Bananen, in Stücke geschnitten

Schokoladensoufflé

Den Backofen auf 200 °C vorheizen. Einen flachen Topf mit Wasser aufstellen und erhitzen. Nebenbei die Souffléförmchen vorbereiten (ersatzweise alte Kaffeetassen nehmen) und diese buttern und auszuckern.

Anschließend Schokolade und die Butter in eine Schüssel geben und auf dem Wasserbad, schmelzen. Nebenbei mithilfe einer Küchenmaschine Eiweiß und Zucker zu einem festen, cremigen Eischnee schlagen.

Die Schokoladen-Butter-Basse mit den Eigelben vermengen. Schließlich nach und nach den Eischnee unterheben. Auf die Förmchen verteilen, 1 Stück Schokolade pro Form einsinken lassen und vorsichtig die Luftblasen herausschlagen.

In einer Pfanne etwas Wasser erhitzen und die Förmchen einsetzen. Diese direkt in den Backofen stellen und circa 18–20 Minuten backen. Schließlich die Soufflés vorsichtig auf die vorbereiteten Dessertteller stürzen.

Chili-Bananen

In einer Pfanne den braunen Zucker karamellisieren. Mit einem kräftigen Schluck Orangenlikör ablöschen. Den Limettenabrieb, den Limettensaft und etwas Chili zugeben und zuletzt mit Ananassaft auffüllen. Den Fond um zwei Drittel einreduzieren lassen und mit kalter Butter binden. Schließlich die Bananenstücke zugeben und nochmals aufkochen.

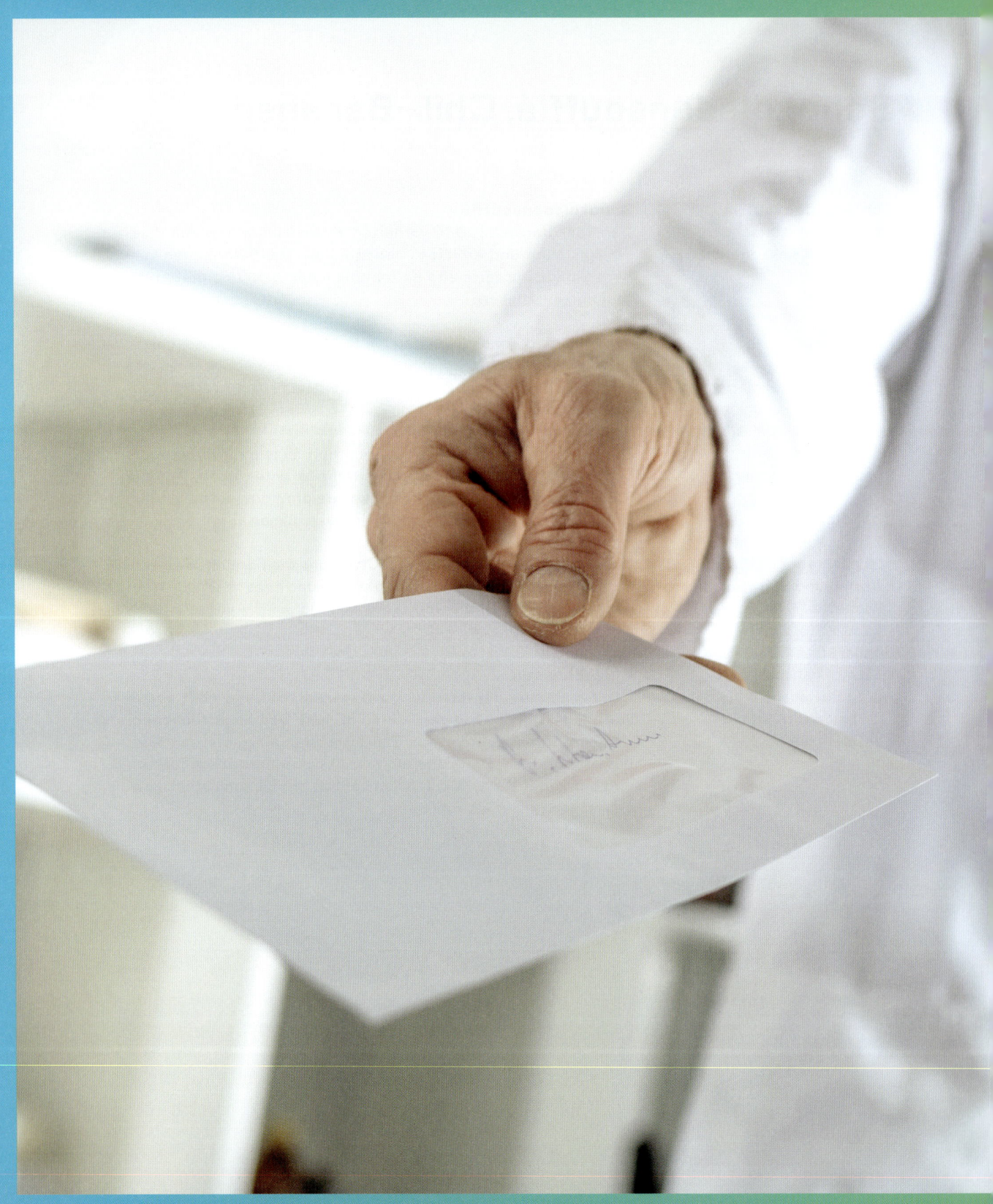

Kapitel 6

MEDIZINISCHES WÖRTERBUCH

Hand aufs Herz: wenn Ihr Arzt Ihnen Ihren Patientenbrief überreicht, lesen Sie sich den durch? Oder besser gesagt: Verstehen Sie, was da drin geschrieben steht? Das tun nämlich die wenigsten. Und noch weniger fragen nach. Deswegen will ich Ihnen hier abschließend ein paar Begriffe mit auf den Weg geben.

Das medizinisch-deutsche Wörterbuch

Es wäre doch ganz nett, wenn man den Text in einem ärztlichen Schreiben, sei es eine Rechnung oder ein Brief, verstehen könnte. Wenn man nämlich verstünde, was darin an Diagnosen oder Verdachtsdiagnosen zur Diskussion steht, dann könnte man auch eventuell seinen Teil zur Genesung beitragen – ohne Dr. Google zu fragen. Das führt in den meisten Fällen sowieso dazu, dass man das Testament herauskramt und durchliest, ob noch alles für die wenigen noch verbleibenden Tage oder Wochen gültig ist.

Man muss kein Latein oder Altgriechisch beherrschen, um die medizinischen Fachausdrücke zu verstehen, denn die Mediziner hängen, ohne mit der Wimper zu zucken, an griechische Worte lateinische Endungen und umgekehrt.

Auch ich habe mich zeit meines Lebens gefragt, inwieweit die fünf Jahre Lateinunterricht im Gymnasium, die erforderlich waren, um das kleine Latinum zu erlangen, sinnvoll verbrachte Zeit waren. Aber sie waren nun mal eben Voraussetzung, um sich für das Medizinstudium zu bewerben. Ob sie aus mir einen besseren Arzt gemacht haben, bleibt ungeklärt.

Allerdings hat die medizinische Terminologie, also die Lehre von den medizinischen Fachausdrücken, durchaus einen Sinn. Ich kann weder Spanisch noch Türkisch, aber dennoch verstehe ich den Brief eines Kollegen aus den genannten Ländern, der im Urlaub einen Patienten von mir behandelt hat. Denn die Fachausdrücke sind weltweit identisch.

Natürlich kann man, in Kenntnis der medizinischen Terminologie, einiges als inhaltslose Worthülsen oder pseudowissenschaftliches Gedöns entlarven. Da wird beispielsweise das beeindruckende »subkutane Hämatom« zum harmlosen Knutschfleck,

der »Befall des Integuments durch Epheliden« zu zahlreichen Sommersprossen degradiert und auch das weitverbreitete »Fibromyalgiesyndrom« durch die Übersetzung (»Faser-Muskel-Schmerz«) zu keiner Diagnose, sondern lediglich zu einer Zustandsbeschreibung.

Auf den folgenden Seiten erhalten Sie einen Überblick über grundlegende Begriffe in der Medizin und im Anschluss eine Erläuterung der wichtigsten Begriffe. Ein umfassendes Lehrbuch der medizinischen Fachbegriffe umfasst mühelos 240 Seiten.

Generell werden Diagnosen in vier Gruppen aufgeteilt: Ausschluss, Zustand nach, Verdacht auf, und die gesicherte Diagnose. »Ausschluss von« beispielsweise Pneumonie (Lungenentzündung) bedeutet, der Arzt konnte die Pneumonie ausschließen; was wirklich vorliegt, ist weiterhin unklar. »Zustand nach Pneumonie« bedeutet eine komplette Ausheilung. Die Pneumonie kann vor Jahrzehnten stattgefunden haben. »Verdacht auf« ist kein Beweis, aber wenigstens ein Verdacht. Die gesicherte Diagnose ist zwangsläufig selten.

Wenn ich eine eitrige Mandelentzündung erst behandle, wenn sie gesichert ist, gefährde ich die Gesundheit des Patienten nicht unerheblich. Dazu brauche ich als Arzt erst einen bakteriellen Abstrich, den ich ins Labor schicke. Das Ergebnis liegt nach etwa einer Woche vor. Wenn ich mit der Behandlung so lange warte, hat der Patient möglicherweise als Folge der unbehandelten Mandelentzündung einen Herzklappenschaden oder eine Sepsis (Blutvergiftung).

Demzufolge müssen die Ärzte mit Symptomen, Syndromen oder dem Bild einer Krankheit klarkommen.

Ein Symptom ist ein Krankheitszeichen: subjektiv wie Schmerzen oder Abgeschlagenheit, objektiv wie Fieber oder eine Schwellung.

Ein Syndrom ist eine Kombination von Krankheitszeichen: Fieber plus Halsschmerzen plus Husten.

Das Bild einer Krankheit wären die weißlich belegten Mandeln plus vergrößerte Lymphknoten am Hals plus Fieber.

Bis zur gesicherten Diagnose können wir Ärzte nur selten warten.

Kommen wir zu den Oberbegriffen, die häufig verwendet werden und sich oft wiederholen.

Beispiel: Tonsillitis, Bronchitis, Lymphangitis. Die gleichlautende Endung (per se ein Nomen oder Substantiv) »-itis« weist auf ein entzündliches Geschehen hin. Im ersten Beispiel die Mandelentzündung, im zweiten Fall die Entzündung der Bronchien, im dritten Fall die Entzündung der Lymphbahnen.

Wobei Entzündung nicht gleich Entzündung ist. Eine Lungenentzündung ist infektiöser Natur, bakteriell oder viral, ein entzündeter Nerv kann mechanisch bedingt sein (Hexenschuss) oder autoimmun (Multiple Sklerose).

Aber die »-itis« ist immer eine Entzündung.

Tuberkulom, Lipom, Hygrom, Karzinom. Wieder die gleiche Endung »-om«. Sie beschreibt eine nicht natürliche Schwellung. Im Beispiel: Tuberkuloseknoten, Fettgewebsgeschwulst, Wassergeschwulst, Krebs. Wieder völlig unterschiedlich, aber allen gemeinsam: die nicht natürliche Geschwulst.

Um ein weitverbreitetes Missverständnis auszuräumen: Wenn der Arzt vom »Tumor« spricht, meint er ebenfalls nur eine Schwellung, keineswegs einen Krebs, wie der Laie fälschlicherweise annimmt.

Eine weitere häufige Endung bei medizinischen Begriffen ist die »-algie«. Dieser Begriff entstammt dem Wort »algos« aus dem Altgriechischen und bedeutet »Schmerz«: Neuralgie, Cephalgie, Gonalgie. Nervenschmerz, Kopfschmerz, Knieschmerz.

Mit der Wortendung »-ose« werden meist nicht entzündliche Erkrankungen und Zustände oder auch parasitäre Infektionen bezeichnet: Tuberkulose, Psychose, Salmonellose, Arthrose. Zu Deutsch: Schwindsucht, Wahnvorstellungen, Salmonelleninfektion, Gelenkverschleiß.

Die Endung »-pathie« ist ein sehr umfassender Begriff, und ein sehr schwammiger Ausdruck. »-pathie« bedeutet: Leiden/Krankheit. Neuropathie, Psychopathie, Chondropathie. Nervenkrankheit, psychische Krankheit, Knorpelkrankheit. Ausgenommen ist die Sympathie, das ist definitiv keine Krankheit.

Die Endung »-penie« weist auf einen Mangel hin wie bei Osteopenie (Vorstufe der Osteoporose) oder Leukopenie (Mangel an weißen Blutkörperchen).

Alle Worte, die auf »-ämie« enden, haben mit dem Blut zu tun. Anämie (Blutarmut), Urämie (Vergiftung des Blutes mit harnpflichtigen Substanzen wie beim Nierenversagen).

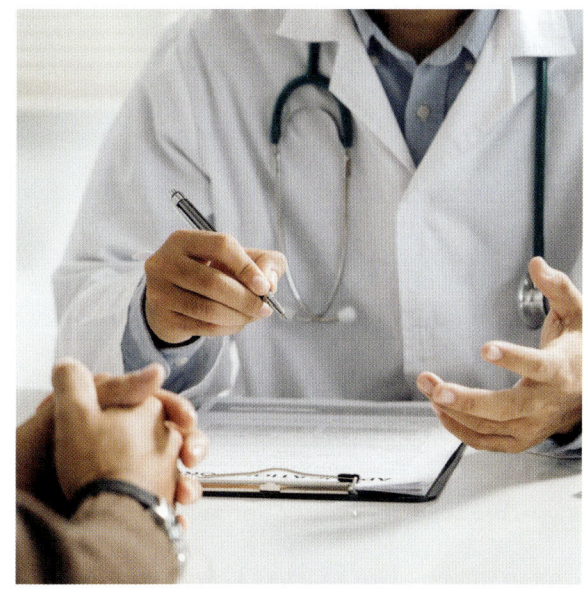

Beenden wir unseren Ausflug in die medizinischen Endungen relativ weit unten im Körper, im Harntrakt. Alles, was auf »-urie« endet, hat damit zu tun. Proteinurie (Eiweiß im Urin), Algurie (Schmerzen beim Wasserlassen).

Wo Endungen existieren, die ein eigenständiges Substantiv darstellen, sollten auch vorausgestellte Substantive existieren und zum zusammengesetzten Hauptwort, dem Kompositum, werden. Und schon spielen wir auf dem Klavier der medizinischen Fachbegriffe nicht nur einen Ton, sondern zwei.

Neur-: die Nerven betreffend

Kardio-: das Herz betreffend

Pulmo-/Pneumo-: die Lunge betreffend

Gastro-: den Magen betreffend (die Gastronomie kümmert sich sehr um dieses Organ)

Hepato-: die Leber betreffend

Arthro-: die Gelenke betreffend

Tendo-: die Sehnen betreffend

Muskulo-: die Muskeln betreffend

Vasc-: die Adern betreffend

Ceph-: den Kopf betreffend

Gon-: das Knie betreffend

Osteo-: den Knochen betreffend

Myo-: den Muskel betreffend

Leukozyt-: die weißen Blutkörperchen betreffend

Cox-: die Hüfte betreffend

Vagi-: die Scheide/Hülle betreffend

Und so weiter.

Jetzt können wir die Wörter zu Krankheitsbezeichnungnen zusammenbauen und diese verstehen.

Neur-algie: Nervenschmerz

Leukozyt-urie: Weiße Blutkörperchen im Urin

Borreli-ose: Infektion mit Borrelien

Cox-algie: Hüftschmerzen

Cox-arthrose: Hüftgelenksverschleiß

Cox-itis: Hüftgelenksentzündung

Es geht auch dreifach:

Kardio-myo-pathie: Herzmuskelerkrankung

Tendo-vagin-itis: Sehnenscheidenentzündung

Osteo-myel-itis: Entzündung von Knochen und Knochenmark (Myelon)

Leider lässt sich nicht alles an Fachbegriffen so logisch zerpflücken. Manche Erkrankungen haben es zu Eigennamen gebracht, manche nicht einmal dazu:

Rheuma

Asthma

Abszess (lateinisch: Absonderung)

Pocken

Pest (lateinisch *pestilentia:* Seuche, Epidemie)

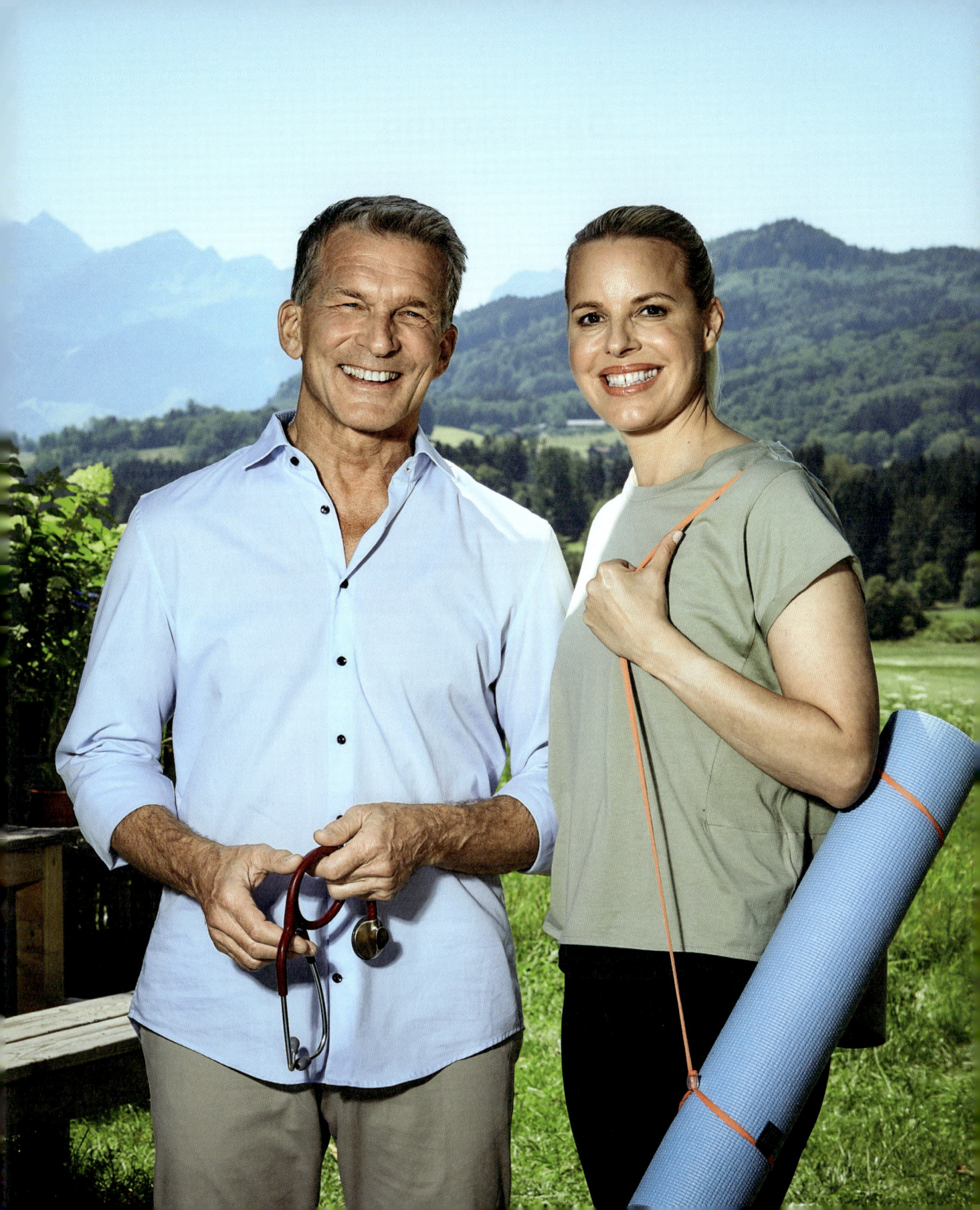

Danksagung:

Auf dem Titelbild sind nur zwei Personen abgelichtet. So, als wäre das alles, was es braucht, um ein Buch zu schreiben und zu veröffentlichen.

Dabei stand hinter diesen Zweien ein Team von locker dem zehnfachen an Mitarbeitern, ohne deren Wirken nichts davon möglich gewesen wäre.

Das beginnt schon mit der Idee zu diesem Buch. Die stammt nämlich von unserem »Wir-in-Bayern«-Service-Team, dem ich nun schon seit zwei Jahrzehnten angehöre. Danke an die »WIB-Familie« - diese Familie, aus der echte Freundschaften entstanden sind und die ebenso kompetent wie kollegial zu Werke geht. Zu sehen sind wir in »Wir in Bayern« täglich montags-freitags ab 16.15 Uhr im BR-Fernsehen.

Ganz großer Dank gebührt auch Alexander Huber, dem »Wir-in-Bayern« Sternekoch für seinen kulinarischen Beitrag, die tollen Rezepte in Kapitel 5. Gesünder leben mit hervorragendem Essen, das ist eine geradezu paradiesische Kombination und wem, wenn nicht Alexander, ist das göttliche Talent dazu gegeben?

Ebenso danken wir Volker Debus, unserem Fotograf und Veronique Witzigmann, seiner Partnerin. Auf der obersten Stufe einer wackeligen Staffelei stehend, hast du, Volker, heroisch deiner Höhenangst getrotzt, um uns von oben abzulichten. Du hast uns in eiskalte Bergbäche und tiefgrüne Almwiesen gestellt, um tolle Fotos zu machen.

Aber alles wäre zum Scheitern verurteilt gewesen, hätte Veronique nicht mit eiserner Faust dabei die Staffelei stabilisiert. Veronique hat monströse Reflektorfolien zur optimalen Ausleuchtung gehalten - ein Wunder, dass diese zierliche Frau nicht vom Winde verweht wurde! Und das Catering ... wäre ein Michelin-Testesser dabei gewesen, es hätte Sterne geregnet.

Wir danken Hannes Frisch und Philipp Christ von Penguin Random House Verlag, Redaktion Südwest. Hier liefen die Fäden zusammen. Immer gut drauf, immer positiv verstärkend und auch an Wochenenden nicht nur virtuell sondern auch physisch für uns da.

Und natürlich ein großer Dank an das unschätzbare Team an Lektoren, Grafikern, Setzern und Mitarbeitern von denen diejenigen, die als Verfasser auf dem Titel prangen, nur eine vage Ahnung haben: Danke an Euch alle.

Mein Dank geht auch an meine Co-Autorin Andy Sixtus, nicht nur für Ihre Beiträge, sondern auch dafür, dass sie mich in Körperhaltungen gebracht hat, die ich bis dahin für nicht realisierbar gehalten habe. Und, dass es ihr gelungen ist, mich ohne bleibende Schäden aus diesen Positionen wieder zu befreien.

Der größte Dank gilt allerdings Ihnen liebe Leserin, lieber Leser. Sie haben dieses Buch gekauft, sie haben es durchgelesen und Sie haben sogar vor den Danksagungen am Ende nicht halt gemacht.

Vielen Dank für Ihre Aufmerksamkeit!

Ihr Klaus Tiedemann

Register

Impressum

1. Auflage © 2023 by Südwest Verlag, einem Unternehmen der Penguin Random House Verlagsgruppe GmbH, Neumarkter Straße 28, 81637 München

Die Verwertung der Texte und Bilder, auch auszugsweise, ist ohne Zustimmung des Verlags urheberrechtswidrig und strafbar. Dies gilt auch für Vervielfältigungen, Übersetzungen, Mikroverfilmung und für die Verarbeitung mit elektronischen Systemen. Sollte diese Publikation Links auf Webseiten Dritter enthalten, so übernehmen wir für deren Inhalte keine Haftung, da wir uns diese nicht zu eigen machen, sondern lediglich auf deren Stand zum Zeitpunkt der Erstveröffentlichung verweisen.

Hinweis: Die Ratschläge/Informationen in diesem Buch sind von Autorin und Verlag sorgfältig erwogen und geprüft, dennoch kann eine Garantie nicht übernommen werden. Eine Haftung der Autorin beziehungsweise des Verlags und seiner Beauftragten für Personen-, Sach- und Vermögensschäden ist ausgeschlossen.

BR Fernsehen / »Wir in Bayern«
Leitung: Wolfang Preuss
Projektleitung: Nicole Wagenpfeil und Rolf Strobach

Projektleitung: Hannes Frisch und Philipp Christ
Textredaktion und Korrektorat: Susanne Schneider
Bildnachweis: Fotografie und Foodstyling: Volker Debus
Visagist*In: Julia Baychmayer/fame Mit Ausnahme von: Adobe Stock: 10 (NewAfrica), 12 li. (digitale-fotografien), 12 re. (VectorMine), 13 (CG Bear), 15 (puckillustrations), 18, 24 (bilderzwerg), 25 (chagin), 26 (manassanant), 43 (ChaoticDesignStudio), 44 (Choo), 47 (pololia), 52 (leesle), 55 (pictworks), 56 (ag visuell), 82 (yodiyim), 83, 85 (peterschreiber.media), 89 (magicmine), 77 o. (elenabsl), 88 (zinkevych), 107 (Andrea Danti), 110 (RuMax), 111 (radub85), 112 (dream@do), 118 (AustrianImages.com), 121 (Nadzeya), 131 (DimaBerlin), 133 (phpetrunina14), 134 Syda Productions), 142 (fancytapis), 164 (thodonal), 167 (Pcess609); Protina: 137–140; Shutterstock: 58/59 (SciePro); Tiedemann Klaus: 61, 77, 79, 108; Huberwirt / Kirchgasser Photography: 144
Umschlaggestaltung, Innenlayout, Satz: OH, JA! (www.oh-ja.com)
Herstellung: Timo Wenda
Reproduktion: Regg Media GmbH, München
Druck und Bindung: Livonia Print SIA
Printed in Latvia

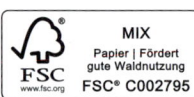

MIX
Papier | Fördert gute Waldnutzung
FSC® C002795

Penguin Random House Verlagsgruppe FSC ® N001967
ISBN 978-3-517-10041-8
www.suedwest-verlag.de